杨震临床带教录

杨　震　主审

郝建梅　王少波　主编

全国百佳图书出版单位

中国中医药出版社

·北 京·

图书在版编目（CIP）数据

杨震临床带教录 / 郝建梅，王少波主编 . —北京：
中国中医药出版社，2022.3
ISBN 978 - 7 - 5132 - 7306 - 0

Ⅰ.①杨… Ⅱ.①郝… ②王… Ⅲ.①火（中医）–
中医临床 – 经验 – 中国 – 现代 Ⅳ.① R228

中国版本图书馆 CIP 数据核字（2021）第 233823 号

中国中医药出版社出版

北京经济技术开发区科创十三街 31 号院二区 8 号楼
邮政编码 100176
传真 010-64405721
三河市同力彩印有限公司印刷
各地新华书店经销

开本 710×1000 1/16 印张 18.75 字数 262 千字
2022 年 3 月第 1 版 2022 年 3 月第 1 次印刷
书号 ISBN 978 - 7 - 5132 - 7306 - 0

定价 89.00 元
网址 www.cptcm.com

服 务 热 线 010-64405510
购 书 热 线 010-89535836
维 权 打 假 010-64405753

微信服务号 zgzyycbs
微商城网址 https：//kdt.im/LIdUGr
官 方 微 博 http：//e.weibo.com/cptcm
天猫旗舰店网址 https：//zgzyycbs.tmall.com

如有印装质量问题请与本社出版部联系（010-64405510）

《杨震临床带教录》
编委会

主　审　杨　震

主　编　郝建梅　王少波

副主编　任晓芳　凌嫚芝　石　磊　袁　超
　　　　呼　涛　赵　辉　毛明华

编　委　（按姓氏笔画排序）
　　　　亓瑞睿　孔　莹　史艳平　付青青
　　　　吕生霞　任　渊　刘卜瑞　孙文竹
　　　　孙玉英　李小平　李淑芳　杨志平
　　　　杨璞叶　陈香妮　陈顺合　岳　静
　　　　赵　晶　高娜娜　焦涛涛　薛寒梅

序　言

我从医六十余载，早年曾师事陕西省八大名医、丹溪学派传人王新午先生及清代御医黄元御第五代传人麻瑞亭先生；王新午先生崇相火学说，麻瑞亭先生尚气机理论。受两位先生学术思想影响，融合自己的临床体悟，在数十年的医、教、研工作中，逐渐形成了自己的一系列学、思、践体系，我将其归纳为"相火气机理论"。相火气机理论可以把辨证论治中常用的六经辨证、脏腑辨证、八纲辨证、卫气营血辨证等，以辨证的核心内容（即相火气机运行失常）为辨证主体而统一起来，串联成一个整体，以形成一元化解释。

《师说》言："师者，所以传道受业解惑也。"作为首届全国名中医，第三、四、五、六批全国老中医药专家学术经验继承工作指导老师，我在带教学生过程中，弟子们常常提出一些疑问，有些问题提得非常有水平，在解答学生问题过程中，教学相长，也使我的中医思维得到了升华。我在长期的肝病临床和研究中，通过研习历代医家对肝的认识，厘清了"肝主疏泄"的渊源、意义，总结后提出"肝经血热"乙肝病机理论，归纳出"六型相火"肝病辨治理论；提倡"肝主敷和"及"肝主腠理"理论；结合相火气机理论，从自身临床实践出发，提出"治肝五论"即肝主敷和论、肝主疏泄论、肝主腠理论、肝主相火论、肝主气机论，并归纳出"治肝十法"。

在带教中，我主张"师带徒倾囊相授不保守，徒承师青出于蓝胜于蓝"，现在已经有许多弟子学有所成，成为学科带头人及专业骨干，有的也在带教研究生及下级医师。为了更好地总结和传承老师的学术经验与思想，弟子们将平时跟诊、带教中的一些师徒问答及临床医案整理、汇编成册，名为《杨震临床带教录》，也作为"杨震相火气机学说研习实践录"系列丛书的带教篇。书中内容皆为我数十年带教、临床实录及临证体悟，作为一家之言，仅可作为临床医生及中医院校学生工作及课余参考之读物，希望能对学习及临证有所启迪。书中难免存在欠妥及不当之处，欢迎批评指正。

八秩愚翁　杨　震
2021 年于古都西安

目　录

病案选录 107

师徒问答

一、相火气机篇

1 问：如何理解《内经》中"君火以明，相火以位"的含义

答：《素问·天元纪大论》曰"君火以明，相火以位。"王冰解释道："君火之政，守位而奉天之命，以宣行火令尔。以名奉天，故曰君火以名；守位禀命，故云相火以位"。

《内经》记述中所谓"君火"，是指事物生长和变化的最高主持者和动力。以自然变化来说，有了它，生化活动才能进行；相火是在君火指挥下，具体完成、促使自然界诸多生物成长变化或人体生长发育之火，处于臣使地位。有了它，君火的作用才能具体落实。明，是光明之意，指君火的正常表现。位，指位置，即安于本位，充分发挥其本身应尽的职能。"君火以明，相火以位"，就是指君火主持指挥作用正常时，相火在本位的作用才能充分发挥。这里主要是用五运六气学说来解释自然界的生长变化。

2 问：君相二火的分类及其相互关系如何理解

答：相火是生命物质的基础，而君火是生命统一的高度体现。此二火各有广义、狭义之分：广义君火即神明之火，代表思维、意识的精神层次；狭义君火即是心火。广义相火为生命之火，即少火，应包括君火、相火两部分；狭义相火为在"位"之相火，其可分为正常和反常两大类。

在人体正常运行状态下的君相二火，本质同一，都是人体真元之气，以先天精气为基础，赖后天精气所充养。其中，君火多以血液之精华充养，宜降；

相火多以水谷之精微供养，宜升。正常的君火赖于正常相火的资助，正常的相火又赖君火下降、肺气肃降、肾水的充沛以涵养相火。人禀天地之气以生，又立足于天地之间，唯有二火协调运行，生命才得以生生不息。若有一火熄灭，则生命活动难以进行，万物必然凋零。

3 问：历代医家对相火是如何认识的

答：谈到对相火的认识，我们就需要追根溯源，从四大经典入手。《素问·天元纪大论》首次以运气学说论及君相二火，之后汉代张仲景、晋代葛洪、唐代孙思邈、宋代许叔微皆未见细述。直到南宋医家陈无择受王冰注释《内经》启发而论及相火，他提出的"少阳相火"说，使相火首次与人体有了联系，但是并未细述治疗。到了金元时期，相火理论得到丰富和发展。刘完素首先提出了"六气皆从火化"，并将相火理论用于外感热病的治疗；张子和认为内火也可分为君相二火，并分析了君相二火的区别，同时强调"降心火，益肾水"；李东垣从君相二火的病理变化中认识到"火与元气不两立，一胜则一负"的关系；而朱丹溪从理学角度对相火进行了详细论述，包括相火的生理功能和病理变化以及相火的治疗等。明代医家张介宾认为，相火起源于命门，认为各脏皆有相火，君相二火皆属阳气，相火为人体之正气，情欲之动所产生的邪火与相火并无瓜葛，不能相提并论；同时，相火也无贼火之称。李时珍认为，君火应为阴火，相火为阳火。赵献可认为，心火有形，相火无形，提出以上池真水治疗无形相火。其余医家的观点我就不一一赘述了。以上这些论述均对我的相火学说理论产生了一定的影响，其中丹溪相火学说对我的影响最大。

4 问：丹溪翁对相火有何独到的认识与理解

答：金元四大家之一的朱丹溪对相火的理论探讨是集先贤之大成，其代表作《格致余论·相火论》独树一帜地对相火进行了深刻的分析。他认为，阴阳是动静变化的结果，火有君相之分，君火为人火，相火为天火，二者本质均属于火，其性质为内阴而外阳，其本质属性均是"动"。关于相火的贮藏位置，朱丹溪在前人的基础上，对相火部位进行了总结，认为其寄于肝肾二部，使相火学说初步形成。另外，丹溪还对相火的生理功能和病理状态进行了研究：在生理上，他认为人体的生命活动皆有赖于相火之动，动而中节，才能发挥其生理作用；在病理上，他指出相火动而不中节，则为妄动。而在治疗和预防上，丹溪认为相火妄动的主要原因是人的"欲望"之火，引动"贼火"导致阴虚火旺（人火），甚至引起五性厥阳之火（天火），造成阴绝而死。所以他提倡应该首先做到"收心、正心、养心"，淡泊虚无、精神内守，以防止心火妄动引发相火妄动，导致"五性厥阳之火"燎原而致死，所以提出可用大补阴丸滋养肝肾之阴以降妄动之火。因此，可以说丹溪对相火学说的贡献是巨大的，他从人体相火的性质、部位、作用，相火的常与变以及反常相火的治疗方法等方面进行了详细论述，对后世影响深远。

5 问：如何认识相火之变

答：《格致余论·阳有余阴不足论》指出"主闭藏者，肾也；司疏泄者，肝也。二脏皆有相火，而其系上属于心。心，君火也，为物所感则易动，心动则相火亦动"。人的欲望引起心动，心动则相火随之亦动，但此时相火之动不中节，是为妄动，这称为相火之变，又称病理性相火。引起异常相火的原因颇多，如五志化火或感受邪毒或不当饮食等均可扰动相火，致使相火妄动。

相火在位则有益，离位则有害。由于相火寄于肝肾，妄动后可直接损伤肝肾之阴，必然会形成"阳常有余，阴常不足"的失衡状态，最终导致"煎熬真阴，阴虚则病，阴绝则死"。

此外，患病日久或年老体虚也可致阴津被耗，阴虚则阳病。阴阳互根互用，不可缺失，若反常相火不断发生进展，可致阴阳消长失去平衡，日久则导致阴损及阳，成为阴阳两虚或阳虚为主之相火虚衰之证。

6 问：您的相火气机学说中所论述的君火、相火的含义是什么

答：《素问·天元纪大论》中首载"天以六为节，地以五为制……君火以明，相火以位，五六相合，而七百二十气为一纪"。此句用君火与相火来描述暮春时节和盛夏时节两个阶段的气候特点和物候现象。五运六气学说根据自然界中的实际情况，将气候温和、万物生发的春分到小满之间称为"君火当令"，而将气候炎热、万物茂盛的小满至大暑称为"相火当令"。用"君火"表述火"明亮"的特征，而用"相火"表述"炎热"的特征，这样将一火分为二火。而"火"的确具备这样的属性，自然界中也存在"温暖"与"炎热"这两种气候。

在我的相火气机学说中，"君火"指的是促使自然万物生长和变化的最高主持者；而"相火"指的是在君火的指挥调摄下，具体完成和促进自然界万物生长变化以及人体生命活动的发育之火。所以"君火以明，相火以位"的另一层含义，是指在君火主持调摄作用正常时，相火在本位的作用才能更充分地发挥。

在我看来，古人将人体在生、长、壮、老、已的整个生命过程中不断变化的生命现象、生命活动和能量的转化归结于相火的具体作用，将人身的精神、思维、意识活动及生命变化的进行规律理解为君火的主导作用。所以，简单理解：在作用方面，君火是神明之火，是相火之主，可充养心理、精神、意识、节律等；相火是人体生长发育之火，是生命之火，可温养五脏六腑、四肢百骸、腠理毛窍等。

总之，君火更强调在功能方面的作用，而相火涵盖两大方面，除相应的功能作用外，还具有物质性，由人体中蕴含的诸多生命要素构成。

7 问：请谈谈您的相火观

答：我认为相火是指为人体提供生命能量的"火"，这是中医对生命能量的古代称谓。相火在人体运行时是一种"气"态物质，中医称之为精微物质、真

元之气。它包含诸多方面，如血液、津、水、气、精微物质、各种营养素、激素、生殖素、免疫素、电解质等生命要素。

人体五脏六腑、四肢百骸、身体各部悉具相火。相火在位时，全身脏腑器官及周围皮毛均依赖相火得以温煦。虽言相火寄于人体各部，但主要贮存于肝肾二部，这与肝肾之阴有关，因肝肾二脏所藏人体精血最多，故相火在此处温煦作用最著。相火是先天之火，作为人身的动气，具有裨补造化、生生不息之运用。另外，相火是恒动的，生命不止则相火不熄。

相火有名却无形，不动不见，动时可见。不动不见，指生理性相火，此火虽在人体中运行，但不能看见其外形，且其外在征象也未显露，平常人身体健康无疾，即是该火在机体中处其本位，司其本职，发挥相应的积极作用所致；动时可见，实指病理性相火，此火在机体中背离本位，发生妄动，表现出亢进作用，故机体出现非正常的内伤火热症状，且病症外在征象明显。

相火的运行道路，即为"相火之气机运行道路"，人体内血脉、经络、管道、三焦、脏腑、肌腠、毛窍等均为相火运行道路。正常相火的运行，首先是君火通过心包络之火（星火、神火）下潜，点燃下命门之火（即心肾相交），下命门之火（命火）点燃肝肾中所寄存的相火。《本草纲目·脏腑虚实标本用药式》中指出："命门为相火之原……主三焦元气。"又云："三焦为相火之用，分布命门元气。"这说明命门是相火出入之门，三焦是相火运行之路，二者与相火关系十分密切。

8 问：您的六型相火学说是如何提出的

答：元代医家朱丹溪在《格致余论》中发展并完善了相火理论，使得中医学对火热证的病因、病机、辨证治疗规律的认识等都有了长足进步。但我认为，在临床肝病辨治分类时，仅按丹溪所分阴虚相火和湿热相火两类，病理分类不足，而且所列举的补阴诸丸和越鞠、二陈等方对肝病的治疗也不够。因此，我根据自己治疗肝病几十年的体会，在丹溪所分二型相火证治的基础上，按疾病的发展过程将病理性相火分为六型，即郁热相火、血热相火、湿热相火、瘀热相火、阴虚相火、相火虚衰，并自拟经验方分别治之。我在临床辨证治疗上对于郁热相火型，多用"解郁合欢汤"；血热相火型，多用"白茜汤"；湿热相火型，多用"桃红化浊汤"；瘀热相火型，多用"三才化纤汤"；阴虚相火型，可采用一贯煎（肝阴虚）、"滋脾饮"（脾阴虚）、滋水清肝饮（肾阴虚）、三甲复脉汤（肾阴虚夹有瘀血）；相火虚衰型，轻者（肝气虚）多用"补肝颐气汤"，重者（肝阳虚）多用"桂附二仙汤"。以上内容补充了相火分型及临床治疗的不足，临床应用取得了较好的疗效。

9问：阴虚相火与阴虚证有何区别

答：我们若从阴阳、气血、精、津液等方面去研究人体内部脏腑的平衡状态，辨证后得到的结果为或寒或热或虚或实或寒热虚实夹杂。其中的阴虚证，是指脏腑阴分不足，津血亏虚。临床表现为形体消瘦，午后潮热，五心烦热，或骨蒸痨热，颧红盗汗，口燥咽干，大便干燥，尿短赤，舌红绛少苔或无苔，脉细数无力等症。

而阴虚相火是从人体局部内生火热（内火角度）去研究的一种病理状态，它是指血热、湿热、瘀热等致病因素长期在体内存在，郁久化热、伤津伤阴导致肝阴不足，阴不涵阳，相火伤阴的一类证型。可以说，阴虚相火是阴虚证中的一种特殊类型，是由于郁热伤阴所致的一类阴虚证。

阴虚之证为五脏虚损之证，当用厚味之品以补其不足。《灵枢·邪气脏腑病形》指出："阴阳形气俱不足……而调以甘药也。"《素问·阴阳应象大论》又言："精不足者，补之以味。"这些均说明阴虚当用厚味补其不足。

而阴虚相火则以肝肾二脏最为多见，多为相火妄动伤及阴津亏虚引起真阴大伤。故治疗阴虚相火时，多采用滋阴润燥之法。润，为滋、养之意。根据吴鞠通之"治下焦如权"的理论，对于阴虚相火，应用重镇味厚、咸寒甘寒之品以滋养肝肾之阴，故临床上针对阴虚相火中肝阴虚证用一贯煎、脾阴虚证用滋脾饮、肾阴虚证用滋水清肝饮、肾阴虚夹有瘀血证用三甲复脉汤。

10问：湿热相火与湿热证有什么区别

答：湿热证是大概念，致病原因分为内因和外因，为气分湿热。湿热相火是一种脏腑局部内生异常火热症状，是湿热证的一种类型，为血分湿热。

常见的湿热多在人体气分为病，临床上可以三焦辨证分部治疗，即上焦三仁汤、中焦甘露消毒饮、下焦八正散。湿热相火中，湿热已进入血分，单从气分治疗，效果不佳。对肝病中的湿热相火，治法不宜用丹溪的苦寒泻火法，而应采用利湿而不伤阴、清热而不助湿之法，宜芳香化浊、辛开苦降。临床自拟"桃红化浊汤"加减，以疏肝健脾、清热利湿。热毒较甚者，去香薷，加虎杖、丹参；若衄血明显者，去桃仁、红花，加茜草、紫草；湿热重，出现黄疸者，去香薷，加三金（鸡内金、郁金、金钱草）。

11问：相火的运行通道是什么

答：三焦既主气机，又是气机运行的通道。三焦通过气化功能影响着人体生命活动，三焦气化功能正常，则上焦如雾、中焦如沤、下焦如渎，且三焦道路畅通，所化生的精微物质可输送到周身各部，发挥濡养作用，使机体气血调和、阴平阳秘。《难经·六十六难》中记载："三焦者，原气之别使也，主通行三气。"而相火本质属于人体元真之气（元气/原气），以先天精气为基础，赖后天精气充养。因此，也可以理解为"三焦者，相火之别使也，主通行相火"。《本草纲目·脏腑虚实标本用药式》有论："三焦为相火之用，分布命门元气，主升降出入，游行天地之间。"虞抟谓："人之相火，亦游行于腔子之内，上下于肓膜之间，命为三焦。"所以，三焦是相火游行且能升降出入的场所，同时也是调节人体相火（即生命之火——元阳）的气机流通的主要脏器之一。

12 问：命门在相火运行过程中有何重要作用

答：陈修园云"凡称之曰门，盖指出入之处而言"。命门者，生命之门，为元气之根，为水火之宅，实为相火发源出入之处。古人以"命"称之，其重要性不言而喻，命门内蕴生命之火，简称"命火"。前面提到，相火是人的整个生命过程必不可缺少的生命之火，维系着机体活动。生命之所以生生不息、代代传承，就是因为相火裨补造化之功。而这命门即为相火发源之地、出入之门槛，是相火之点燃原（点），即燃点。

相火实现随所寄脏腑发挥作用需要以下过程：君火下潜至命门，点燃命门之火后，命火才能带动肝肾所寄相火，通过三焦之路到各脏腑、各血脉、各海（气海、血海、髓海、水谷之海等）以完成心肾相交、龙虎回环等生理功能。打比方来说，命门就像大学，是大学生孕育的摇篮，而这命火就是大学生，君火点燃命火的过程就像公司领导到校园招聘，应聘成功的大学生来到公司工作，便是"相火以位"。

关于命门的位置，我比较认可赵献可的两肾之间为命门学说。《医贯》指出："此处两肾所寄，左边一肾属阴水，右边一肾属阳水，各开一寸五分，中间是命门所居之宫，即太极图中之白圈也。其右旁一小白窍，即相火也；其左旁之小黑窍，即天一之真水也。"我认为肾阳即是命门之火，也是元阳、真阳；肾阴是命门之水，即元阴、真阴。

13 问：命火、君火、相火三者存在怎样的关系

答：命门为生命出入的门户，可藏精舍神，内系元气，所系元气分为元阴、元阳。命火属于安身立命之火，为纯阳之气，寓居于命门，禀受于父母，先身而生。其体内元阳之气出于命门，达于三焦、经络、血脉，进而布散周身。该元气随即被命火瞬间点燃，即刻化生君相二火。命火、君火、相火实为一气矣，即元阳真阳之气系于命门。命火虽属元阳，但独立于元气，属于先天之火，较

君火、相火出现更早，也更为重要。

命门之火一般是指生理之火，当相火与命门之火同为少火时，其中的命门之火为先天之火，温养脏腑，为"先天之本"。相火长养五脏六腑，共同完成生命之火的四大任务：一是心肾相交，水火既济；二是乙癸同源，肝肾相生；三是温养脾胃，滋养后天；四是纳气归肾，助肺呼吸。

所以命门者，生命之门，即生命之火之门，为相火之点燃原（点），即燃点。君火下潜至命门，点燃命门之火后，命火才能带动肝肾所寄相火，通过三焦之路到各脏腑、各血脉、各海（气海、血海、髓海、水谷之海等）以完成心肾相交、龙虎回环等生理功能。

命火是生命之根本，是君相二火的燃点。命门是命火所藏之处，是君相二火之源，而君火和相火是命火的补充。

14 问：如何理解肝肺是相火升降运动的动力

答：《素问·刺禁论》曰"肝生于左，肺藏于右"。左为阳生，右为阴降，故肝体居右而其气自左升，肺居膈上而其气自右降，肝为阳主升发，肺为阴主肃降。《临证指南医案·咳嗽》曰："但人身气机合乎天地自然，肺气从右而降，肝气由左而升……"

肝在五行属木，在五脏阴阳属性中属阴中之阳。肝气应春，为阳生之始，主生、主升，其位居东方，肝主谋虑，为将军之官。肝的主要功能是肝主疏泄和肝主藏血。

肺在五行中属金，在五脏阴阳属性中为阳中之阴。肺气应秋，位居西方，为阴藏之初，主杀、主降，为五脏之华盖，为相傅之官。肺的主要功能是主一身之气、主宣降和主治节。

从肝肺两脏关系看，肝气左升，肺气右降；肝主血，肺主气；肺主摄入天之清气和人体脾气所散之精气，肝主摄入脾中水谷精微和营卫之气，肝升肺降，如龙虎回环，促使人体气机的升降运动。

15 问：为什么相火学说可以指导肝病的诊疗

答：相火，是人身的"能量之火"，是人体生命活动的物质基础和推动力。丹溪翁认为，相火之动正常与否，与五脏功能活动情况密切相关。"五火"之动中节，是相火正常的重要保证，故凡人体脏腑、经络、气血等正常功能活动以及生命的延续，无不体现了相火的重要作用。

肝藏血，且能疏通血脉、疏导胆汁、疏导卫气，在脏腑组织中还具有生升之气，所以肝所藏的精血和营卫之气均是相火的物质基础。又因为胆为相火升降的枢机，三焦为相火升降的道路，而肝主胆气的运行和三焦道路的疏通，即为肝在人体主持了相火的疏导，因此，肝主相火。

五志化火或感受邪毒或不当饮食均可引动相火妄动，从而耗伤真阴，即为"壮火食气"。《格致余论》中述"心动则相火亦动，动则精自走"，终致"煎熬真阴，阴虚则病，阴绝则死"。肝为厥阴，中见少阳之化。肝主藏血，故云体阴；肝主疏泄，故云用阳。肝与胆相表里，内寄相火。所以在临床肝病的辨治中，肝体阴用阳之特点，决定了肝的阴阳对立统一关系。只有在血养其本、气资其用的前提下，肝才能调畅敷和而不病，否则最易导致"阳有余，阴不足"的病理变化。故应用"相火论"的观点，把肝病所产生的局部内生火热按病理相火这一理论去研究，可提高对肝病病机的认识水平与诊断的准确性。

16 问：您能讲解一下气机的含义吗

答：中医认为，气是构成人体的最基本物质。换言之，人的形体构成就是以气为基础的物质聚合。同时气也是人体的代谢能量，即人体能量活动的物质基础是气。《灵枢·决气》认为，人体的精、气、津、液、血、脉，都可以统称为"一气"；机，可以解释为机要、机制、枢机等意思，本意为机动。气机就是气的运动机制。人体的气是不断运动着的具有很强活力的精微物质，它流行于全身各脏腑、经络、组织器官等，无处不在，时时刻刻推动和激发着人体的各种生理功能。

历代医家对气机的理解不同，故存在着诸多争论。我对气机的概念认识：①气机是人体气的运动机制，其基本形式为升降出入。②气机是人体所有气体运行的方向与规律，包括元气、宗气、卫气、荣气等。

17问：历代医家对气机学说是如何认识的

答：气机理论起源于先秦时期《内经》提出的升降出入学说，如"升已而降，降者谓天；降已而升，升者谓地。天气下降，气流于地；地气上升，气腾于天。"天地之气氤氲相合，于升降浮沉之中化生万物。同时，《内经》也认为"是以升降出入，无器不有"。对于这个"器"，王冰解释为："包藏生气者，皆为生化之器。"而人体脏腑内蕴"精、气、神三宝"，极富生气，那么人体的升降出入是必然的。中医学重视整体观念，人体可以作为一个整体，正由于气的升降运动促进了机体的物质代谢，故人与天地自然也可以看作一个整体，即"天人合一"，气的出入推动了人体与外界的能量物质的交换。正因为脏腑不断地升清降浊，机体内的气血津液、阴精阳气才能正常运化，维持人体生命活动；反之，一旦升降出入失序，必然导致气血精津液运化障碍。

从《内经》以后的记载情况来看，《伤寒论》《神农本草经》等无"气机"这个术语。以后的南北朝、两晋、隋唐、五代对"气机"的研究也很少见到。最早提出"气机"的是宋代《圣济总录·卷四·治法·导引》，曰："因气而荣，因气而病……盖斡旋气机，周流营卫……升降无碍……身体轻强。"宋代是"气机"发展的鼎盛时期，而《圣济总录》在导引中把气机理论引入了中医学，进一步发扬了《内经》升降出入学说。宋以后的金元、明时期对"气机"的研究也不多，可能是战乱，也可能是《圣济总录》被靖康之乱的金掳掠至北地，此书未能很快流行之故。但丹溪老人独具慧眼，他在《局方发挥》中指出，气周流于人之一身，阴阳相互往来，一升一降，周而复始。至清代、民国时期，"气机学说"开始盛行，此时许多学者推崇气机升降出入理论。如：清代大医黄元御提倡气机理论，黄氏将气化学说研习至精，造诣甚高，而且融贯于全部医著之中，诸凡生理、病理、药理之阐释，处方遣药之意旨，无不以气化为本；医家华岫云、顾松园、周学海同样认为升降出入为病机之紧要、要领，是百病的纲领；温病大家叶天士、王孟英在他们的病案中也记叙了"气机流行不通""气机窒塞"等术语。至此，"气机理论"逐渐被中医学接受，并从由临床需要而渐至病理研究。

总之，气机理论始于《内经》，气机术语初见于宋代，流行于清代和民国时期，而如今中医对气机升降理论研究的学术气氛更加浓厚，将是气机理论发展的蓬勃时期。

18 问：如何认识气机的运动形式和运动规律

答：气的运动形式多种多样，如升降、出入、上下、动静、聚散等，但在中医理论上可将其归纳为升、降、出、入四种主要的基本运动形式。气的升降出入运动，是人体生命活动的根本保证，此运动一旦停止，那就是生命活动的终结，所以《素问·六微旨大论》论及世间万物均具有此种运动形式："出入废则神机化灭，升降息则气立孤危。故非出入，则无以生长壮老已；非升降，则无以生长化收藏。是以升降出入，无器不有。"

既然气机的运行形式已经明了，那么气机是按何种规律运行的呢？《素问·五运行大论》提及"左右者，阴阳之道路"，医家王冰认为"阴阳间气，左右循环"，杨上善也认为"阴气右行，阳气左行"，故左右应为阴阳运行之道路。中医学认为，五脏贮藏精气，宜升；六腑传导化物，宜降。心肺在上宜降，肝肾在下宜升，脾居中而连通上下为枢轴。五脏中肝主升发，从左而升；肺主肃降，从右而降。肝左肺右，犹如两翼，作为气机升降的道路。左升应为清阳之气，当从人体气机运行通道的左侧升；右降应为浊阴之气，当从人体气机通道的右侧降。出入应为实则当出，虚则当入，即：气实则浊出，气虚则清入。所以，气机运行的规律便是左升右降。

19 问：气机运行的主要通道是什么

答：由于脏腑间相互联系的重要通道是经络，在经络中除十二正经与脏腑有直接络属关系外，其余部分通过与十二正经的网络途径相联系，组成了全身"经络脏腑相关联络网"，而这个网络就是人体气机、气血、津液等运行的通道，使人体气血在网络中循环不已，营周不休，阴阳相贯，如环无端，形成了一个密闭的气血循环系统，运行于周身，濡养着生命。人体的精、气、津、液、血、脉，可以统称为"一气"，那这些精微物质运行的通道便是气机运动的道路。按中医学理论来看，血脉是血液运行的道路，经络是脏腑气机运行的通道，三焦膜腠是津气升降出入的道路，玄府网络是元气和津液在体内流动、宣散、滋养、排泄的组织，是"气机升降出入之道路门户也"。故气机运行的道路诸多，有血脉网络、经络网络、三焦网络和玄府网络等。

20 问：气机运行的物质基础是什么

答：气机运行的物质是气、血、津液、精、髓。它们是人体生命活动的物质基础，其中气为无形物质，而血、津液、精、髓均为有形物质。气与血、津液、精、髓的相互化生与转化，体现为生命活动中形化为气、气化为形、形气相互转化的气化过程。其中气为血帅，血为气母；精血同源，津血同源；精化为髓，髓亦能生精；精、津液均可化而为血，而血中又蕴涵精、津液与髓。

21 问：气机运行对人体有何重要意义

答：气机的升降出入运动是人与自然界万物所共同遵循的天地规律，无时无刻不在影响生命活动的进行，其重要性不言而喻，具有以下四点重要意义：

（1）气运动的自然属性是万物化生的根本：《素问·天元纪大论》曰"故在天为气，在地成形，形气相感而化生万物矣"。这说明万物的化生都是在阴阳之气不断升降相召、相互交感变化中实现的，而气机运动是万物化生的根本。

（2）气的运动形式是万物变化的共同形式：《素问·六微旨大论》曰"天气下降，气流于地；地气上升，气腾于天。故高下相召，升降相因，而变作矣"。又云："故器者，生化之宇，器散则分之，生化息矣。故无不出入，无不升降。"说明气的升降出入运动是人和自然界共同变化和发展的推动力。

（3）气的运动与阴阳平衡的关系（基础）：气以升降出入为运动形式，反映了自然界和机体阴阳消长、互根互用、动态平衡的运行规律。清代医家石寿棠所著《医原》中有"若是阴阳互根，本是一气，特因升降而为二耳"，"天地之道，阴阳而已矣，阴阳之理，升降而已矣"，指出了气的升降运动体现了阴阳的动态消长的内在规律。

（4）气的运动与五行生克的关系：①气的升降出入反映了机体脏腑间五行生克制化的运行规律，其正常生理功能是按照脏腑间生克制化，保证了机体的系统平衡规律。②脏腑之间通过气的升降出入运动，实现了五行的生克制化联系。

22 问：如何认识人体的气机病变

答：气机为气的升降出入运动，气机运动贵冲和，升降出入有序，运行不息，周流全身而百病不生。如气机运动失常（气机失调），引起郁滞内生或气机逆乱，进而影响津、液、精、血的生化输布，从而引起湿阻、水停、痰凝、血瘀、血虚、出血等，形成各种疑难杂症。正如《丹溪心法·六郁》所言："气血冲和，万病不生，一有怫郁，诸病生焉。故人身诸病，多生于郁。"可见，气机失调是疾病发生的根本原因。

人类社会竞争激烈，容易导致七情失常，进而导致气机失调，百病由生。如《素问·举痛论》所载："余知百病生于气也。怒则气上，喜则气缓，悲则气消，恐则气下，寒则气收，炅则气泄，惊则气乱，劳则气耗，思则气结。"景岳释云："气之在人，和则为正气，不和则为邪气，凡表里虚实，逆顺缓急，无不因气而至，故百病皆生于气。"可见，气机运动在人体生理中发挥着重要的作用，而气机失调也是人体疾病的关键所在，故调畅气机在中医调治中尤为重要。

23 问：气机升降出入在人体五脏中如何体现

答：气的升降出入运动，不仅推动和激发了人体的各种生理活动，而且只有在脏腑、经络等组织器官的生理活动中才能得到具体的体现。正如：

肺——呼气为出，吸气为入；宣发为升，肃降为降。

脾——脾主升清，以升为健；胃主降浊，以降为和。

肝——肝主疏泄，肝气升发；胆主降浊，中正致和。

心——心主阳热，下潜肾水；生化气化，温煦推动。

肾——肾主水液，蒸腾气化；开阖升降，代谢平衡。

气的升和降、出和入，都是对立统一的矛盾运动。从局部来看，并不是每一种生理活动都必须具备升降出入，而是各有侧重，比如肝脾主升、肺胃主降等。从整个机体的生理活动来看，升和降、出和入之间必须协调平衡，才能维持正常的生理活动。因此，气的升降出入运动，又是协调各种生理功能的一个重要环节。

24 问：黄元御注重气机，并提出"一气周流"理论，我们该如何去理解

答：清代医家黄元御将气机与人体联系起来，并提出"一气周流"理论（中土为轴，枢运四维）。

《素问·六微旨大论》提到"升降出入，无器不有"，王冰注解为"其窍横者，皆有出入去来之气；窍竖者，皆有阴阳升降之气往复于中"。因而黄元御认识到人体即为"一气周流变化于五行之间"，其气升降出入于人体，并不断循环运动变化。《四圣心源·脏腑生成》论及："土分戊己，中气左旋则为己土，中气右转则为戊土，戊土为胃，己土为脾。己土上行，阴升而化阳。阳升于左则为肝，升于上则为心。戊土下行，阳降而化阴，阴降于右则为肺，降于下则为

肾。肝属木而心属火，肺属金而肾属水。是人之五行也。"他认为五行是中土之阴阳升降所成，阴生五脏，阳生六腑，脏腑生成赖于中土之气的运行。换言之，脏腑实为中气变化，周流于机体不同位置时所生。同时他强调五行生克制化是依靠"气"来实现的，正如《四圣心源·五行生克》曰："五行之理，有生有克……其相生相克，皆以气而不以质也，成质则不能生克矣。"

黄元御认为，中土脾胃之气是机体阴阳升降、脏腑运动变化的动力和枢轴。中土左旋，肝木随己土上升，肝气温升化热生心火，肾水随肝木左升而上济心火；中土右转，肺金随戊土下降，肺气化寒生肾水，心火随肺金右降而下温肾水。故而中土冲和，肝木左升，肺金右降，水火既济，形成一个"圆"的气运动，如《圆运动的古中医学》所谓："人身中气为轴，四维如轮，轮运轴行，轮转轴灵。"

因此，一气周流理论一言概之为："肝肾左升，心肺右降，中土斡旋于中。"

25问：您在治疗气机失调时所强调的左升右降、心肾相交、龙虎回环是指什么

答：我的师父麻瑞亭老先生是清代御医黄元御的第五代传人，精研黄氏医学，临床宗气机升降学说。我随他跟诊时，麻老常言："临证一定要明白，肝气升而肺气降，心火下蛰于肾，肾水上奉于心；脾主升清，胃主降浊；心肾为升降之根，肝肺为出入之本，脾胃居中洲，斡旋气机，交通水火，为升降出入之枢。若一旦为"八风"所感、饮食情志所伤为病，则脾气下陷而胃气上逆。脾陷则遏肝肾升达之路，致使肝肾下陷；胃逆则阻心肺沉降之路，致使心肺逆升。如此，则心肾不交，气血紊乱，上热而下寒。欲复其心肾交泰、龙虎回环、阴平阳秘、气血和平之常，首当调理脾胃，复其脾胃升降之常，使中焦畅通无阻。更以温升肝肾之药，使肝肾之气升达；以降心肺之药，使心肺之气潜降。如此则心肾自然交泰，龙虎自能回环，阴平阳秘，气血调和，诸病向愈。"而这左升右降、心肾相交、龙虎回环便是麻老对气机认识的总结。在我看来，左升右

降指的是脾气左升，肝肾亦随之而升；胃气右降，心肺亦随之而降。心肾相交容易理解，指的是水火既济。龙虎回环指的是中焦斡旋气机，肝气左升，肺气右潜。这三组脏腑的气机运动形式便构成了一个气的圆运动模型，即一气周流学说。

26 问：您在临床上如何运用黄元御的"一气周流"理论，有何体会

答：黄元御认为中土斡旋于四维之间，由此中土脾胃就显得相当重要，特别强调后天脾胃在人之生理病理的重要地位，提出内伤杂病的治疗应注重恢复脾升胃降功能，如此方能龙虎回环，左升右降，阴平阳秘，从而治愈疾患。所以，治疗内伤杂病首重顾护中气，升清降浊，运转四象，达到恢复一气周流之目的。立方遣药，须注重健脾和胃、疏肝利胆、理气降逆、扶阳抑阴。由于气机升降出入有序，故能气血和畅，阴阳调和，生生不息。若气机郁滞，必然导致升降出入失常，气血阴阳紊乱，脏腑功能失常而致病。可见，气机紊乱是疾病发生之根源。

临床应用很容易掌握，比如此次新型冠状病毒肺炎（简称新冠肺炎）引起瘟疫流行，中医用清肺排毒汤等可控制病情进展，但有相当多的新冠肺炎患者急性期后进入恢复阶段，症状仍未完全消失，肺部影像显示炎症亦未完全吸收，失于治疗将会影响患者身心健康。故针对本病病机要点，我在辨证施治时运用黄元御"一气周流"理论及"相火气机学说"，治以左升肝脾、右降肺胃、培土生金为大法，调节气机郁滞、痰湿阻滞的病理状态，恢复"一气周流"。方选黄元御"黄芽汤"崇阳培土，建中气之治；左升肝脾，方选"达郁汤"；右降肺胃，方选"下气汤"；同时结合本病生理病理特点，在三方基础上化裁而成"宣肺达郁汤"用于临床治疗，恢复一气周流，效果甚好。

27 问：您是如何运用气机理论指导肝病诊治的

答：肝为将军之官，为风木之脏，主藏血，主疏泄，为魂之处，血之藏，筋之宗，与春气相通应。这些都是关于肝脏的基础知识，想必大家都了解。此外，肝体阴而用阳，肝主藏血，故曰体阴；肝主敷和，故云用阳。肝多用阳事而善疏通、发泄，可条达全身气机，调节全身气血周流，维持人体阴阳平衡；肝体为阴，性柔润而宜肝木，既可疏泄生发，又可制约生发太过。

我们常说"肝胆相照"，提到肝就不得不说胆腑，胆为中清之腑，内寄相火，最宜通降。肝与胆表里结合，升降相宜，对全身气机升降起着主导作用。肝主敷和，既能升清，又能降浊；肝为枢机，可出可入，可升可降，其推动阴阳升降出入，气血流通，保持阴阳平衡，并且主持气机的调畅，故曰：肝主气机。当气的运动出现异常变化，升降出入之间失去协调平衡时，盖称"气机失调"。由于气的运动形式是多种多样的，所以气机失调也有多种表现，例如气滞、气逆、气闭、气郁、气虚、气脱。

我在临床过程中，根据肝脏体阴用阳的生理特点，结合肝主气机理论，认为肝脏疾病的发病多为气血阴阳的失调和紊乱，可概括为肝气失敷和、肝血失奉守、肝阴失承平、肝阳失固密四个类型进行辨治。

28 问：针对肝病中气机失调，您临床是如何具体辨证施治的

答：我在临床辨证以气、血、阴、阳为纲领分类进行施治，方药用经典方与自拟方有机结合，在临床上取得了较好疗效。

（1）针对肝气失敷和型，其中包括气滞证、气郁证、气虚证：气滞证中病机属肝胃不和者，用自拟方"疏肝和胃汤"治疗；病机属肝脾失调者，用自拟方"疏肝健脾汤"；病机属肝气郁滞者，用自拟方"疏肝理气汤"。对于气郁证，用自拟方"解郁合欢汤"化裁治疗。对于肝气虚证，用自拟方"补肝颐气汤"加减治疗。

（2）针对肝血失奉守型，其中包括血浊证、血瘀证、血虚证：对于血浊证，用自拟方"桑明合剂"治疗。对于血瘀证，用自拟方"疏肝化瘀汤"化裁治疗。对于血虚证，用自拟方"柔肝养血汤"加减治疗。

（3）针对肝阴失承平型，其中包括肝阴虚证、脾阴虚证、肾阴虚证：对于肝阴虚证，用"滋水清肝饮"治疗。对于脾阴虚证，用"滋脾饮"化裁。对于肝阴虚证，用"一贯煎"加减治疗。对于肾阴虚证，若无腹水形成的患者，用自拟方"柔肝补肾汤"治疗；若病久伴有阴虚性腹水，多用自拟方"甲苓饮"加减治疗。

（4）针对肝阳失固密型，其中包括肝阳虚证、脾阳虚证、肾阳虚证：若为肝阳虚轻证，用自拟方"补肝颐气汤"；若为肝阳虚重证，用自拟方"桂附二仙汤"加减治疗。关于脾阳虚证，多用"附子理中汤合正元汤、四乌鲗骨一藘茹丸、金砂散加木香"加减治疗。对于肾阳虚证，多用济生肾气丸合自拟方"补肝益肾汤"加减治疗。

29问：气机失调的治疗原则包括哪些方面

答：气机病变的主要原因是气机失调导致气的升降出入异常而出现的病理变化，其病变包括气滞、气逆、气闭、气虚、气郁、气陷、气脱等。由于气机病变所涉及的主要问题是两方面，一是气机的物质基础，二是气机的脏腑功能，二者之间还有着不可分割的关系，所以无论何种原因引起的脏腑功能失调，都会引起气机的物质基础（气血津液精）发生不通、太通、亏损三种基本病理改变，表现出盈、虚、通、滞的不同证候；反过来，若气血津液精出现盈、虚、通、滞的证候，也要影响脏腑功能失调，两者是互为因果的。气机病变临床上常分为气分、血分、津液失调三大类，其治疗大法也相应为气病调其气、血病调其血、津液病调其津液。具体就是气虚的补气，气散的敛气，气滞的行气，气逆的降气，气陷的升阳；血虚的补血，血瘀的活血，血溢的止血；津虚的滋阴，津壅的应涤痰行水，津泄的应敛汗涩肠、固肾缩便；液虚的宜补而充之，液盛的宜抑而平之，壅滞的宜疏而泄之；精虚的宜补精，精闭的宜通精，精滑的宜固精。以上这些都是针对气、血、津、液、精五种基础物质的盈、虚、通、滞等情况而拟定的治法。

30 问: 针对气郁病证，历代医家是如何认识与辨治的

答：气郁是由于七情所伤或素体虚弱而致肝失疏泄，脾失运化，心失所养，五脏气机失和，渐致脏腑气血阴阳失调所形成的病证。本病病因多以七情内伤为气郁的主要原因，素体虚弱或性格内向、肝气易结者为气郁发生的体质因素。其病位多以肝、心、脾为主。初病多实，渐至虚实夹杂，久则以虚为主，虚中夹实。气郁日久可兼见血瘀、痰阻、湿郁、食滞、火郁等，严重的也可伤及脏腑，导致气血阴阳虚弱，以肝、心、脾虚为常见。

关于气郁病的治疗，历代医家临床经验累积甚丰，综其大法，首当调理气机，同时注意三焦之通利，以及无形之郁与有形之滞（有无水、湿、痰、食、血之淤滞）的疏导通利。《证治汇补·内因门·郁证章》曰："郁病虽多，皆因气不周流，法当顺气为先，开提为次。"

治郁的方药方面，当首推仲景小柴胡汤。小柴胡汤证之胸胁苦满、口苦、咽干、目眩、心烦、嘿嘿不欲饮食，或渴，或心下悸、小便不利，或咳等均为气郁于少阳三焦之证。另一个治郁大家当推朱丹溪，他明确提出了气血失和、气机不畅、升降失衡是导致郁病的关键，创制了越鞠丸和六郁汤等名方。明代赵献可《医贯·郁病论》以《太平惠民和剂局方》之中的逍遥散疏调木郁，并常合左金丸与六味地黄丸同用，他认为逍遥散"方中唯柴胡、薄荷二味最妙……唯得温风一吹，郁气即畅达"。后世治郁用逍遥散很多，本方可理肝补脾、养血解郁。血虚可重用白芍，补脾可多用白术；郁久化热者，可加丹皮、栀子清郁火以利三焦；对郁火伤阴者，可用黑逍遥散（即加生地黄）；对素体肝肾阴亏或郁火伤阴者，可用滋水清肝饮等。

31 问：如何理解疏肝调气之法

答：肝主疏泄以调畅气机，气行流畅则诸病皆除，而调畅气机关键在于疏肝。若肝胆生气失布，枢机不利，人体升降出入之机阻滞，气血无以化生，五脏六腑则难以受气，生机难以维持。清代黄元御《四圣心源》曰："木以发达为性……风动而生疏泄……凡病之起，无不因于木气之郁。以肝木主生，而人之生气不足者，十常八九，木气抑郁而不生，是以病也。"周学海《读医随笔》亦称："凡脏腑十二经之气化，皆必借肝胆之气化以鼓舞之，始能调畅而不病。"若肝胆调和，则气机生化有序，脏腑各自安和，可见疏通肝气在治疗之中尤为重要。张山雷在《脏腑药式补正》中说："肝气乃病理之一大门，善调其肝，以治百病，胥有事半功倍之效。"指出疏肝调气为治肝及气机异常致病的重要法门。

疏肝调气乃治疗气机失调诸病之法，临证之疏有多种方法：虚者补之为疏，实者泻之为疏，瘀者活之为疏，痰者化之为疏。可分别采用疏肝行气解郁、疏肝行气化瘀、疏肝行气止痛、疏肝行气化湿、疏肝行气化痰、疏肝行气健脾、疏肝行气和胃、疏肝行气清胆、疏肝行气利胆、疏肝调气泻火、疏肝解郁安魂，以及补肝气、益肝血等治法。

32 问：金元医家朱丹溪对郁病有深刻的认识，您能谈谈他是如何阐释郁病的吗

答：《素问·天元纪大论》以五运六气为理论基础，论述了五运太过不及所造成的土郁、金郁、水郁、火郁、木郁这五郁病证及治疗，形成了五郁理论。此后至金元时期，医家朱丹溪认为："郁者，结聚而不得发越也。当升者不得升，当降者不得降，当变化者不得变化也。此为传化失常，六郁之病见矣。"故他创立六郁学说，即气、湿、热、痰、血、食之六郁病证，扩充了《内经》因运气胜复而致郁的范围，对郁从人体内生、本气自郁等情况进行了阐发，明确提出了气血失和、气机不畅、升降失衡是导致郁病的关键。丹溪还认识到"凡

郁皆在中焦"，故中焦气机升降受阻是造成无形之气和有形之质郁结不行的根本原因。

此外，丹溪集金元各医家学说之所长，以相火立论，提出"相火致郁"的观点，此观点可涵盖诸医家关于郁病病机的学说。他认为相火之常，为人身动气，通行三焦，主持诸气，司权气化；而相火之妄，是由气化不利而导致气机升降开阖失调，造成三焦壅塞，即"上焦不纳，中焦不化，下焦不渗"。同时，相火之妄还缘于五志化火，情志不遂，从而引起心君不宁，气机逆滞，反常之相火随起。其病机多因三焦不利，气机壅遏，生郁生痰，绵延日久，郁火伤津；或由七情内伤，五志煽动相火，君相之火失调而致郁。

针对气郁病证，丹溪创制了越鞠丸和六郁汤等名方。清代医家何梦瑶曾对此评论："丹溪分六郁，气、血、湿、火、食、痰也。……故制越鞠丸以香附理气，抚芎行血，苍术开湿，栀子治火，神曲消食，痰郁加贝母，而大要以理气为主。盖气滞则血亦滞，而饮食不行、痰湿停积，郁而成火。气行则数者皆行，故所重在气，不易之理也。"

33 问: 肝气虚与脾气虚均有气虚的相似症状，临床该如何辨治

答:《内经》中对肝气虚有所记载。《素问·上古天真论》认为："肝气衰，筋不能动……天癸竭，精少，肾脏衰，形体皆极，则齿发去。"《素问·方盛衰论》曰："肝气虚，则梦见菌香生草；得其时，则梦伏树下不敢起。"《灵枢·本神》认为："肝气虚则恐，实则怒。"这说明肝气虚确实存在，且与人体生理、情志和睡眠有关。同时，因肝主筋，又主爪甲，肝气虚则筋不能动，出现关节屈伸不利、难以活动以及爪甲不荣等。另外，"肝者，罢极之本"，肝气虚，可见易生困倦、不耐疲劳等表现。又因"肝藏血，血舍魂"，若肝气虚，则出现魂无所居，神魂不安，这必然会影响人之寤寐，致使患者夜间睡眠不安、多梦或噩梦连连。肝气虚则疏泄不及，会出现肝经所过部位不适，如胸胁满闷、少腹坠

胀、喜太息等。女子以肝为先天，若肝气虚，其疏泄失常，则表现为对经水的调节失司，出现月经稀少、经质淡薄、痛经等。所以，除具备气虚证之外，还具有肝脏及其经脉循行部位的特殊症状，从而构成对肝气虚证的临床诊断。

肝气虚与脾气虚二者均可见乏力、舌淡、脉弱等气虚证候。但脾气虚除出现上述症状外，还往往兼有纳呆、呕吐、泄泻、腹胀、食后胀甚等脾虚不运、脾虚生湿症状，甚则脾不统血而见呕血、黑便，其形体多为消瘦。而肝气虚者，则多兼见神魂郁滞及筋失所养的症状，如悒悒不乐、表情淡漠、犹豫不决、双下肢困重等。虽可因木不疏土，见脘腹胀满，但此满为虚满，按之柔软，很少见呕、泻等症。因此，若辨证为脾气虚证时，我多选用四君子汤、黄芽汤、补中益气汤类；若为肝气虚证，我根据多年临床经验，采用自拟方"补肝颐气汤"。

我认为，补中益气汤主治的"气虚"，其病位在"脾"，是脾气虚，故以温化水谷为主；而补肝颐气汤所治的"气虚"，其病位在"肝"，"肝气虚"的病机应是肝的升发之气不足，故其治应以升发肝气为主。

34 问：如何认识肝气肝阳虚之证

答：自古以来，历代医家多论及"肝为相火，有泄无补""肝气肝阳常有余"，而对"肝气肝阳虚"的论述甚少，这些论述仅散见于部分历代中医典籍。如《素问·方盛衰论》曰："肝气虚，则梦见菌香生草；得其时，则梦伏树下不敢起。"《灵枢·天年》云："五十岁，肝气始衰，肝叶始薄，胆汁始减，目始不明。"由此可见，先秦时代医家就已认识到肝气虚、肝阳虚表现出不同的病理变化规律。

我认为，机体脏腑皆有气血阴阳，阳生阴长，阳杀阴藏，阴阳互根互用。以气血而言，气为阳，血为阴，气血互资其用，密不可分。因此，肝之虚，不是只有肝阴肝血之不足，亦有肝气肝阳之亏虚。肝气肝阳虚证，是导致疏泄不及的一个重要病理环节。气虚为阳虚之渐，阳虚为气虚之甚，两者并无绝对界限，但有轻重之分。肝内寄相火，寓一阳生化之气，寄居肾中真阳，故相火虚衰的病机特点即为肝阳气亏虚。临床可见疲乏无力，胁下不适或隐痛，情绪抑郁，寐差易惊，纳差，大便不畅，腰痛，畏寒肢冷，女子月经不调，或男子性功能减退，舌淡，苔薄白，脉沉细。关于治法方药：针对肝病中之肝气虚，治疗以补益肝气为大法，自拟"补肝颐气汤"加减以补肝益气；对于肝阳虚型者，自拟"桂附二仙汤"加减施治，以温生肝肾阳气。二方具有较好的临床疗效。

35 问：您提出的相火气机学说在临床上有何指导意义

答：相火的本质是生命之火，是人体的清阳，是生命的能量。而气机的本质是人体所有气态生命物质（包括真、元、营、卫、宗、谷气等）运行变化的机理（包括方向和规律）。所以"相火气机论"就是研究人体生命之火及其运动变化机理的理论。相火气机学说还是中医对人体生理、病理探讨的新的认识模式，它可以把中医原先的各种认识模式，如阴阳五行学说、藏象学说、经络学说、五运六气学说、命门学说、三焦学说、气机学说等全部动员起来，并进行深化分析的博大精深的模式，可在未来用先进的自然科学来验证的理论。我认为，相火气机学说的临床模式是中医认识疾病和治疗疾病的独特的推理模式，它可以把辨证论治中常用的六经辨证、脏腑辨证、八纲辨证、卫气营血辨证等，以辨证的核心内容，即相火气机运行失常为辨证主体而统一起来，串联成一个整体，以形成一元化解释，这可能是中医学未来发展的新的里程碑。

二、治肝五论篇

36 问：您是怎样提出治肝五论的

答：中医以藏象学说为主要内容认识肝病，形成了"肝系疾病"的认识论，它与肝的生理特点紧密相关。肝的生理功能主要表现为喜条达、主谋虑、藏血、舍魂、生筋，在窍为目，在声为呼，与胆相表里，并通过经络与脾、肺、心、肾、四肢等相关联。中医教学和临床中对肝的功能多注重肝主疏泄、主藏血，理论上不够充实。我业医六十余载，临床专业为肝病。我从研究"肝主疏泄"入手，以《内经》、仲景、金元四大家等历代医家对肝的认识开始学习研究，厘清了"肝主疏泄"的渊源、意义，还阐释了"肝主敷和"以及"肝主腠理"理论，结合相火论及气机理论，提出了"肝主相火论"及"肝主气机论"。在此基础上，从自身临床实践出发，提出"治肝五论"，即肝主敷和论、肝主疏泄论、肝主腠理论、肝主相火论、肝主气机论。在此五论指导下，遣药组方，化裁出补肝颐气汤、疏肝化瘀汤、乌紫解毒汤、白茜汤、桃红化浊汤、解郁合欢汤等，临床应用取得了显著疗效。

37 问：如何理解肝主相火

答：论及肝主相火，大方向须从肝的生理功能来理解。

首先，肝能调节人体血量，"人动则血运于诸经，人静则血归于肝脏"是指肝有储藏血液和调节血量的作用，故肝亦称为"血海"。此外，肝还能调畅气血的运行通道，血的源头在气，气行则血行。而相火作为生命之火，寄于肝肾二部,以肝肾精血为其物质基础,故肝可调节相火运行。

其次,肝能疏导胆汁,相火寄于肝胆,胆附着于肝,胆汁为肝之余气,胆汁的分泌依赖相火的蒸腾和肝的疏泄,肝主疏泄可以直接影响胆汁的分泌与排泄。胆汁降则肺胃之气降;甲木(胆气)升则肝脾之气升。

再者,肝能疏导卫气,卫气的功能是"卫外而为固也",而护卫肌表以防御外邪入侵;肝为将军之官,主要负责抵御外邪,护卫机体。肝的功能正常,则气机调畅,营卫和调。此外,卫气的生成是水谷精微与下焦肝肾中所寄之相火,在肝的升发气化下形成的,正如《灵枢·营卫生会》曰:"卫出于上焦……营卫者精气也。"由于卫气的生成、性质、功能和运行都与肝有密切关系,所以肝主卫气的疏导。

据此,由于肝能疏畅气机,疏通血脉,疏导胆汁,疏导卫气,在脏腑组织中具有生升之气,肝所藏的精血和营卫之气均是相火的物质基础,故肝能疏导相火,作为相火运行的枢机,故曰"肝主相火"。

38 问: 如何理解肝主气机

答:论及肝主气机,也须从肝的生理功能方面考虑。

肝为将军之官,多用阳事而善疏通、发泄,可条达全身气机,调节全身气血周流,维持人体阴阳平衡。肝在体为阴,性柔润而宜肝木,既可疏泄升发,又可制约升发太过,故《温病条辨·卷六》曰:"肝主血,肝以血为自养,血足则柔,血虚则强。"肝体阴而用阳,内寓水火,是肝为阴阳之枢的内在依据。

从肝本身的功能方面看,肝主升发。"升发"是指肝的气机运动方向,是向人体的上方和外方运动的,是肝气通过向上向外发散,参与人体的气机活动。肝气凭借"主升"的运动方式,达到疏通、宣泄以调节一身气机活动,说明肝气主升发是"肝疏泄气机功能的实质机理"(张登本《黄帝内经二十论》)。

肝与胆表里结合,既能升清,又能降浊,升降相宜,对全身气机升降起着主导作用。肝作为枢机,可推动阴阳升降出入,气血流通,保持阴阳平衡,故曰"肝主气机"。

39 问：您对肝主疏泄是怎样认识理解的

答：首先，疏即疏通、疏导、疏散之意；泄即发泄、宣泄、升发之意。疏泄一词虽最早源于《内经》，但文中未明确指出"肝主疏泄"。首先提出肝主疏泄的，是元代朱丹溪在《格致余论·阳有余阴不足论》中说："主闭藏者，肾也；司疏泄者，肝也。"至明代薛立斋在《内科摘要》中明确提出"肝主疏泄"，肯定了肝主疏泄的功能。我认为，肝主疏泄是指肝能主持全身气机畅达的功能，其正常与否可影响五脏六腑的功能、精神情志的调畅、生殖功能的进行等。另外，肝主疏泄主要通过调畅气机来发挥作用。因为气机是人体内气的运动机制，机体脏腑经络、气血津液、营卫阴阳，无不赖气机升降出入维持其正常生理功能。因此，肝的疏泄功能，对全身各脏腑组织的气机升降出入间的平衡协调，起着重要的调节作用，故周学海《读医随笔》曰："肝为将军之官，而胆附之，凡十一脏取决于胆也。东垣曰：胆木春升，余气从之，故凡脏腑十二经之气化，皆必借肝胆之气化以鼓舞之，始能调畅而不病。"

40 问：您对肝主疏泄的主要功能及异常表现如何认识

答：肝主疏泄为大部分医家所认可，为肝的主要功能。肝主疏泄功能主要表现在调畅气机、调节情志、促进脾胃功能、促进血液运行和水液输布、调节生殖功能等方面，具体包括以下内容：疏理情志、疏理脾胃、疏泄胆汁、疏通血脉、疏通水液、疏调生殖、疏畅气机、疏达腠理、疏导相火、疏导卫气、舒调睡眠、疏畅玄府、疏通筋脉、疏泄官窍等。

若肝主疏泄异常，则气机不畅，气血失和，经络阻滞，脏腑功能失调，病由之生。肝失疏泄，不仅会影响肝的藏血、藏魂等功能，而且会累及全身各脏腑经络，导致气机紊乱，百病丛生。正如《类证治裁》所说的"肝木性升散，不受遏郁，郁则经气逆，为嗳，为胀，为呕吐，为暴怒胁痛，为胸满不食，为飧泄，为　疝，皆肝气横决也"。又如周学海的《读医随笔·平肝者舒肝也非伐肝也》曰："凡病之气结、血凝、痰饮、胕肿、鼓胀、痉厥、癫狂、积聚、痞满、眩晕、呕吐、哕呃、咳嗽、哮喘、血痹、虚损，皆肝气之不能舒畅所致也。或肝虚而力不能舒，或肝郁而力不得舒，日久遂气停血滞。"

41 问：如何理解肝主疏调生殖

答：肝主疏调生殖的作用对于男女具有极其重要的意义，具体内容有以下两方面：

（1）对女子来说，可疏理冲任。虽妇女经、带、胎、产关系到多个脏腑，但与肝的关系更密切，古有"女子以肝为先天""女子有余于气而不足于血"之说。冲为血海，任主胞胎。因为肝为血海，冲任二脉均与足厥阴肝经相通，而隶属于肝；又因肝主疏泄，故可调节冲任二脉的生理活动。肝的疏泄功能正常，足厥阴经之气调畅，冲任二脉得其流畅，则任脉通利，太冲脉盛，经带胎产均顺利。若肝失疏泄，则冲任失调，气血不和，形成多种女科疾病。

（2）对男子而言，可疏调精室。男子精室的开阖、精液的藏泄，与肝肾的功能有关。《格致余论·阳有余阴不足论》曰："主闭藏者，肾也；司疏泄者，肝也。"肝之疏泄与肾之闭藏相互协调，疏泄功能正常则精室开阖适度，精液排泄有节，使男子的性与生殖功能正常。若肝之疏泄失常，既可导致性功能不及，也可导致性功能太过，正如《类经·藏象类》曰："肝为阴中之阳，其脉绕阴器，强则好色，虚则妒阴，时憎女子。"

42 问：卫气与肝有何联系

答：《素问·痹论》论及"卫者，水谷之悍气，其气慓疾滑利"。卫者即指卫气，也称悍气。悍者，即勇也，其性刚强悍勇。慓疾滑利说明卫气运行急疾而流利。肝为将军之官，作为刚脏，听命于君主，其职就是保家卫国。张介宾曾言："肝者，将军之官，其气刚强，故能捍御而使之候外。"因此，具有抵御外邪而护卫机体的作用，这与卫气司腠理而为机体之藩篱屏障有异曲同工之妙。

卫气生于水谷，源于脾胃，其气重浊，但分布广泛，《内经》认为卫气慓疾滑利，不能内行于脉，所以"循皮肤之中，分肉之间，熏于肓膜，散于胸腹"。这类散行的卫气，既不循十二经，也不按昼夜运行，而是随"慓疾滑利"之性，不受脉道约束地散行周身，与肝为刚脏之性相合；因为肝主疏泄，调畅气机，能够升发一身之阳气，卫气即属阳气，故能疏导卫气，调节其运行节律规整。卫气昼行于阳，夜行于阴，各二十五周，五十而复大会，日日如此，这与肝为将军之官，雄兵听其调令而行动何其相似。

43 问：如何理解肝能疏导卫气从而助眠安神

答：卫气是以水谷精微和脏腑精气为其物质基础，在肝的升发气化作用下，最终形成。卫气的功能是"温分肉，充皮肤，肥腠理，司开阖者也"。肝主阳气之升发，肝气调和，则气机调畅，营卫和调，卫气"温煦、充养肌肉皮肤、参与腠理开阖、抵御防卫外邪"的功能正常进行。可见，肝参与了卫气的生成过程和功能发挥过程。

《灵枢》认为，卫气日行于三阳经，阴气渐尽而阳气充盛，故寤矣；夜行于三阴经，阳气渐尽则阴气充盛，故寐矣。卫气在肝的升发疏调下，白天由肝窍目睛而出，行手足三阳经、四末、皮肤、分肉等部；晚上卫气因阳分二十五周行毕，便入阴分五脏再行二十五周，其顺序为肾—心—肺—肝—脾—肾，此顺序为五脏相克排列，复注于肾为循行一周，最终昼夜五十周行毕，则卫气复归于肝窍目睛。其中心主血、心藏神，肝藏血、血舍魂，神魂各安其位，则人睡眠安稳；若心神不宁、魂不守舍，则辗转难眠，所以人的睡眠与心、肝两脏关系最大。由于夜晚睡眠时胆肝二经在午夜 11 点至凌晨 3 点"主时"，而这时正是熟睡的好时间，可见肝与睡眠的关系更为密切。可以说肝能够疏导卫气，从而有助于调节睡眠，使人寤寐。

44 问：肝为何能疏通筋脉

答：肝主疏泄为肝的重要功能，对全身各脏腑组织的气机升降出入的平衡协调，起着重要的调节作用。肝能疏通筋脉，是肝主疏泄功能的一种表现。

筋是指肌腱、韧带和筋膜。筋有连接和约束骨节，主持运动，保护内脏等功能。筋与五脏中肝的关系最为密切，并和十二经脉有广泛的联系。《素问·宣明五气》明确指出："五脏所主……肝主筋。"此外，肝之气血可以濡养筋，即《素问·平人气象论》曰："脏真散于肝，肝藏筋膜之气也。"以上说明肝所获得的脏真之气（即精气）都会散布于筋中，发挥濡养作用。若肝的气血衰弱，筋得不到充分的营养，就会生病。筋病日久可引起肝病。

脉指脉管，又称血脉、血府，是气血运行的通道。《灵枢·脉要精微论》云："夫脉者，血之府也。"又云："壅遏营气，令无所避，是谓脉。"由于脉是由脉管组成，而脉的管是由筋之余气，即筋膜组成，而筋膜的弛张运动又与肝有关系，即《素问·痿论》曰："肝主身之筋膜。"同时，脉的功能主要有两方面：一是运行气血。由于肺主气，心主血，脾生血，肝藏血，肾藏精，而精血互化，所以气量和血量的多少与五脏关系极大。二是反映气血运行中的信息。心脏的搏动，肺气的推动，肝司筋膜的张弛疏泄，脾司水谷精微之散精和化营血，肾司精血互化的命门气化等均可通过脉搏反映出来，用以诊断脏腑之盛衰、气血阴阳之变化，协助医生诊断疾病。由于在脉中运行的气血最容易导致血运不畅和气血不足两大类疾病，其病因多为气滞血瘀和气虚血少，其病机多与肝的疏泄功能失畅和肝藏血不足引起的肝气虚有关。因此，肝的疏通筋脉功能对脉的运行气血功能关系很大。

45 问：如何理解"胆为枢机、肝为枢能、三焦为枢道"

答：《内经》谓"是故三阳之离合也。太阳为开，阳明为阖，少阳为枢"。因为太阳主一身之表而为"开"，阳明主里而为"阖"，少阳主半表半里而为

"枢"。张景岳曾言："少阳为枢，谓阳气在表里之间，可出可入，如枢机也。"胆与三焦同为少阳，故均能转枢阳气出入布散。甲木胆者，内寄相火，主少阳春升之气，为启枢之机；三焦者，原气之别使，通行全身之阳气，为决渎之官。人身阳气的升发盖因相火之气化，随着胆中寄寓的相火启动阳气转运之枢机，肝内所藏相火则源源不断地为阳气转运过程提供充足的能量或基础；三焦即为输送阳气的通道，通过三焦这一路径，阳气迅速布达于周身，满足了脏腑形骸、经脉肌腠对阳气的需求，故而阴平阳密，脏腑和谐。举例来说，"少阳为枢"就像一个水龙头，胆作为它的阀门，肝为它提供不竭的水液，而三焦就是输送管道，相火的作用就是启动能源和输送能源。可以说，在枢转运动中如无肝所提供的相火的支持，枢转即是空转。因此，胆主枢机，肝为枢转过程提供枢能，三焦是枢道。

46 问：何为腠理

答：腠理一词首见于《内经》，书中记载"清阳发腠理"。医圣仲景认为："腠者，是三焦通会元真之处，为血气所注；理者，是皮肤脏腑之纹理也。"可以看出，腠指的是三焦所主气血汇通滋养之处；理指的是皮肤和脏腑的纹理。我认为，腠者泛指人体各组织的间隙，而理者为机体组织的纹理和层次。二者相合而言，其范围宽广，遍及人体脏腑组织内外，无处不在。腠理不直接等同于皮肤浅表组织（皮肤、毛孔），也不直接等同于筋膜、脂肪、结缔组织等。表有皮肤腠理，里有脏腑腠理，是广泛存在于机体组织间隙纹理的统称。腠理，有大有小，可分为肤（皮）腠、肌腠、焦理、小理、粗理等。

47 问：广义腠理和狭义腠理各指什么

答：腠理有广义、狭义之分。狭义者，即《内经》所言"汗孔""玄府""气门""鬼门"也；广义者，指肌肉和皮肤的纹理，是气血、津液、荣卫、精神出入流行之道路门户，如张仲景《金匮要略·脏腑经络先后病脉证》曰：

"腠者，是三焦通会元真之处，为血气所注；理者，是皮肤脏腑之纹理也。"腠理与三焦相通，三焦通行的元气和血、津液外流入腠理，以濡养肌肤，并保持人体内外气液的不断交流。刘完素《素问玄机原病式》谓："一名玄府者，谓玄微府也。然玄府者，无物不有，人之脏腑皮毛肌肉筋膜骨髓爪牙，至于世之万物，尽皆有之，乃气出入升降之道路门户也……人之眼耳鼻舌身意神识能为用者，皆由升降出入之通利也。有所闭塞者，不能为用也。"可见，腠理指广泛分布于人体组织器官中的超微结构或网络通道。

48 问：如何认识腠理的生理功能和特性

答：腠理的生理功能：腠理是气血、津液、荣卫、精神出入之道路门户，气、血、津、液等基本物质在体内的输布及神机的运行均依赖于腠理畅通。腠理喜调畅，忌郁闭，只有开阖有度，才能保证气血、津液等出入流行正常。

腠理的生理特性：皮腠、肌腠均需元气、津液、精血濡养，需卫气卫护而调畅，开阖有度。正如《灵枢·本脏》所说："卫气者，所以温分肉，充皮肤，肥腠理，司开阖者也。"

49 问：如何理解肝主腠理

答：清代医家高士宗在《医学真传》中提到肺气主皮毛之外，肝血主皮毛之内。同时，高氏认为：腠理是络脉所网络之地，为气血元真流注之处，络脉分为孙络、横络，其血来源于胞中血海，血海又为冲任脉所主，冲任二脉均与足厥阴肝经相通，而隶属于肝，故冲任脉之血又为肝所主，可间接看出，肝主腠理。在我看来，肝体阴而用阳，主疏泄，能疏调气机、疏导卫气。而卫气，能"温分肉，充皮肤，肥腠理，司开阖者也"，故能固密腠理，调节腠理开阖。另外，肝藏血，其血热肉充肤，淡渗皮毛，能够营养腠理，而腠理又为血气所注，是津液出入之门户。所以，肝之体（藏肝血），可充养腠理；肝之用（主疏泄），可调其开阖。肝之体用均与腠理密切相关，故曰"肝主腠理"。

50 问：腠理疾病形成的病因病机与治疗大法是什么

答：腠理是外邪入侵人体的门户。在正常情况下，卫气充盈于腠理之中，控制和调节腠理之开阖，即司开阖之能。

腠理致密可提高人体抗病能力，防止外邪入侵。若腠理疏松或腠理不固，则风寒外邪易于侵袭人体，发作感冒等病证；若腠理闭郁，则毛窍闭塞，肺气不宣，卫气不得外达，在表的风寒之邪难出，可引发恶寒发热、无汗等症。另外，腠理的疏密还直接影响汗液的排出，具有调节人体的津液代谢和体温的高低功能。在病理情况下，若腠理开，则令汗出，可致津伤、液脱、气耗。若外感六淫、内伤七情、饮食劳倦、痰饮瘀血等原因，使腠理失却营养，无以正常开阖，腠理不通，气血津液阻滞，势必影响精神、荣卫、血气、津液正常运行，形成气滞、血瘀、湿阻、痰凝、郁火、气血亏虚等不同的病理变化，但其共同的病理基础为腠理开阖失常、失却条达。

腠理开阖失常是多种疾病的基础和中介环节，也是腠理病变的实质和根源。治疗腠理疾病当遵循"开阖有度，贵条达，以平为期"的治疗大法。因此，"肝主腠理"理论的提出，对于从肝论治腠理疾病，拓宽临床诊治思路，具有重要的理论指导意义。

51 问：请您谈谈肝主敷和的含义及历代医家对它的认识有哪些

答："敷"意为布置、铺开、宣布；"和"意为协调、均衡、和解之意。所谓"敷和"，即布散、协和之意。"敷和"原意是对五行之一的"木"在正常情况下的基本性质和功能的概括，源于《素问·五常政大论》中"木曰敷和"一语。唐代医家王冰认为，风木之性，温和柔软，舒发宣展，能够敷布和气，对自然界事物具有启陈致新、促进生化的作用。自然万物之所以繁茂，与木德敷和以令五化宣平的调节作用有很重要的关系，明代张介宾因此而言："木得其平，则敷布和气以生万物。"其后，金元医家刘河间在《河间医集》中提出所谓"木曰敷和"在人体即为肝胆敷和，并将肝胆生理病机总括为"此脏气平则敷和，太过则发生，不及则委和"。再后，清代周学海在《读医随笔》中指出人体五脏六腑功能的正常进行源于肝胆之气的鼓舞敷布，故机体脏腑平和而不病，其意本于《内经》"凡十一脏取决于胆"之论。肝主敷和则机体气血调畅，气机升降出入有序，脏腑生克制化和谐；若肝胆之气失于敷和，则枢机不利，人体升降出入之机阻滞，气血无以化生，五脏六腑难以受气，则其生机自然难以维持。

52 问：肝主敷和在人体的功能表现有哪些

答：肝主敷和的功能表现有以下几方面：

（1）肝胆敷和则气血温升：心虽主一身血脉，然血之化生，气之运畅，均有赖于肝胆敷和。血液的生成与动静，与肝胆阳气升发密切相关。若肝气失和、疏泄无度，则气血沸扬，可见横逆外溢之患；若肝气失运，则气血郁滞，导致脉络瘀阻诸疾。

（2）肝胆敷和则心气中节：心主血脉，然其血之化生，气之运畅，节律之周规，均有赖于肝胆之敷和以斡旋其间，才能保证心气正常、运血中节。若肝气失和则心气失助而虚乏，故治心病必先畅其肝、疏其络、清其源。

（3）肝胆敷和则谋断适宜：所谓"肝藏魂"，就是指肝脏内寓少阳之气。它在心神的主宰下，能够根据人的生命活动需要，应神而动，随神以变，通过肝胆的敷气和血、燮理阴阳的调节作用，提供生命能量，保证人的组织功能和精神状态都处于良好运行之中。这样，肝胆敷和，肝气充盛和调，谋虑决断适宜，人体内生理和心理功能协调，就能更好地适应外界的变化。

（4）肝胆敷和则肺气宣通：肝能挟生发之气循经而上至肺，助肺之宣降而行治节之权。同时，肝藏之血贯注于肺，为之护卫而御外。

（5）肝胆敷和则脾土如枢：肝胆敷和则土得木而能达，故木对土有生克制化之功。木能"生"土是指肝胆敷和对脾胃有促其纳谷消化之功（即木能疏土），若脾胃运化太过，则肝胆对脾胃又有调节其过亢的作用（木能克土）。肝胆敷和，升降出入，生克制化都很适宜，脾胃纳谷运化之功能既不衰弱，亦不亢奋，水谷精微因此得以化生。

（6）肝胆敷和则肾水温化精血：肝肾两脏同居下焦，精血同源，互为归化。人体在生理状态下，肾藏之精由肝藏之血所化生，以供机体各脏腑生长发育之需要；生殖之精虽蛰藏于肾，亦由肝胆谋虑决断，以供男女生殖之用。故朱丹溪《格致余论·相火论》曰："肝肾之阴，悉具相火。"又说："天非此火不能生物，人非此火不能有生。"他强调人之所以富有生命力，无不因于肝肾内寄相火一气之运动。因此，在精血归化、水液代谢及生长繁育诸方面，两脏相互为用，相得益彰。

53 问：如何理解肝主敷和则肺气宣通

答：《四圣心源·气血原本》记载"肝藏血，肺藏气……气统于肺，凡脏腑经络之气，皆肺金之所宣布也，其在脏腑则曰气，而在经络则为卫。血统于肝，凡脏腑经络之血，皆肝血之所流注也，其在脏腑则曰血，而在经络则为营。营卫者，经络之气血也"。同时，《灵枢·经脉》云："肝足厥阴之脉……其支者，复从肝别贯膈，上注肺。"故肝能夹生发之气循经而上至肺，助肺之宣降而行治节之权。然肺为娇脏而主皮毛，其所以不被邪气戕害而自立者，实乃营卫之气温行其间。既因肝主藏血，内寓少阳生气，可上行贯注于肺，为之护卫而御外。又因卫气由精血所生、阳气所化，借肝之宣发敷布作用，游行于三焦腠理，出入于阴阳内外，以温煦、捍卫机体，发挥着"肝为将军之官"的作用。

54 问：为何五脏病均能从肝论治

答：肝主敷和则机体气血调畅，气机升降出入有序，脏腑生克制化和谐。

故肝胆敷和，则脏腑自相安和，生克制化有序。若肝胆失和，则既会导致本经自病，亦可凌侮他脏滋生疾病。《四圣心源·天人解·厥阴风木》论及："故风木者，五脏之贼，百病之长。凡病之起，无不因木气之郁，以肝木主生，而人之生气不足者，十常八九，木气抑郁而不生，是以病也。"《杂病源流犀烛》亦称："故一阳发生之气，起于厥阴，而一身上下，其气无所不乘。肝和则生气，发育万物，为诸脏之生化，若衰与亢，则能为诸脏之残贼。"对于肝木所致的疾患，周学海在《读医随笔》中强调："医者善于调肝，乃善治百病。"

肝主敷和，则能敷布少阳生发之气，燮理气血，促进生化，调整气机运行和新陈代谢，同时还能主持或参与协调人体诸脏器功能活动。在临床中，若肝肾同病则用滋水涵木、温补肝肾，若肝肺同病则用清金制木，若心肝同病则用调肝宁心或治心宁肝，若肝脾同病则用调和肝脾、调和肝胃法等，这些都是从肝论治其他脏腑病的重要治法。根据《内经》的理论，从肝胆调治多种疾病，既拓展了思路，又提高了疗效。

55 问：肝主敷和与"和法"有何关联

答：肝主敷和是对肝的基本性质和功能的概括。随着肝胆生气的敷布，以达到对其余四脏及气、血、精、津、液的调节，所以，它更侧重于功能方面。《素问·生气通天论》指出："凡阴阳之要，阳密乃固，两者不和，若春无秋，若冬无夏，因而和之，是谓圣度。"古人认为人体之所以健康长寿，原因在于机体内阴阳调和，阴平阳秘。如果人体阴阳平衡状态被打破，若轻微失调则不需借助外力干预，机体自身即可调节，若严重失调就要借助针灸或汤药，以期身体阴阳相"和"。

后世医家根据《内经》中所论述"和"的原则，逐渐确立了"和解"或"调和"的治法。和法有狭义和广义之分：狭义者多指表里不和、营卫不和；广义者在临床中应用更多，如《广温疫论》所谓"寒热并用之谓和，补泻合剂之谓和，表里双解之谓和，平其亢厉之谓和"。可见"和法"实则囊括了诸多治法，"汗、吐、下、温、清、消、补"也在其范畴，在中医疗法中可谓一种基本治法。和法所治的证候病理，应为脏腑的功能活动与其相应的物质基础不能协调和谐而致病。这样的证候病理，实际上也与肝主敷和的病理改变很相似。仲景认为"阴阳自和，必自愈"，故《伤寒论》开和法治疗的先导，用小柴胡汤治疗邪在半表半里的少阳伤寒证，也为后世用柴胡汤类治疗肝胆失敷和类疾病起到了先导的作用。

三、综合理论篇

56 问：如何认识三焦的功能

答：三焦作为六腑之一，是分布于人体胸腹腔的一个最大的腑，由于无与其可相比之脏腑，故亦有"孤腑"之称。《素问·灵兰秘典论》曰："三焦者，决渎之官，水道出焉。"因其分为上、中、下三部而合称三焦。其主要功能包括以下几个方面：

（1）通行元气：元气通过三焦而输布到五脏，充沛于全身，以激发、推动各个脏腑组织的功能活动，所以说三焦是元气运行的通道。气化运动是生命的基本特征，三焦能够通行元气，元气为脏腑气化活动的动力，因此，三焦通行元气的功能关系到整个人体的气化作用。

（2）运行水谷：人体的饮食水谷，特别是水液的吸收、输布、排泄，是由多个脏器共同完成的一个复杂的生理过程，其中三焦起着重要的作用。在水液代谢过程中，三焦有疏通水道、运行水液的作用，是水液升降出入的通路。所以，我们又把水液代谢的协调平衡作用，称作"三焦气化"。

（3）调节气机："三焦气化"在脏腑功能的正常运行中发挥着关键的作用。若三焦气化功能失常，则人体气、血、津、液升降出入不畅，导致气血津液化生、运行、输布异常，内生风、火、湿、痰、热、瘀血、水饮、浊毒等邪而为病。因此，诸多疾病的病机均与三焦气化失常有关。

（4）助君行令：三焦是心实现"君主"功能的具体保证。三焦是借心来施行自己的气化功能的，三焦之所以能够通行上、中、下之间，是借用"心主之气"。因此，三焦气化与心气气化不可分割。心包络为心脏之外卫，代君行令，代心受邪。心包络代心行令宣化，三焦作为孤腑也要听令于心，该功能是通过心包络与三焦相表里，三焦将阳气散布于心包络来实现的。因此，心是受命于心包，通过三焦来调节五脏六腑，以实现其主宰脏腑的功能。

（5）通调相火：相火是中医对人体生命能量高度概括的称谓，是指人体生命的原动力，是人的生命之火。相火的运动主要靠气机的运动，而三焦既主气机，又是气机运行的通道，因此，三焦既是相火气机的运行通道，也是调节人体相火（即生命之火——元阳）气机流通的主要脏器之一。

（6）原委命门：李时珍《本草纲目》曰："三焦者，元气之别使。命门者，三焦之本原。盖一原一委也。命门指所居之府而名，为藏精系胞之物。三焦指分治之部而名，为出纳腐熟之司。盖一以体名，一以用名……下通二肾，上通心肺，贯属于脑，为生命之原，相火之主，精气之府。"说明命门为生命之本原，三焦为命门之委用。

57 问：关于三焦，现代研究有何主要的解释或发现

答：关于三焦具体是什么、属于人体哪个部位、存在什么结构等问题，目前对此争论很大，还没有取得统一认识，但总的认识可分为以下几种：①三焦是独立于五脏外的某一系统，如淋巴系统、循环系统、微循环系统、免疫系统、内分泌系统、网油系统等；②三焦是人体水液运输和代谢系统；③三焦是具体的脏器，如胰腺、脊髓等；④三焦是中医认识人体生理、病理的一个模式，是五脏六腑以外的"孤腑"。

另外，诸多学者还从不同角度对三焦做出了解释和分析：

（1）三焦实质探索——上焦应是由呼吸膜与胸膜、心包膜共同构成的，而上焦的功能主要为呼吸作用；中焦应是胃和小肠等消化黏膜以及相关部分腹膜，主要发挥消化功能；下焦包括大肠黏膜和肾小球与肾小囊之间组成的滤过膜及相关部分腹膜，排泄为其主要功能。

（2）离子通道理论——三焦是一个遍及周身的组织结构，具有输布原气和进行水液及营养物质代谢的作用，人体的津液运行必须依靠气的升降出入，通过气的通道进行，表明三焦是机体所有脏腑组织细胞的共有通道结构，与西医学细胞膜及离子通道的组成和结构有相似性。

（3）从功能结构上认识——三焦功能的独特性决定了其在结构方面的特殊性，即三焦的结构当属于典型的功能－时间－空间结构。可以说，三焦是生命过程的产物和表现，它不具有独立的占位性，但它是其他脏腑功能活动在空间上的重叠。它是独立的一个腑，只不过它一般只存在于活的机体中，只能在活的机体中得以展现，而生命结束，脏腑功能活动停止，三焦的结构也随之瓦解。

58 问：历代医家对命门位置是怎样认识的

答：《内经》首先提出了"命门"这个词，认为它是目，是人体的一个官窍。历代医家通过各自的研究后，对命门位置得出不同的看法，例如：①左肾右命门说：秦越人、王叔和、刘河间等人提出，且刘河间最先提出命门相火一说；②两肾俱属命门说：明代虞抟和张景岳提出，并非在肾之外另有一个命门；③两肾之间为命门说：明代赵献可首创命门独立于两肾之外，位于两肾之间，后世陈修园、林佩琴、张璐玉、黄宫绣等医家也均宗此说；④肾间动气为命门说：明代孙一奎认为命门非有形质之脏器，而为两肾中间之动气，非水非火，乃造化之枢机，阴阳之根蒂。

59 问：用现代研究如何解释命门及其功能

答：通过对命门的现代研究，提出了诸多不同的观点，大致分为以下几类：

（1）命门－肾－元气说：张鸿谟认为，命门"其气与肾通"，是人体生命的原动力；杜国平认为，命门是元气，是阴阳的统一体；俞洋等认为，应该把肾精与命门等同起来，可以理解为命门是肾的高级调节中枢，而肾又是机体各脏腑的调节中心，命门通过对肾的调节达到对机体全身的调节。

（2）内分泌调节说：陈新生认为，命门是肾上腺皮质及其功能；赵棣华认为，命门并非单一器官功能，而是一套完整的下丘脑－脑垂体－肾上腺皮质系统；朱明等认为，命门与肾上腺的位置和生理功能基本相合；乔富渠通过实验论证后认为，命门在解剖结构上相当于肾上腺，在生理功能上相当于内分泌系统，在脏腑功能上主要归属于肾。

（3）脑即命门说：张志锋认为，脑（包括脊髓）即是孙一奎所谓的"坎中之阳"和"肾间之动气"，它是促进人体生长发育的原动力。

（4）生殖系统说：付璐等认为，受精卵的功能与命门的内涵相应；许积成认为，命门即生殖器官。

（5）干细胞理论学说：蓝海等综述命门学说与干细胞理论的关联，认为命门属肾，肾主骨生髓，与造血干细胞功能相似；命门为原气之宅、生命之源，与多能干细胞增殖分化等功能相似；命门为太极，统摄阴阳，化生精、气、血，与间充质干细胞调节免疫、修复损伤等功能相似。

60问：您在临床辨证时为何注重审察病机

答：审病察机即审证求机。《伤寒论翼·制方大法第七》曰："因名立方者，粗工也；据症定方者，中工也；于症中审病机察病情者，良工也。"清代罗浩《医经余论》亦云："医者精于四诊，审察病机，毫无遗误，于是立治以用药，因药以配方……上工之能事也。"

病机是指各种致病因素作用于人体，引起疾病在发生、发展、变化等不同阶段的致病机理。它是从整体和动态的角度对疾病的病理状态和病理变化的高度概括，是对四诊（望闻问切）资料分析、归纳后，对疾病本质做出的结论。它揭示了疾病的病因、病位、病性，以及发生、发展、变化、转归的本质和基本规律（即病变机理加病势转归）。

我认为病机是辨证的依据、论治的基础。对症状的分析、证候的判断皆以病机分析作为依据，所以"审察病机"是辨证论治的前提。因此，我多强调学习《素问·至真要大论》的中病机十九条的重要性，"审察病机"实际上是审"证"求"机"，这个求"机"的过程就是辨证的过程。这个"求"就是辨证的基本要求。也就是说，在辨证时，首先要通过"四诊"，细心认真地"审察病机"，以找出病因、病位、病性，抓住本质，正确诊断。例如：我提出"肝经血热"是乙肝的重要病机，认为该病机为以下过程：疫毒（病因）→潜入血分→损伤肝络（病位）→肝经血热（病性）。针对病机治疗，予以凉血解毒，自拟"茜兰汤"，后研发为新药"碧云砂乙肝灵"，用于治疗乙肝，疗效满意。

所以，在辨证时要重视"审察病机"，在施治时要"谨守病机"，这才是提高中医临床疗效的关键。

61 问:《内经》中"病机十九条"的临床指导意义是什么

答:《素问·至真要大论》在《内经》中占有相当重要的地位，它奠定了中医病机学说的基础，历代医家都十分重视。其提出"审察病机，无失气宜"是辨证论治的前提，是明确诊断，判断病机，掌握病因、病位、病性以确定治疗方法的重要依据。而在具体施治过程中，必须遵守病机所提供的依据和指导原则，严格抓住病机所指示的病变实质，有目的、有计划、有针对性地治疗疾病，这样才能提高疗效，提高辨证论治水平。概括"病机十九条"的指导意义有以下三点：

（1）提出了掌握病机的重要性：首先，什么是病机？张景岳认为，"机者，要也，变也，病变所由出也"。"病机十九条"中的"皆属于"三个字，即为其机要和转变，即所谓其病势。病机是从整体和动态的角度对疾病的病理状态和病理变化的高度概括，是对疾病本质做出的结论。它揭示了疾病的病因、病位、病性、病势、病变、病能，以及发生、发展、变化、转归的本质及基本规律（即病变机理加病势转归）。其次，什么是审察病机？即审病察机，审证求机。从实际的临证过程来看，病机是辨证的依据、论治的基础，所以"审察病机"是辨证论治的前提，审证求机的"机"就是在辨证过程中的最基本要求。也就是说，在辨证时首先通过"四诊"细心地"审察病机"，以找出病因、病位、病性、病势等，抓住本质，正确诊断。最后，什么是谨守病机？为什么在全文最后提出"谨守病机"，而全文前边也提出"审察病机，无失气宜"，是因为"谨守病机""审察病机"是辨证论治的前提，是明确诊断、判断病机，以及掌握病因、病位、病性、病势等以明确治疗方法的重要依据。只有在具体的施诊过程中遵守病机依据和指导原则，抓住病机所指示的病变实质和病变机遇，有目的、有计划、有针对性地治疗疾病，才能提高疗效，提高辨证论治水平。

（2）奠定了中医病机学说的基础：《素问·至真要大论》的"病机十九条"首先提出"病机"理论。一是通过病因、病性探讨病位的病机；二是通过病因、病位探讨病性的病机；三是通过病因、病性直接探求病机。而《伤寒论》《金匮要略》全部是脏腑病机的具体体现，是在《素问·热论》的六经分类基础上结合五脏病机，形成了六经病证。至清代温病学派，冲破《伤寒论》六经辨证模式，首提"卫气营血"辨证体系和"三焦学说"，形成了新的温病病机，是对中医辨证论治体系和病机学说的补充和发展。

（3）提出了掌握病机的方法：即通过"审证"达到"求因"，促进了病机学说的发展。

62 问：如何理解"诸风掉眩，皆属于肝"

答："诸风"应包括内风和外风两大类。但这一条是指能引起眩晕、抽搐等症状的风，所以多指内风。而"诸暴强直，皆属于风"是偏于外风。掉：音diao（吊），在此处习惯上读"倒"，意为头部、四肢、肌肉的摇摆、振动、摇动、瞤动等；眩，即指眩晕，眼前发黑谓之眩，视物旋转谓之晕。

肝为风木之脏，性善动不居，《素问·阴阳应象大论》云："神在天为风，在地为木，在体为筋，在脏为肝。"在正常情况下，由于脏腑间的相互制约，使肝的性能不能呈现太过。当某种原因引起这一功能亢盛时，这种太过的表现就叫"风"。

病理机制可归纳为以下几方面：人动血归诸经，人卧血归于肝，"肝藏筋膜之气"以养筋，筋失濡养则振掉，即"肝主筋，在变动为握"；肝开窍为目，目得血而能视，肝火旺盛、肝血不足均能导致视物昏花；足厥阴肝经上通颠顶，若风热循经上扰，可见眩晕；若水不涵木，肝风胆火循经上扰，冲于头目均可见眩晕。

临证辨治时，需辨别虚实。若辨为虚证：当阳虚于上时，采用四君子或补中益气汤；当阳虚于下时，采用八味丸或右归饮。若辨为阴虚，采用六味地黄汤、滋水清肝饮。若为阴阳两虚，采用阴阳两补法。若辨为实证：风邪为主，采用三甲复脉汤、大小定风珠；火邪为主，采用泻心汤；痰邪为主，采用半夏白术天麻汤。

63 问：如何理解"诸逆冲上，皆属于火"

答："逆"指正常功能的反动，如肝气横逆、胃气上逆等；突然向前进行叫冲，突然向上涌叫冲上，如呕吐。因火性炎上，而一般冲逆证多向上，所以多属火。

临床上常见的冲逆证有 10 种，故也叫"十大冲逆"，具体如下：①肺气上逆，《素问·脏气法时论》曰："肺苦气上逆。"②脾气上逆，《灵枢·经脉》曰："足太阴之别……厥气上逆则霍乱。"③肝气上逆，《素问·脉要精微论》曰："肝脉搏坚而长，色不青，当病坠若搏，因血在胁下，令人喘逆。"④肾气上逆，《素问·示从容论》曰："咳嗽烦冤者，是肾气之逆也。"⑤心气上逆，《素问·宣明五气》曰："心为噫。"噫，即嗳气。心气上逆可出现嗳气症状。⑥胃气上逆，《素问·宣明五气》曰："胃为气逆为哕。"⑦胆气上逆，《灵枢·四时气》曰："善呕，呕有苦，长太息，心中憺憺，恐人将捕之，邪在胆，逆在胃，胆液泄则口苦，胃气逆则呕苦，故曰呕胆。"⑧膀胱气逆，也叫水逆证，实为膀胱气化不行，可用五苓散、官桂以化气。⑨小肠气逆，即奔豚气，小腹部跳动不安，可用奔豚汤或苓桂草枣汤。⑩经脉气逆：各经脉都有气逆证，哪一经气逆就治哪一经。以上气逆大部分是由于热所引起，因此归纳为"诸逆冲上，皆属于火"。

64 问：为何八法中吐法更强调禁忌证

答：吐法是利用能够引起或促使呕吐的药物，引导病邪或有害物质由口吐出，从而达到治病目的的一种方法。临床应用必须掌握禁忌证，同时注意适可而止及吐后的护理。禁忌证大体可分为两方面：一是虚不可吐。所谓虚，大致是指人体调节代偿功能衰竭，或人体生理活动中必需的物质缺乏或不足。吐可以伤阳，也可以伤阴，所以属于阳虚或阴虚的患者，在临床上都禁用吐法或慎用吐法。二是吐法只能用在急症紧急处理，非急症一般禁用吐法。因为中医认为上焦主入，下焦主出，吐法逆此而行，违反人体自然生理情况，所以非急症情况下，最好不用吐法。一般认为有下列情况之一者，都应该禁吐：

（1）出血：凡是有出血症状，例如吐血、衄血等患者，都应该禁忌吐法。因为出血患者由于失血多属阴虚，虚不可吐，吐可伤阴。另外，因为吐时可以使人体气往上逆而加重出血，甚至出血不止。所以出血患者必须禁忌吐法。

（2）妊娠或产后：妇女在妊娠期或产后也要禁忌吐法。因为妇女在妊娠期催吐，可使冲任之气上逆而发生早产或流产；在产后期催吐，则可因呕吐使产妇气血两虚或发生大出血现象。

（3）大汗、大下之后：患者在大汗大下后，身体虚弱，如再用吐法催吐，那就如落井下石，会使人体阴阳虚竭，正气不支，从而产生极其不良的后果。

另外，呕吐时胸腔和腹腔内部压力都产生较剧烈的变化，对高血压病、动脉硬化、动脉瘤、肺结核病有出血倾向患者及孕妇等均不宜使用本法，身体极度衰弱者及有心脏病者也应慎用。

65 问：您的"治肝十法"是怎样提出的

答：关于肝病的治法，前人进行了不少的探讨，如《内经》指出了甘缓、辛散、酸泻等治肝方法；张仲景提出乌梅丸、当归四逆汤、吴茱萸汤等治肝方剂；叶天士在《临证指南医案》中，对肝风、肝火、眩晕、郁证和木乘土等病证的治疗均有比较独到的见解；清代王旭高著《西溪书屋夜话录》，集各家治病之大成，按肝气、肝火、肝风三大类提出了治肝二十三法，颇受后世推崇，但其分类较繁。

我从事肝病诊治六十余载，形成了自己独特的学术思想。临床研习历代治肝经验，结合自身实践经验，本着执简驭繁的原则，将肝病的治疗大法归纳为"治肝十法"，即凉血解毒法、芳香化浊法、疏肝理气法、疏肝健脾法、疏肝利胆法、柔肝养阴法、和肝健补法、清肝息风法、活血化瘀法、通络利水法。在此十法的指导下，自拟经验方 40 余首，可根据患者不同情况，分别施用于肝病临床的不同证型，取得了较好的疗效。

66 问："治肝十法"中"柔肝养阴法"在临床是如何应用的

答：柔肝养阴法可用于以下三种病证：

（1）肝阴不足，肝失所养。症见：胁痛隐隐，头晕目眩，烦躁易怒，手足心热或午后低热，舌质红，苔少，脉弦细。治以柔肝养阴。方药选用《柳洲医话》之一贯煎加减。病位在肝，阴虚肝郁是其病机。

（2）肝郁肾虚，血不养肝。症见：右胁以隐痛为主，休息时减轻，且喜用手按压，劳累或精神疲惫时痛增；伴头晕，目眩，手足心热，体倦乏力，舌边尖红，脉细弱稍弦。治以滋阴养血，清热疏肝。方药选用高鼓峰的滋水清肝饮。既有肝郁，又有肝肾阴虚是其特征。

（3）肝气阴两虚。症见：除肝经常见阴虚症状外，多见舌质红、体瘦、舌边尖红、苔少、脉细数。治以益气养阴。方药选用自拟柔肝补肾汤。

67 问："治肝十法"中"清肝息风法"在临床是如何应用的

答：清肝息风法，在临床可用于以下三种病症：

（1）肝肾阴虚，肝阳上亢。症见：头晕耳鸣，目胀眩晕，心中烦热，脑部热痛，面色如发红，肢体活动不利，口角歪斜；甚则眩晕跌仆，昏不知人，移时始醒；或醒后不能复原，脉弦长有力者。治以镇肝息风，滋阴潜阳。方药选用《医学衷中参西录》之镇肝息风汤。

（2）真阴大亏，虚风内动。肝病迁延日久，邪热灼伤真阴，阴虚则水不涵木，以致虚风内动。症见神疲倦怠，手足瘛疭，时有欲脱之象，舌绛苔少，脉虚弱。治以滋阴养液，柔肝息风。方药选用《温病条辨》的大定风珠。

（3）温病后期。温病后期，温邪深入下焦，热邪烁伤肝肾之阴，热深厥甚。症见：手足蠕动或瘛疭，心中憺憺大动，甚则时时欲脱，形消神倦，齿黑唇裂，舌干绛或光绛无苔，脉虚。采用育阴潜阳法，治以益气补血、滋阴复脉，使阴液补充，脉复于常。方药选用《温病条辨》的三甲复脉汤。

68 问：肝病患者的气郁证有何辨治特点

答：肝为厥阴，内寄相火，体阴（藏血）而用阳（疏泄）。只有在血养其本、气资其用的前提下，肝才能调畅敷和而不病，否则最易导致"阳有余，阴不足"的病理变化。我在临床肝病的辨治中，应用"相火论"的观点，把肝病所产生的局部内生火热按病理相火这一理论去研究，根据疾病的发展过程将病理性相火分为六型。

肝气郁是肝病发病的早期阶段，属郁热相火，其病变基础是"气火内郁"，此乃肝病发展过程中一个很重要的环节。它不同于肝火冲逆之证，肝火冲逆具有冲激之象。"气火内郁"是以"内郁"为主，且有火郁迫阴之兆。治以自拟"解郁合欢汤"清肝、解郁、凉血。依《内经》"木郁达之，火郁发之"的原则，法在疏、平、抑、调、柔之间权衡审度，药如辛、酸、甘、苦、咸之中曲尽其变。方中佛手、香橼辛散理气疏肝；白芍、牡丹皮柔肝调肝；配白茅根以酸甘化阴；郁金、合欢皮调肝木之横逆而不伤肝阴；天冬、麦冬凉血养阴以护肝；大青叶、茜草清热凉血，化瘀通络。全方共奏疏肝郁、平肝逆、清肝火、养肝阴之效。

69 问：您对"疏肝健脾法"有何认识

答：《金匮要略》首篇"见肝之病，知肝传脾，当先实脾"即说明肝郁乘脾，木克土较为常见。《血证论·脏腑病机论》云："木之性主于疏泄，食气入胃，全赖肝木之气以疏泄之，而水谷乃化。设肝之清阳不升，则不能疏泄水谷，渗泄中满之证在所不免。"清代李冠仙在《知医必辨·论肝气》中对肝气乘脾（胃）的病机做了较为详细的论述，曰："肝气一动，即乘脾土，作痛作胀，甚则作泻。又或上犯胃土，气逆作呕，两胁痛胀。"近代名医董建华曾言："健脾不疏肝，其功不过半。"可见，肝病实脾与脾病从肝治均为临床常用治疗方法。临床症见：胃脘胀满不适，胁肋疼痛，舌质淡、边有齿痕，苔薄白，脉弦。治以疏肝健脾，方药用自拟"疏肝健脾汤"。此方由四逆散合自拟"金砂散"组成。方中四逆散调和肝脾，"金砂散"健脾化湿。两方合用，疏肝理气、健脾化湿，疗效颇佳。

70 问："肝体阴而用阳"理论对临床肝病的辨治有何指导意义

答："肝体阴而用阳"出自清代叶天士的《临证指南医案·肝风》。书中说："故肝为风木之脏，因有相火内寄，体阴用阳，其性刚，主动主升，全赖肾水以涵之，血液以濡之，肺金清肃下降之令以平之，中宫敦阜之土气以培之，则刚劲之质，得为柔和之体，遂其条达畅茂之性，何病之有？"这是中医学对肝脏生理病理的概括。"体"是指肝脏的本体，"用"则为肝脏的功能活动。"肝体阴而用阳"指肝脏实体属阴而其功能属阳。肝藏血，血为阴，故肝体为阴；肝主疏泄，内寄相火，为风木之脏，易动风化火，故功能属阳。

"体阴用阳"是肝的生理功能和病理变化上的主要特征。肝体阴与用阳之间存在着既对立相反、性质不同，又互根互用、密切联系的关系。在生理上，肝藏血，血养肝，肝血充足，肝体得阴血之柔养，而后能发挥疏泄气血、调畅气机之"将军"阳刚之用；肝疏泄，血归肝，疏泄正常，则血行畅达，藏血充足，而后能发挥充筋、养目，滋养脏腑之"阴"柔之性。在病理上，肝体之症常以阴血不足为主，如久视、过思、劳倦、失血等，皆可伤及肝之阴血，致使"肝体不足"，症见目涩头晕、肢体麻木、筋脉拘挛，或月经量少甚或经闭等，治当滋阴、养血以益肝体；肝用之症，则常以阳亢无制为主，如情志内伤，或久病、劳倦，影响肝的疏泄，而致疏泄有余、化火化风等"肝用有余"，出现眩晕面赤、烦躁易怒、肢麻抽搐，甚至卒倒昏厥等症，治当泻肝、凉肝以抑肝用。"肝体不足""肝用有余"，体现了病理上肝气、肝阳常有余，肝血、肝阴常不足的肝病特点。

总之，无论在生理上，还是在病理上，肝脏的特点都是以阴柔为主。肝血充足，阴柔正常，肝体得养，则肝用正常，肝之疏泄畅达而不亢逆；若肝之阴柔不足，肝之刚用之性必疏泄太过，升散无制，而致种种病证。因此，临床上对于肝病的治疗，要以时时顾护肝之阴血为大法。

71问：您在温病治疗中为何重视应用"肺与大肠相表里"的理论来指导临床

答：《灵枢·经脉》云"肺手太阴之脉，起于中焦，下络大肠……大肠手阳明之脉，起于大指次指之端……下入缺盆，络肺，下膈，属大肠"。这种经络间的联属是肺与大肠相沟通的重要基础。肺主表，外合皮毛；大肠主里，传化糟粕。二者一阴一阳、一表一里，生理功能上具有阴阳内外的对应关系，故肺与大肠之间的生理功能和病理变化均存在密切关系。

生理上二者互相配合：肺气肃降正常，有助于大肠的传导；大肠传导功能正常，有助于肺气肃降顺畅而呼吸匀调。病理上二者亦互相影响：若肺气失于肃降，津液不能下达，或肺气虚弱，推动无力，可见大便困难或秘结；若大肠实热便秘，腑气不通，可影响肺气肃降而致咳喘、胸满。无论从生理上，还是病理上，肺与大肠的协调关系都是脏腑络属关系概念的引申。

温病作为外感热病的一部分，其病机就是以表里郁热为主要特征。肺与大肠是沟通人体内外、调控全身气机升降出入的一对重要器官，尤其重要。薛生白《温热经纬·湿热病篇》言："肺胃大肠，一气相通，温热究三焦，以此一脏二腑为最要。肺开窍于鼻，吸入之邪先犯于肺，肺经不解则传于胃，谓之顺传，不但脏病传腑为顺，而自上及中，顺流而下，其顺也有不待言者。故温热以大便不闭者易治，为邪有出路也。"因此，肺与大肠表里关系在温病病因、发病、辨证等方面皆具有重要的地位与意义。临床中通过协调肺与大肠表里通应的关系，可以调畅气机、疏解郁热，对于治疗温病具有非常重要的价值。

临床举例：针对小儿手足口病，病因为湿热疫毒，病位在肺在胃，我临床治疗常用自拟方"连紫汤"（紫草 6g，苦参 6g，金银花 12g，连翘 10g），具有凉血清热解毒、退热的作用，经采用直肠滴入治疗，可避免患儿服药痛苦，增强疗效。婴幼儿系稚阴稚阳之体，感受疫毒后，病情变化迅速，宜早发现、早治疗，防变证。基于"肺与大肠相表里"理论，大肠包括直肠吸收药物后，通过经脉上输于肺，通过肺的宣发作用输布全身，从而达到治疗疾病的目的。既可宣肺热，亦可清胃热，上病下治。同时考虑该病患儿口服药物多有不依从，改用直肠给药，吸收好，易于接受，也避免了胃肠道刺激，符合中医药简便廉验的特点。

72 问：您为何将肝纤维化命名为肝痹

答：首先"痹"有广义、狭义之分。平素所指痹证或痹病即为狭义之"痹"，指由于外受风寒湿热之邪痹阻经络，气血运行不畅所致的病证。正如《素问·痹论》所说"风寒湿三气杂至，合而为痹"，以关节、肌肉、筋骨等处的酸痛、麻木、重着、屈伸不利，甚或关节肿大、灼热为主要临床表现。而广义之"痹"泛指机体为邪痹阻而致气血运行不利，或脏腑气机不畅所引起的病证。《内经》中有关"痹病"的论述有 20 多篇，内容广泛。不同部位的痹病，病名多达 10 余种，如五脏痹、六腑痹、皮肉筋骨痹、周痹等。其中五脏痹，包括肺痹、心痹、脾痹、肾痹、肝痹，皆在五体痹的基础上，"病久而不去者，内舍于其合也"（《素问·痹论》）。东汉华佗《中藏经》进一步认为"五脏六腑感于邪气，乱于真气，闭而不仁，故曰痹"，指出五脏痹的发生在于外感邪气，真气闭阻，络脉瘀滞所致，为邪气循经脉内入脏腑之络，导致络气郁滞而引起脏腑功能障碍的临床病证。张仲景的《金匮要略》进一步发展了《内经》痹病学说，其中论及"血痹"，认为系体虚外邪乘虚侵入，使血气闭阻不通所致。他在《金匮要略·黄疸病脉证并治》中明确指出黄疸病的"痹"是"痹非中风"的"痹"，其之所以发黄实因"瘀热以行"而导致。

近代中医名家秦伯未概括总结了前人经验，认为痹病"总地看包括两种：一种指肌肉筋骨疼痛、麻木；另一种指脏腑功能障碍。大家只注意到前一种，而忽视了后一种。"实际上，前一种多因"风寒湿"引起，后一种多属于"血凝不流"。如《素问·痹论》曰："病在于骨则重，在于脉则血凝而不流。"所以脏腑的"痹病"，其病位在血脉，主要病机应为"血凝而不流"。

肝纤维化是指肝细胞发生坏死或炎症刺激时，肝脏内纤维结缔组织增生与分解失衡，从而在肝内异常沉积的病理过程，可贯穿于慢性肝病的各个发展阶段。中医学认为，此病可归属胁痛、黄疸、积聚、鼓胀等不同中医病证阶段，其临床表现虽无特异性，但患者常有肝区不适、疼痛、舌质黯红、舌下络脉迂曲、脉弦细涩等表现。考究古代文献，精研历代医家观点，综合西医"纤维化"的病理改变和中医"痹病"的病机特点，二者病理发展过程类似，且均可波及脏腑，引发相应部位血脉痹阻，使络道瘀滞，脏腑功能障碍。因此，我们认为"肝纤维化"应属中医"肝痹"之名。

73 问：您为何将脂肪肝命名为肝疳

答：脂肪肝是一种多病因引起的获得性疾病，由于多种因素导致脂肪在肝内蓄积过多而成，进一步发展为脂肪性肝炎、肝纤维化，甚至肝硬化等改变。若经过早期治疗后，常可发生逆转而恢复正常。本病一般认为属于中医"积聚""瘀证""痰浊""痞满"等范畴。根据其发病机理及临床表现，我认为将本病命名为"肝痎"似较合理。肝痎，为五痎之一，病名出自《颅囟经》卷上，原指小儿乳食不调，肝脏受热所致的病证。将肝痎之名用于脂肪肝，是因为二者发病机理及症状相似，《医学正传》说："数食肥，令人内热；数食甘，令人中满。盖其病因肥甘所致，故命名曰痎。"命名为"肝痎"，可明确地反映其病位和病性。脂肪肝主要为痰、湿、瘀等病理产物共同损伤肝脾，使痰湿、瘀热结于肝络而发病。治疗时，紧紧抓住"热""瘀"病机，自拟"桑明合剂"以疏肝健脾、消积泄热、活血通络。

74 问：您在临床主张衷中参西、重视辨证与辨病相结合，其优势体现在哪些方面

答：辨证论治是中医学的核心和基本原则，它源于张仲景的《伤寒杂病论》，以"病下系证，证下列方，方随证出，随证治之"，从而开创了以病为纲、以证为目、病证并重的辨病辨证治疗思想。中医辨病能够了解疾病的特异性，辨证则能认识疾病阶段性的病机变化。而西医学的辨病则是在解剖、生理、病理、生化，乃至基因水平上，对疾病病因病理变化给予微观而具体化的认识。

虽然中医、西医思维方式不同，但都有其相应的辨病与辨证，只有将两者有机地结合起来，应用整体观念的思维模式，才能更好地认识疾病。在治疗模式上，中医重整体宏观，西医重局部微观，只有将中医的病证与西医的病位相互结合，然后再以中医药辨证治疗，才能起到相得益彰的治疗作用。作为生活在现代的中医，特别是专病中医，在用中医四诊时，同时参考现代生物、化学、物理技术进行微观辨证，这样可以使四诊内涵得到扩展和延伸。如：肝脏瞬间弹性纤维检测和血清肝纤维化检测可延伸切诊，确定肝脏的硬度指标；运用电子胃镜可望见胃黏膜糜烂及溃疡充血、水肿及食管胃底静脉曲张等情况。用四

诊延伸的微观辨证,对辨证中的病位辨识、对确定疾病的病名均有很重要的作用。所以,用中医传统的宏观辨证,来确定本病的病机、病势,再结合四诊延伸的微观辨证,更能准确判断本病的病位和病程。

因此,我认为临床衷中参西、病证结合的优点可归纳为三点:一是有利于全面认识疾病的本质,总体把握及推断疾病的发生发展和预后转归规律,并且综合中西医各自的长处。二是有利于提高中医临床科研水平,促进中医辨证规范化、标准化。三是有利于提高临床疗效。

75 问:您如何评价中医经典在学生学习成长中所起的作用

答:《黄帝内经》《伤寒论》《金匮要略》和《温病条辨》是中医的四部经典著作,构建了中医的思维方法和理论体系,是中医学理论的基石和精髓。通过学习经典,首先可以培养中医思维模式。临床要求我们必须具有天人相应的整体思维和辨证论治的临证思维,将两者相结合来认识疾病、诊治疾病、预防疾病。《黄帝内经》的重要性之一,就在于形成了中医学的辨证思维方法,而这种思维方法又在其他三部经典中得以发展和应用。中医思维模式的培养是学习中医的前提条件,而经典正是形成和培养这种思维模式的最佳方法和途径。另外,通过学习,还可以构建中医理论体系。因此,无论是师徒传授或是学校教育,四门经典课程始终被列为中医必修科目。

具体来看,《黄帝内经》涉及阴阳、五行、脏腑、经络、病因、病机、病证、诊法、治则、针灸、养生等各方面内容,它奠定了中医学的理论基础;《伤寒论》和《温病条辨》则以外感病为研究中心,以六经辨证、卫气营血辨证、三焦辨证为辨证方法,将《黄帝内经》的理论和方法应用于临床;《金匮要略》则以脏腑辨证为核心,阐述了内伤杂病的内容。这些辨证理论及方法是中医临床的核心,只有认真领会和掌握其辨证理论和方法,才能更好地学习其他临床各科。

中医学作为中国四大国粹之一,几千年来之所以能守护中华民族的繁衍生息和身体健康，靠的就是从实践中总结出的理论和经验。纵观中医学的发展历程，每一个新学说的提出，每一个新学派的建立，都以其独特的高度和深度将中医理论研究推上一个新的台阶，并印证于实践，从而推动整个医学的发展创新。但同时，中医学每一次的发展和创新莫不是在传承的基础上得以实现的，离开了中医的思维观，离开了《黄帝内经》的基本理论，离开了经典中的辨证方法，还谈何创新和发展。故中医要想创新，必须立足于经典，在继承的基础上创新。由此可见，四大经典是中医学理论和临床的重要基石，是培养中医思维模式的有效途径，是培养中医人才的必由之路。

四、临床实践篇

76 问：您是如何通过问诊、舌诊来诊断乙肝患者属肝经血热之证的

答：关于"肝经血热"是我针对乙肝病机首次提出的。我曾查阅《中医大辞典》中有关肝经的病机，有肝经郁热、肝经实火、肝经湿热的解释，其症状分别为肝经之证合并郁结化热、实热证、湿热证。以此判断，当出现肝经之证合并血热之证，便为肝经血热证。对于本证，我通过多年临床观察发现，乙型肝炎病毒应属伏邪范畴，肝炎早期是肝气郁，只有病情深入，气郁与伏邪相结合，形成"血分伏邪"，郁久化热达到"肝经血热"之际，才导致质变。症状可见胁下疼痛不适，烦躁郁怒，舌质红，或尖边较红，舌上有小红点，苔薄白，脉弦稍数。其中舌边尖红，舌上有小红点，脉稍数为肝经血热的特征性表现。治疗采用自拟"茜兰汤"加减以清肝凉血解毒，取得显著疗效，后研发出新药"碧云砂乙肝灵"。

77 问：您对急性病毒性肝炎的发病特点及治疗方法有何认识

答：病毒性肝炎是由多种肝炎病毒引起的以肝脏病变为主的一种传染病。临床上以食欲减退、恶心、上腹部不适、肝区痛、乏力为主要表现。部分患者可有黄疸、发热、肝大伴有肝功能损害。急性病毒性肝炎可分为急性黄疸型肝炎和急性无黄疸型肝炎，潜伏期为 15～45 天，平均 25 天，总病程 2～4 个月。

急性病毒性肝炎按其疾病发生、发展规律，可归属于中医学"胁痛""黄

疸""积聚"等范畴。本病病因多为湿热毒邪，加之正气虚衰，不足以抗御病邪而发病。病机为湿热毒邪壅滞体内，使肝疏泄失调，气机郁结，留阻于脾，则脾失健运，内生湿热，壅阻于中焦脾胃，邪毒滞留，胆汁排泄失常发为黄疸。其病变的特点，可概括为毒侵、正虚、气郁、血阻四个方面。这四者相互联系，相互影响，共同决定本病的发生、发展和转归。正气不扶则毒邪难去，毒邪不去则气机郁结，气郁不解则血脉难通，血行不畅则加重气滞，形成恶性循环，最终导致肝脏的严重损害。主要的病变脏腑是脾胃肝胆。主要病理变化是湿热、寒湿、疫毒导致脾胃肝胆的功能失调或亏虚及其产生的气滞、血瘀、胆郁及胆溢。病变常由气及血，由实转虚，多由脾胃累及肝胆。证候可分为肝胆湿热证、湿阻脾胃证、肝郁气滞证、肝郁脾虚证、气滞血瘀证等，治疗以清热解毒、疏肝理气、健脾化湿、行气活血、清热利湿、利胆退黄等法遣方用药。

78 问：肝病属肝郁脾虚证者，应该从肝论治还是从脾论治

答：清代唐容川在《血证论·脏腑病机论》中提到"木之性主于疏泄，食气入胃，全赖肝木之气以疏泄之，而水谷乃化。设肝之清阳不升，则不能疏泄水谷，渗泻中满之证在所难免"。肝气疏泄不及，失于条达，进而横乘脾土，则脾运失健，易致脾虚泄泻中满之候，肝郁脾虚在肝病患者的证候中实属常见。清代医家李冠仙在《知医必辨·论肝气》中对肝气乘脾的症状做了详细的论述，曰："肝气一动，即乘脾土，作痛作胀，甚则作泻。又或上犯胃土，气逆作呕，两胁痛胀。"他认为肝气乘逆脾土，易致脘腹或胀或痛，严重时则发生腹泻；若肝气上犯胃土，致使胃气上逆呕吐、两胁部胀痛不适。临床常可见到患者胸胁胀痛，精神抑郁，脘腹胀满，嗳气吞酸，食少纳差，四肢倦怠，便溏，舌淡边有齿痕，苔薄白，脉弦等症状。

针对肝郁脾虚证，治疗当以疏肝理气健脾为主。要说单从肝论治还是从脾论治，这样就显得过于绝对片面。中医学特别强调整体观，人体可以看作一个整体，中医学认为脏腑安和、气血冲和、阴阳调和，故为平人。所以在治疗中

也应该考虑到整体观，应肝脾同调。临床上常用四逆散以疏肝调气，仲景此方疏肝理气解郁，调和气机不畅，可恢复人体气机正常升降出入。人体气机运动为升降出入，而四逆散之四味药物便具有一升一降、一出一入之效，用于治疗肝胆病引起的气机郁滞诸疾，确为良方。然而脾虚突出时，仅用四逆散难达预效，故仲景于《金匮要略》之开篇提出："见肝之病，知肝传脾，当先实脾。"临床重视既病防变，在肝病治疗中重视治肝实脾，先安未受邪之地，从而截断病势，控制病情进展。

79问：《金匮要略》提出"见肝之病，知肝传脾，当先实脾"，但如何来实脾

答：关于"实脾"，《金匮要略·脏腑经络先后病脉证》曰："见肝之病，知肝传脾，当先实脾。"又云："实脾则肝自愈，此治肝补脾之要妙也。"方隅在《医林绳墨》中提出："人以脾胃为主，而治疗以健脾为先。"脾胃为后天之本，气血生化之源。脾脏功能的好坏，直接影响机体的疾病恢复与恶化。以肝病为例，对于肝实证，脾虚时当实脾，在脾不虚时也当照顾脾脏。历代中医大家在从事肝病的理论及临床研究上，强调治病求本，注重人体内在因素，重视气血化生之源、运湿之枢纽的后天之本——脾胃功能，不仅在肝病的治疗中，提出了"调理肝、脾、肾，中州要当先"的治则，而且在各科杂病的辨证施治中也极为重视健脾运化，以固"后天之本"。

许多医家认为"实脾"就是补脾，肝病实脾即补益脾胃，使"脾土不受邪"。实际上"实脾"是调补脾脏之意，并不是单纯的"补"，而是"调"与"补"的有机结合。"补"是指在脾虚的情况下，采用"甘味"之药健脾补中，加强脾胃生化气血功能，既防病邪入侵，又可资生肝血，使肝有所藏；"调"是指用调和之法。我在临床肝病诊治中，采用疏理肝脾气机，以防脾土壅滞，从而维持脾正常的运化功能，同时改善肝的病理状态。常以人参、白术、黄芪、炙甘草、蜂蜜、饴糖等补之；以陈皮、佛手、木香、青皮、焦三仙等调之。临

床上对于肝病的治疗应辨别虚实，然虽当异治，固脾则一。这种"实脾法"有利于防止疾病的传变、蔓延，以保护未病之脏腑。

仲景曾言治肝虚之证"补用酸，助用焦苦""益用甘味之药调之"，意思是甘能益脾，调和中气，使脾胃俱旺，脾防肝侮，且化源得充，肝虚得养。我在此理论指导下以"甘能益脾"之原则，自拟"金砂散"健脾化湿以实脾，但凡肝病具有脾虚之象，纳食不佳，大便溏薄，舌边齿痕明显者均可加用。在肝郁脾虚证治中，以四逆散合用"金砂散"，疏肝行气，健脾化湿。若脾虚湿盛著者，还可加用健脾醒脾之药，如白术、山药、荷叶、厚朴等，使"四季脾旺不受邪"。

80 问：仲景认为"黄家所得，从湿得之"，他对黄疸的认识及辨治方法有哪些

答：仲景根据黄疸的病因和证候特点不同，将黄疸分为三类，即谷疸、酒疸和女劳疸。谷疸的形成与饮食不节或不洁有关，主要表现为食谷即眩、食难用饱、胃中苦浊、小便不利；酒疸由嗜酒过度，生湿生热，湿热互结而发，主要症状有心中懊侬或热痛、不能食、食欲吐、小便不利、脉浮或沉；女劳疸主要由房劳伤肾引起，表现为额上黑、微出汗、手足心热、薄暮即发、小便自利。另外，原文中还涉及黄疸病的变证——黑疸。

在临床辨治方面，仲景认为黄疸乃因脾胃阳气不足，脾虚胃热；兼有外感风邪，或正气不足，或饮食不节，或外感疫疠之邪时，邪气入里困脾，使胆瘀不得泄而致。治疗应针对不同的病因、病位与病机，在上者从汗而解，在下者从下利而解，在中焦者以正治之清法清利湿热而解，以清利湿热、攻下利湿为主要方法，使湿下热退，中焦脾胃运化正常，胆道通利。故将汗、吐、下、和、温、清、消、补八法灵活运用于黄疸的治疗，采用麻黄连翘赤小豆汤（汗法）、瓜蒂散（吐法）、抵当汤和大黄硝石汤（下法）、小柴胡汤（和法）、茵陈术附汤（温法）、栀子柏皮汤（清法）、虚劳小建中汤（补法）、硝石矾石散（清法）。此

外，还特别提出正治法利小便，用茵陈五苓散。仲景治疗黄疸八法是临床治疗黄疸的根本大法，为临床全面治疗黄疸奠定了基础，而且为后世医家应用八法治疗其他疾病提供了典型的范例。

81 问：温病治疗过程中为何要强调注意"存阴"

答：温病易伤津劫液，后期尤其伤阴，而阴伤程度与疾病预后关系密切。吴鞠通认为："盖热病未有不耗阴者，其耗之未尽则生，尽则阳无留恋，必脱而死也。"其在《温病条辨》中指出，针对温热之邪最易化燥伤阴，主张温热为病，法在存阴，留一分津液，便有一分生机。在温病的全程治疗中，自始至终注意保津护阴，可用清热保津间接护阴和滋阴增液直接补阴。针对阴液耗伤这一病理变化，就必须采用《灵枢·热病》中"实其阴以补其不足"的养阴生津法来补充阴液的不足。按此理论，养阴生津法应贯穿整个温热性疾病的治疗过程中。银翘散中的芦根，清营汤中的生地黄、玄参、麦冬，犀角地黄汤中的生地黄，以及加减复脉汤中的生地黄、阿胶、麦冬、白芍等，都是养阴生津之品，都起到补充阴液不足的作用。这与西医学重视机体失水和丢失电解质而采用补液方法具有相同的意义。因此，在温病治疗过程中强调"保津存阴"至为重要。

82 问：您为何在临床养生方面注重保养阴津

答：《素问·阴阳应象大论》提到"阳化气，阴成形……阴在内，阳之守也；阳在外，阴之使也"。《灵枢·本神》言："是故五脏主藏精者也，不可伤，伤则失守而阴虚，阴虚则无气，无气则死矣。"说明阴液为人身之根本，伤及阴液可导致生命终结。《素问·四气调神论》云："秋冬养阴，以从其根。"表明滋阴保精是人的根本所在。《素问·阴阳应象大论》述："年四十，而阴气自半也，起居衰矣。"同样指出人体衰老，是随着年龄的增长，阴气、精血不断损耗而造成的。如能摄养而保存阴气、精血，就能延年而推迟衰老。唐宗海在《血证论·用药宜忌论》中论及："诸书重补者……补阳者十之二三，补阴者十之八九。"指出阳主动，阴主静，人的生命活动常处于阳动的状态之中，而精血阴气最易耗损，故而阴虚是人生之常。正如《金匮钩玄·血属阴难成易亏论》中所谓："阳道实，阴道虚；阳道常饶，阴道常乏；阳常有余，阴常不足。"这些论述均表明，阴虚是人之常态。因此，保养阴津对于人体来说至关重要。

83 问：肝病湿热证在临床属难治之证，您有何治疗思路和方法

答：丹溪翁曾言"湿热相火为病甚多"，肝病湿热证在临床上确为常见。或因肝郁乘脾，脾失运化，肝郁夹湿，郁久而化热，遂成为湿热之证；或因本有肝郁，嗜食肥甘、大量饮酒，导致肝郁夹湿，久而化热；或因孕母素有湿热，传至腹中胎儿，也致湿热发生。病机特点为肝郁乘脾，湿滞化热。临床症见胸胁胀闷，纳差，腹胀，口中黏腻，四肢无力，情绪烦躁，目赤或溲黄。舌红，苔厚黄白相间，脉弦数。叶天士在《外感温热篇》中说："盖湿为阴邪，宜芳香温化；热为阳邪，宜苦寒清解。湿热相合，温化则恐助热，清解则碍温化，治疗左右牵制，难于速解。"如此看来，湿热之证确为难治。

我认为湿热伤肝之证，湿热是病因，肝胆、脾胃是病位，治疗的关键在于要紧紧抓住肝郁与湿滞这一对主要矛盾，疏肝时应注意不要耗气伤阴，化湿时不要寒凉滞脾。治疗不宜苦寒泻火，而应采用利湿而不伤阴、清热而不助湿之法，即宜芳香化浊、辛开苦降，临床自拟"桃红化浊汤"。方中用藿香、佩兰叶芳香化浊以醒脾困；用茵陈、白茅根、板蓝根清热利湿以清相火；用薏苡仁、茯苓、香薷健脾化湿以健脾运；青皮、郁金疏理气机，以解肝郁；桃仁、红花疏通肝络以防瘀结，兼作引经以清血分湿热。诸药合用，则湿热自去。

84 问：朱丹溪对于治痰理论有何诠释

答：《金匮钩玄》云"痰之为物，随气升降，无处不到"。同时《丹溪心法》

中再次阐述"百病中多有兼痰者，世所不知也"，说明诸病多兼痰。

治痰调气为先，燥湿健脾为本，此为治痰原则。《丹溪心法》云："善治痰者，不治痰而治气，气顺则一身之津液亦随气而顺矣"，"不若以顺气为先，分导次之"，说明治痰调气为先。痰的生成与气机郁滞关系密切："气血冲和，万病不生，一有怫郁，诸病生焉，故人身诸病，多生于郁。"（《丹溪心法·六郁》）气机郁滞则气血流通失畅，水湿蕴结为痰，痰盛则气愈结，而成痰郁。故气顺则津液通畅，痰亦自清。对于治本的描述，丹溪指出："治痰法，实脾土，燥脾湿，是治其本也。"又说："凡治痰，用利药过多，致脾气下虚，则痰反易生多。"脾气健，津液运，则痰不生。故用二陈汤为治痰基本方，丹溪认为其"一身之痰都能管，如在下加下引药，如在上加上引药"（《金匮钩玄》）。

丹溪从病机上首提"痰夹瘀血遂成窠囊"的观点。痰源于津，瘀本于血，生理上"津血同源"，病理上"痰瘀同病"，二者实不可分。血因气滞寒凝或气热液涩均可成瘀；津液受气滞寒凝或受火煎熬而致成痰。痰阻血脉，气行不畅，遂而成瘀。他提出"痰瘀同治"的理论。治痰不忘化瘀，活血不忘化痰。如治中风，《丹溪心法·中风》曰："治痰为先，次养血行血。"治癥瘕积聚，《丹溪心法·积聚痞块》云："气不能作块成聚，块乃有形之物也，痰与食积、死血而成也。"治用海浮石、三棱、莪术、桃仁、红花等，并针对性地提出活血化痰用桃红四物加半夏、南星、三棱、莪术，燥湿化痰以二陈加苍白术、海浮石、南星化裁，清热化痰以二陈加知母泻相火，补虚化痰以二陈加四物或加四君治疗。临床中应多多体会，方能运用自如，疗效满意。

85 问：中医学用药讲究"引经报使"，您是如何应用的

答：引经药可引药入经，直达病所，提高临床疗效，还可治疗兼病兼症、培补正气等。在我自拟方剂中，大多有引经之药，一来取其自身疗效，二来引药入三焦及肝经、气分、血分等，可大大提高临床疗效。我在临证中一般使用以下方法来达到引经目的：

（1）引药达三焦：上焦之疾患多以心肺为主，故而治上焦当宣肺养心。我在临证中用瓜蒌、薤白、桑白皮、桔梗以引药达上焦。在出现上肢肩背疼痛时，也常用片姜黄以通经止痛引药达上肢。中焦为脾胃之疾患，虚寒性疾患可用干姜、砂仁、吴茱萸、荜澄茄以温中，同时引药达中焦脾胃；若为湿热之疾，湿热阻滞中焦，胸膈痞闷时，则可用藿香、佩兰、荷叶、白蔻仁、茯苓等化湿热而引药入脾胃。下焦乃肝肾之居所，引药入肾经可用熟地黄、枸杞子、山萸肉、黄精、菟丝子、女贞子等。

（2）引药达气血：气分之证，有清气、补气之分。在清气时我常用金银花、连翘、竹叶、黄芩、薄荷引药入气分；在补气之时，则常用党参、黄芪以作为引药。肝藏血，故肝脏疾患病位多在于血分，我在治疗湿热相火时用的"桃红化浊汤"中桃仁、红花既可活血通络以防瘀结，又能引药入血分以清血分湿热。

（3）引药入肝经：在治疗各种肝脏疾病时，常用药物引诸药入肝经。如在治疗肝经郁热之脂肪肝时，用"桑明合剂"以清肝热、泻肝浊。方中桑叶、菊花均有辛凉发散之性，故应用二者引诸药入肝经；用于肝气虚的"补肝颐气汤"中的合欢皮具有疏肝解郁之功，同时还可引药入肝经以提高疗效；在治疗肝脾血瘀之积聚时用的"疏络化纤汤"具有益气通络、软肝解毒、健脾益肾之效，方以茜草凉血活血、祛痰通络为使药，同时引药入肝经；在治疗小儿药物性肝损害时用"参灵颐肝汤"，采用佛手疏肝气，引药入肝经为使药；治疗阴虚型肝硬化腹水之"甲苓饮"中白芍酸甘养阴，酸敛入肝，引药入经为使药。

86 问：代谢综合征的发病率逐年升高，临床该如何辨治

答：代谢综合征是指人体的蛋白质、脂肪、碳水化合物等物质发生代谢紊乱的病理状态，是一组复杂的代谢紊乱症候群，常见肥胖、高血糖、高血压、高血脂、高血黏、高尿酸、高脂肪肝等。我认为，其形成的机理是由于肝血黏稠或饮食不当，膏粱厚味过度，导致脾胃运化功能减退，加之"木不疏土"，使水谷精微不能充分运化，瘀浊滞留血脉和脉络之中，形成了血浊证。其病机特

点为肝脾失调，瘀浊中阻。该病临床表现为形体肥胖，过食肥甘，湿瘀生热；因肝络受阻而致胸胁胀满，脘痞腹胀，小便不清，大便黏滞；舌质略红，舌苔白腻微黄，脉濡数或弦大。治法为清肝化湿，祛瘀通络；代表方为三仁汤、龙胆泻肝汤等。

经过总结多年临床经验，根据该病的病证特点，我将自己在临床上常用的治法方药总结如下：化肝煎合"桑明合剂"清肝化郁可治疗高脂血症、轻度脂肪肝；柴胡清肝散（《医宗金鉴》）合"金砂散"清肝泻火、健脾化湿，可治疗脂肪肝性肝炎；四逆散合"玉参汤"疏肝健脾、养阴生津，可治疗高糖血症；四逆散合"清风苓汤"和肝理脾、清热解毒、化瘀泄浊，可治疗高尿酸血症等。

87 问："白莲化癖汤"体现了您怎样的学术思想

答："白莲化癖汤"是我的自拟经验方，具有益气养血、化瘀解毒之功，主治肝癌、肝积等癖证。癖指痞块生于两胁，平时寻摸不见，痛时则可触及，也称癖气。《素问·阴阳应象大论》在论及自然万物阴阳关系时提出"阳化气，阴成形"，医家张景岳解释为"阳动而散，故化气；阴静而凝，故成形"。我认为，阳性善动，故阳气的运动可以化生清气和能量；阴性喜静，故阴精可以构成有形物质。换言之，"阳化气"是人体摄入饮食水谷后，经过脾胃运化形成精微物质，这种精微物质也具备阴阳属性，其中清轻升散的部分具有阳动之性，故化生为清气，具有推动脏腑百骸的生理功能；"阴成形"是指属于重浊沉降部分的精微物质具有阴静之性，故形成阴精，构成并不断充养有形机体。而癌症的形成机理可能为"阳化气不及以致阴成形太过或阴乱成形"，机体内的气血津液因阳气推动和温煦功能减弱导致无力正常运行输布，日久导致阴津凝聚集结过度而形成肿瘤。因此，阳化气不及是肿瘤成因，阴成形太过或阴乱成形是肿瘤形成的结果。

治疗时当重视阳气，通过助阳化气，促进"阳化气"功能的正常进行，使凝结之阴得以正常气化，使其逐渐温化而消散。方中灵芝又称还阳草，以行补气助阳之功；穿山甲活血化瘀。二者共为君药，助阳扶正气，抑阴乱成形。臣以黄芪、当归取当归补血汤之意，桃仁、红花、丹参活血化瘀，共助君扶正化癖为臣药。佐以阿胶、山萸肉补肾填精，柔肝养血；重楼、白花蛇舌草、半枝莲、山慈菇清热解毒，消痈散结；鸡内金、海螵蛸健脾燥湿。以茜草为使，引诸药入肝经。该方偏重于调不化气之阳，解乱成形之阴，组方思路符合"阳化气，阴成形"思想。

88问：相火理论是否适用于小儿，在治疗上有无特殊之处

答：小儿处于生长发育之中，在相火之常方面，相火同样具有温煦、恒动、促进生长发育的功能，且温煦、促进的作用更为显著；而在异常相火方面，由于小儿阴阳喜怒、生活起居与成人不同，故也有其相应的特点。

引起异常相火的原因颇多，可以是异常情志、不当饮食、不当视听、温病伏邪、药毒、孕母相火传至胎儿等。小儿虽少七情六欲，但同样富有感情。现代中国社会独生子女多，娇纵任性。"富家之子，得纵其欲，稍不如意则怒多，怒多则肝病多矣。"小儿本性多哭闹、烦躁、易怒等，这些异常情志活动均可导致相火妄动而引起异常相火的发生；我国物质生活水平不断提高，许多家长爱子心切，一日三餐食入过多膏粱厚味；同时还给孩子购买滋补类的药品或药膳，部分药膳中含有激素类成分，过分进补也可造成相火妄动；近年来，随着电视、网络媒体的不断发展，不良或不当影视作品进入小儿的生活中，大量亲吻、拥抱等少儿不宜的镜头频频出现，可导致心火妄而相火起，引起异常相火的发生；小儿脏腑娇嫩，易虚易实，易寒易热，故小儿易受温病伏邪、疫毒及药毒侵害，此等毒邪侵入机体，小儿脏腑柔弱，不能驱邪外出，毒邪蛰伏于肝，便可引起相火妄动；胎儿孕期，气血阴阳均与母体息息相关，若孕母感受湿毒或孕期饮食不节，嗜食肥甘厚腻、辛辣刺激，均可导致体内湿热相火旺盛，湿热毒邪可通过孕期、分娩或乳汁传至胎儿，导致胎儿湿热相火旺盛，引起胎黄缠绵不愈或湿疹等病证。此外，小儿为纯阳之体，勃勃生机，充满活力，病多轻浅，故

而相火虚衰较为少见。

在小儿异常相火治法方面，也与成人不同。小儿脏腑娇嫩，阳有余而阴不足，丹溪有"论小儿调治，重视阴血"之说，认为"阴血难成而易亏""童子不衣裘帛，以护阴气""盖下体主阴，得寒凉则阴易长，得温暖则阴暗消"。我在临床辨治中遇到郁热相火时，多采用轻清宣散之法，用药多轻灵；在血热相火治疗中，热邪易于耗气伤阴，予以凉血解毒的同时，加用益气养阴之品；在阴虚相火中不用泻火之法，以滋阴降火为主，唯恐损伤稚阴稚阳。总之，在小儿异常相火的治疗中，时时顾护小儿阴血，防其被伤。另外，丹溪在《格致余论·慈幼论》中提道："人生十六岁以前，血气俱盛，如日方升，如月将圆。惟阴长不足，肠胃尚脆而窄，养之之道不可不谨。"所以，小儿用药应更趋谨慎，勿用温燥伤阴之品。

89 问：舌诊时需要观察哪些方面，您能结合肝病患者舌象具体讲讲吗

答："有诸内，必形于外"，舌象与人体脏腑、经络、气血及津液均有密切的关系，能够反映机体生理、病理上的细微变化。进行舌诊，需要观察舌质、舌苔及舌下络脉，这三方面可以直接反映人体津液的盈亏与脏腑阴阳盛衰虚实的情况。察舌质颜色可明确疾病的虚实寒热，察舌苔可协助辨证分型，察舌下络脉可明确经络血脉脏腑的瘀滞情况，还可为判定疾病预后提供依据。

如肝病患者大多病程较长，在疾病初期，多见舌质淡、边有齿痕，舌苔薄白的表现，则为肝气乘脾，肝郁脾虚之象；患者早期常可出现血分伏邪，见肝经血热之病机，多表现出舌质淡红、边尖红，舌上有小瘀点，根据这一特点，将其作为本型辨证论治的特异性体征，治宜凉血解毒为主；若患者肝郁脾虚，日久脾虚湿盛，湿热相火内盛，疾病缠绵难愈，则可见舌质偏红、舌体胖大、苔白厚腻或黄厚腻之象，则表明疾病进展，出现湿热相火之象，治宜化湿清热之"桃红化浊汤"；而肝病后期，郁久化热，郁热相火灼伤肝阴，阴津亏虚，阴

虚内热，则多见舌体瘦、舌质红而少苔之象，此为阴虚相火之象，治以养阴清热。

还可通过观察舌质的润燥了解津液的损耗情况，为临床治疗提供依据，并可判断疾病预后。如《温病条辨·下焦篇》中第2条："温病误表，津液被劫，心中震震，舌强神昏，宜复脉法复其津液，舌上津回则生。"若舌质湿润，表面尚存，多属可治、易治；若舌质干燥、芒刺无津者，多属难治；若见舌质黯红或发紫，甚或见瘀点、瘀斑者，均为内有瘀血之象。

观察舌下络脉的颜色、形态、舌下瘀斑、单支或多支不同络脉等不同的色、形、态的常与变，对协助诊断脏腑气血是否通畅、经络营卫运行是否调和、有无气机阻滞、有无瘀血阻络等，均有很大帮助。若舌下脉络迂曲、增粗、深紫、黑色以及局部增生，多表示体内瘀血阻络，其迂曲、增粗、颜色深浅则可表明瘀血的严重程度。因此，根据其舌象表现，可反映相应之病机、病位、病性，为确定治疗法则、选方用药提供一定的依据。

90 问：您在湿热病辨治中重视观察舌象的变化，临床有何特殊意义

答：温病是外感四时温热邪气所引起的，以发热为主要临床特征的多种急性热病的总称。温病可分为温热病和湿热病两大类别。湿热病属外感病范畴，舌象的变化尤为明显，其舌苔随着病情由表入里、由上传下、由轻转重而变化，即舌苔由薄灰白腻转为灰黄厚腻，舌质由淡转红或红绛。所以舌象的变化谓之湿热病的"体温计"，是湿热病的辨证要点。观舌苔的厚薄，可知病邪的深浅；观舌苔的润燥，可断津液的存亡；观舌苔的腐腻，可识脾胃的湿浊；观舌苔的有无，可测病情的进退。因此，舌诊是观察温病病理症状的放大镜，既有利于医师快速掌握，又有助于判断病情。

91 问：您重视观察舌下络脉，对于判断疾病有何临床意义

答：舌下络脉诊法最早起源于《内经》，归属于舌诊，是舌诊中一个极为重要的组成部分。正常人的舌下系带两侧有两条青紫色的静脉和一些微细的小血管，中医学把前者称为络脉，后者称为细络。舌下络脉分布在舌体下面，一方面是脏腑经络通于舌体的直接脉络，另一方面通过经络、经筋与五脏六腑联系起来，如"舌为心之苗""足厥阴肝经络舌本""足太阴脾经连舌本散舌下""足少阴肾经夹舌本"等理论都有所体现。所以，五脏六腑的虚实寒热也必反映于舌下络脉。

舌下望诊主要观察舌下络脉的长短、粗细、形态、颜色，以及是否有瘀点、瘀斑、红肿等。舌下络脉主病表现为"瘀则色深，虚则色淡"，粗长怒张者，多为气滞血瘀之象；细短紧束者，多为寒凝或阳虚导致血行不畅之候。因此，舌下络脉诊法在瘀血证的辨证方面有较好的诊断价值，临床上可作为血瘀证的早期指标，为应用活血化瘀法提供有力的诊断依据。

舌下络脉诊法作为中医学的特色诊法，具有诊断方便、准确、无创、可重复观察等特点，主要从舌腹面观察舌下络脉和细脉等的变化，对判断人体气血是否和调、经络是否通畅、有无气滞血瘀等微循环状态具有较大意义，为临床诊断、治疗、判断疗效、预后提供了客观依据。

92 问：您认为舌下络脉诊法对肝病诊治有何特殊临床诊断价值

答：舌下络脉诊法是中医独具特色的诊法之一，侧重于判断人体气血的瘀畅，与传统舌诊相辅相成，共同为辨证论治提供丰富的诊断信息。舌下络脉诊法在临床上有较高的诊断价值，能真实地反映一些脏腑内在的病理变化，尤其在肝病领域更为显著。临床研究表明，慢性肝病患者常表现出不同程度的舌下络脉改变，其改变程度随慢性肝炎、肝硬化、肝癌的病情进展越来越明显。

（1）舌下络脉在肝纤维化诊治中的应用：我们团队通过研究发现，舌下络脉曲张程度与血清透明质酸及脾静脉内径值呈正相关，透明质酸越高，脾静脉内径越宽，舌下络脉迂曲也就越明显，颜色也越深。这表明在判断肝纤维化的病程、动态跟踪的过程中，舌下络脉的变化可考虑作为客观的判断指标之一。

（2）舌下络脉在肝硬化诊治中的应用：通过临床研究还发现，肝硬化患者舌下络脉的严重程度与食管胃底静脉曲张程度、门脉高压程度均呈正相关，同时与患者所属中医证型存在相关性。因此，舌下络脉改变可以作为肝硬化及其并发症食管静脉曲张的客观舌诊指标，为肝硬化中医分型辨证及各临床分期的中医辨证提供重要依据，从而更好地指导辨证施治；亦为临床早期发现食管静脉曲张及评估其程度和破裂出血风险，提供了一种安全、可重复性、非侵入性、简单快捷的方法。

（3）舌下络脉在肝癌诊治中的应用：根据临床研究发现，不同临床分期的原发性肝癌患者舌下络脉形态、颜色及异常程度均不同，其舌下络脉脉形宽粗迂曲、颜色青紫或紫黑，随着肝癌病情的演变而逐渐加重。调查研究表明，肿瘤患者舌下络脉瘀点阳性率非常高，尤以中晚期患者表现更为突出，提示舌下络脉具有以下三方面意义：一是可作为肿瘤早期诊断筛选的指标之一；二是有助于肿瘤疾病的辨证论治和疗效观察；三是有助于肿瘤疾病转归的观察。由此可见，舌下络脉诊法不仅对于诸如肝癌等恶性肿瘤的普查、病情的判断具有重要意义，而且在病情的预后和治疗效果的监测方面也具有一定的价值。

因此，我们结合临床实践认为，舌下络脉异常程度与肝病的进展演变呈正相关性，在临床具有特殊的诊断意义，值得临床医生不断地去研究掌握。

93问：望诊为儿科四诊之最，小儿望诊主要观察哪些方面

答：儿科又被称为哑科，因受小儿种种因素影响，医生难以进行闻诊和脉诊，故主要凭医生观察患儿的精神、面色、舌苔等来了解疾病，正如《医宗金鉴·幼科心法要诀》所云："儿科自古最为难……惟凭面色识因病。"因此，望诊

成为儿科四诊之最。小儿望诊重在观察小儿精神状态、面部情况和局部三个重要方面。

观察小儿精神状态，即为"望神"。神是指小儿的精神状态。望神色就是望小儿的精神状态和气色，通过对小儿的目光、神态、表情及反应等方面进行综合观察，了解五脏精气盛衰、病情轻重及疾病的预后，是小儿望诊的重要组成部分。在正常情况下，小儿精神状态良好，语言清晰，思维敏锐，表情自然，体态自如，反应灵敏，目光明亮灵活，面色荣润含蓄，即所谓"得神"；若患儿精神不振，言语减少，肢体倦怠或懒动等，表示患儿有外感重症或为内伤之症或为脏腑功能失调之症；若患儿精神萎靡，反应迟钝，或神昏谵语或烦躁不安，呼吸不均，为重危之症，预后不佳。治疗应积极对待，甚至要有治未病的准备及措施。因此，观察患儿的精神状态对于鉴别疾病的轻重和判断预后有积极作用。

观察小儿面部情况，即为"望色"。色即指面部及皮肤的气色，包括颜色和光泽。望色就是通过观察皮肤的颜色来判定疾病及疾病的轻重和预后。由于心主血脉，其华在面，手足三阳经皆上行于头面，特别是多气多血的足阳明胃经分布于面。面部是十二经总汇之所，故面部血管丰富，为脏腑气血所荣，五脏变化可从面部相应的五部、五色表现出来。加之小儿皮肤娇嫩，面部皮肤外露，其色泽变化易于观察，故面部望诊是小儿望色中的重要组成部分。正常小儿或轻病患儿面色光明润泽，含蓄不露；内伤疾病或外感重症患儿，面色㿠白无华或萎黄或青灰或青紫或潮红等，对判断疾病轻重及预后至关重要。

小儿脏腑娇嫩，形气未充，生机勃勃，发育迅速，与成人有很大区别，不能视为成人的缩影，故在局部望诊方面也有其特殊性，具有重要的临床意义，其中望咽喉、口唇和肛周最具特色。①望咽喉：即通过观察咽喉部的色泽、形态及分泌物来诊查疾病的方法。正常咽喉淡红、润泽，无肿胀，无分泌物。咽喉是否红肿是临床鉴别内伤与外感的重要依据，尤其是其脓性或膜状分泌物，在临床具有特异性的诊断意义。②望口唇：即观察口唇的色泽和形态来诊断疾病的重要方法。临床如口唇苍白为贫血，现代有研究根据小儿唇苍白程度来估计贫血分度，中医治疗则从脾论治。对于发热的患儿，口唇或口周发青，为热盛动风之征，对于预防高热惊厥具有重要意义；对于无发热的患儿，口唇或口周发青，则提示心脏或肺部疾病；口唇樱桃红，则提示有腹泻脱水或一氧化碳中毒的可能；唇红而口周苍白，是猩红热之征；口唇干裂，则提示川崎病或葡萄球菌皮肤烫伤样综合征的可能。中医治疗则重点从脾胃着手。③望肛门：即通过观察肛门色泽及形态来诊断疾病的方法。对于腹泻的患儿，肛周淡红则为虚寒泄泻或伤食泻；肛周潮红或紫红，多为湿热泻。对于肛裂患儿，肛周潮红则为脾胃热盛，大肠积热；肛周皮肤苍白则为脾胃气血不足，肠道失于濡养。如肛周潮红脱皮，多为川崎病的特有表现。因此，对于小儿肛周的观察，无论是在中医辨证论治还是西医诊断等方面都具有重要意义。

虽有上述经验总结，但中医认为人体是一个有机的整体，在诊断疾病时，不应单纯以某一方法为依据，而需全面观察，四诊合参，才能做出正确的诊断与施治。

94 问：脉象复杂难以揣摩，您在临床诊治中经常能辨别出多种复合脉象，有何诊脉体会

答：脉诊是中医一大特色，通过脉诊可了解疾病的证候属性、病情的轻重及预后等。《素问·阴阳应象大论》曰"善诊者，察色按脉，先别阴阳"，指出了脉诊的重要性。我们常谓"治病必求于本"，而脉象常为疾病本质所在。肝病患者多见弦脉、数脉、滞脉、涩脉、沉脉、革脉、弱脉、细脉等，但患者往往并不呈一种脉象，而以复合脉为主，如沉弦脉、沉细弦脉、沉弦涩脉、沉细数脉、细数脉等不同组合脉象。

肝病初起，正邪交争，可见脉沉弦而有力或弦滞；若病程日久，气血亏虚，鼓动无力，故而重按乃得，沉细无力；肝病日久，阴血不足，脉道不充，或病久入络，瘀血内阻，气机不利，则可出现脉沉弦涩；或病久伤精耗血，精亏血

少，则可出现脉沉弦细涩；病程日久，郁热伤阴，阴虚内热，则可出现脉细数之象。另外，脉象还可呈现或补充肝病患者症状之外的病机表现。例如：肝病患者多有肝气郁结，气机阻滞之证，则经脉拘紧而多见弦脉。若患者临床以胁痛为主，胀痛明显，脉应以弦为主；若脉象除弦脉外又见涩滞脉，则多提示患者病程日久，出现瘀阻脉络之象，此时当在行气疏肝的同时加用活血通络之品；若肝病患者久病阴伤，阴虚内热，当见细数脉，如见细弱脉，可见此人营血亏虚，脉道不能充盈，治疗之时当益气养阴、补益气血。《景岳全书·脉神章》曾论道："脉者，血气之神，邪正之鉴也。有诸中必形诸外，故血气盛者脉必盛，血气衰者脉必衰，无病者脉必正，有病者脉必乖。"脉象的变化可反映患者脏腑之盛衰、气血之多少、疾病之进退、邪正之强弱等。

脉象与四时相应，《素问·玉机真脏论》提到"春脉如弦……夏脉如钩……秋脉如浮……冬脉如营"，加之长夏之缓脉，被认为是四时气候变化的正常脉象，故又称为"四时五脏平脉"。如脉应四时则属无病，反之则为病，即"脉从四时，谓之可治……脉逆四时，为不可治"。正常情况下，寸脉、关脉当显，而尺脉当蛰伏于内，重按可得，若尺脉外显则多为肾气虚弱之象。感受外邪之时，脉常为浮；气血亏虚者，多弦细；脉有力为实，无力为虚。诸如此类情况不胜枚举，均为临床提供了不可或缺的诊疗依据。

95问：革脉与芤脉指感略有相似之处，您能讲讲二者的不同之处吗

答：芤脉与革脉二者指感确有相似之处。芤在字义上为葱的别称，也有旁实中空之义；而革在字义上解释为皮革，有甲胄的意思。芤脉用语言形容为浮大中空、边软，如按葱管；革脉可形容为浮取搏指，中空边硬，如按鼓皮。这两句描述得很生动，二者均有浮而中空之象，但芤脉为两边软、指下如按葱管，而革脉为两边硬、指下如按鼓皮。芤脉浮大且无力；革脉为弦芤相合之脉，浮大有力，有挺急之感，按之陡然空豁。

芤脉为阳中之阴脉，为孤阳脱阴之候，是由于亡血、失精、阴液耗伤，脉道失充而按之中空，气失依恋而外越，症见低热、头昏、心悸、多汗、失血、失精等。张景岳认为："芤脉为孤阳亡阴之候，失血脱血为气无所归，为阳无所附……总属大虚之候。"因此，芤脉以亡血为多见。

而革脉的形成是因平素精血内虚之人又新感寒邪，寒邪束表，脉管紧缩，内虚外实，故脉浮取弦紧，按之空虚；也有亡血失精后，精血亏虚，寒自内生，阴不敛阳，孤阳被虚寒迫越于外而出现革脉者；老年人中风也有见革脉者，乃因既有动脉硬化又有阴不足所致。因此，革脉一主体虚新感外邪，寒邪束表；二主亡血失精，阴虚无以敛阳，孤阳外浮。

96 问：您对弦、滑二脉有何认识体会

答：弦脉是指脉位端直而长，形如琴弦。《濒湖脉学》描述为"弦脉迢迢端直长，肝经木王土应伤。怒气满胸常欲叫，翳蒙瞳子泪淋浪"。春脉为弦，肝木应春气，故肝脉亦弦，弦而柔和则是正常脉象。春季弦脉太过与不及均为肝病所致。从机理上看，春天阳气上升，阴气下降，一阳出于二阴之中，阳气虽升，阴气尚重，天气犹寒，故脉见弦象。脉道遇寒、遇痛均收缩，变直变细即为弦；若水饮外邪阻于脉道，亦可见弦象。

而滑脉是指下脉来流利，如盘走珠，虽似数脉，但脉率不快。《濒湖脉学》称："滑脉如珠替替然，往来流利却还前。莫将滑数为同类，数脉惟看至数间。"滑脉属阳脉，与涩脉属阴脉是相对而言。《内经》云"滑为阴有余"，是指阴邪搏阳而言，阴邪如痰饮、血实之邪，搏阳如痰湿瘀阻阳气，血瘀则气机不畅之类，多主实证、痰热、食积。临床注意滑脉亦有真滑、如滑之别：真滑主痰热，如滑主精亏。真滑脉为真实热，脉滑、大、数、实、疾；如滑脉为内虚寒，脉滑、弱、虚、数、弦。二者还应衡之以浮沉，辨之以寸尺，参之以舌、症，以定其寒热、虚实之候。

97 问：二十八部脉中没有浑脉和滞脉的记载，但在临床诊治过程中时常遇到，您对这两种脉象有何认识

答：浑脉和滞脉是我的老师麻瑞亭老先生首创。滞脉是指脉来壅滞不利，现于寸关，脉象似涩，属阳，为气滞不降之候。心、肺、胆、胃之气滞而不降，则脉多现滞象，胸痹、痰饮、咳嗽、胆胃气痛等均属之。

浑脉是指脉来含混不清，寸关尺举按寻同等。如循炙脔者，属阴，为血瘀浑浊之候。内外感伤久而不愈，致成痼疾，或横暴之疾，血瘀浑浊则脉可现浑象。见此脉者，多系危候，或系不治之症，诸如败血症、高血压病、癌症等均可现此脉象。

98 问：您在临床善用、巧用八法，能谈谈您的应用体会吗

答：《医学心悟》中"医门八法"指出"论病之情，则以寒、热、虚、实、表、里、阴、阳八字统之。而论治病之方，则又以汗、和、下、消、吐、清、温、补八法尽之"。八法是治疗方法的归类总结。

中医治法源于《内经》，如《素问·阴阳应象大论》曰："治病必求于本。"《素问·至真要大论》曰："寒者热之，热者寒之，温者清之，清者温之，散者收之，抑者散之，燥者润之，急者缓之，坚者耎之，脆者坚之，衰者补之，强者泻之……"医疗的目的是辨证识病，正确治疗。因此，辨证、立法、制方、用药是临床的重要步骤，而立法又是在辨证的基础上采取治疗措施的先决条件。但在千变万化的疾病中，后世医家通过长期临床实践，总结辨证规律，创立了汗、吐、下、和、温、清、消、补八个方法，是针对阴阳、表里、寒热、虚实八纲而设立的治疗大法。

我在临床肝病辨治中以八法为治疗原则，根据肝脏本身的生理和病理特点，结合历代医家经验，归纳总结出"治肝十法"。同时，临床将八法用于指导杂病的治疗，可谓获效良多，如风温用汗法（越婢汤）、食物中毒用吐法、肠澼用下

法（自拟"化瘀汤"）、湿热外感用和法（达原饮）、消渴用温法（金匮肾气丸）、风温病用清法（麻杏石甘汤）、积聚用消法（自拟"疏肝化瘀汤"）、不孕症用补法（毓麟珠）等。初学者容易理解八法的适应证，但对于多数疾病而言，则常需多种治法配合使用。只有在遣方用药时多加斟酌，既考虑其适应证，又考虑使用禁忌及注意事项，才能保证安全用药，提高临床疗效。

99 问：历代医家论述的肝病治法繁多，临床应如何掌握主要的治疗原则

答：清代王旭高认为"肝病最杂而治法最广"。后世医家治肝方法甚多，李冠仙订治肝十法，王旭高订治肝三十法，叶天士、张山雷等对治肝均有独到见解。秦伯未提出治肝十六法，岳美中以补、泻、和三法以统之。这些方法名目繁多，反难切用。我在多年的临床工作中观察，认为只有根据肝的生理特点、病变规律来掌握其治疗原则，才能执简驭繁，应变于临床，故将肝病的治疗原则归纳为以下四个方面。

（1）疏通气血，条达为要。肝喜条达而恶抑郁，所以，在肝病的初、中、末任何阶段，疏通气血这个原则应贯彻其始终。治肝方法虽多而"疏气令调"是原则，具体运用时当分初、中、末三期疗法：①肝病初起——宜疏肝理气。初伤在气，气机紊乱，继可化火动风，因而疏肝理气是其基本治法。②肝病中期——郁久化火是特点。用苦泄热而不损脾胃，用辛理气而不破气，用滑濡燥涩而不滋腻。③肝病末期——郁久及血，形成气滞血瘀。轻则疏气养血活血合用，重则理气活血化瘀同法。郁久及血，形成脉络瘀阻，宜和肝通络，宣通而不辛窜，化瘀而不峻猛。其最终目的，是用条达舒畅以复其自然生理之态。

（2）体用结合，补泻适宜，即补肝体之不足，泻肝用之有余。治疗肝病应根据"五味入胃""各归所喜"和"各有所喜攻"的理论，去纠正"体""用"失调的矛盾。《内经》指出"肝欲酸，急食酸以补之"（肝体），"肝苦急，急食

甘以缓之""肝欲散，急食辛以散之，以辛补之，酸泻之"（肝用）。这里的酸、辛、甘是指药物的五味，"欲"和"苦"是指肝脏的性质，辛散、甘缓、酸收是调整和恢复肝功能的原则。酸补指补肝体，后世酸甘化阴者即是；酸泻指泻肝用，用酸性药品收敛肝用太过；辛补指助肝阳（气）之用；辛散指疏肝气之太过；甘缓指建立中气，使肝病不能传脾，以缓肝之变，即《难经》"损其肝者缓其中"。肝有气血阴阳，失调者皆可导致肝病，因此，补肝泻肝之法，临床上均不能偏废。肝体不足者，当补肝阴、养肝血、益肝气、畅肝络；肝用太过者，当平肝火、镇肝阳、清肝热、泻肝风、化肝郁等。运用补泻要适度，勿犯"虚虚实实"之弊。

（3）明辨标本，缓急有度。病因为本，证候为标。肝病的发生也是先有正气内虚，抵抗能力低下的内在因素，所谓"邪之所凑，其气必虚"。"本"指病源、病因、正气虚弱，"标"指病变、证候、邪气侵犯。在肝病的发生发展过程中，标本可以互相转化，治疗中应遵守"急则治其标，缓则治其本"的原则。急则治标法，如"肝阴不足，风阳内动证""湿热肝郁黄疸证"等。肝阴不足为本，风阳内动为标，先平肝息风，再培补肝阴。缓则治其本，因病程较久，如肝血不足，仅见头晕、心悸、不寐等症，应"缓则治其本"，滋补肝血，待肝血得充，则标证自解。

（4）整体治疗，兼顾七情。肝病虽主要是肝的功能失调，但因五脏是一个整体，脏腑之间相互影响，所以肝病可以影响他脏，他脏有病也可以影响肝。治疗肝病不能见肝治肝，而应当如张仲景那样"见肝之病，知肝传脾，当先实脾"。也就是说，只有从整体出发，协调各脏腑功能，才能达到治肝的目的。因此，肝病治疗需要考虑整体观念，即"整体治疗"思想。此外，肝病的基础是肝郁，多起于情志不遂，临床治疗时，医生还须言语开导以治其心，随机"辨病"以开其郁，才能达到事半功倍之效，所谓"心病还须心药医"者是也。因此，肝病治疗一定要做到"兼顾七情"。

100 问：您的学术风格讲究"淡、雅、疏"，临床治疗用药上如何体现

答：具体来讲，"淡"的含义：一是指用药宜平淡，不求奇；二是指药材易买到，价格便宜；三是肝病多为慢性病，用药时间长，故药性不宜太浓烈，一定要安全。"雅"的含义：一是指思路清晰高雅，医理要有创见；二是治疗及用药思路要以巧取胜。"疏"的含义：一指治疗方法要遵从《内经》"疏其气血，令其调达，而致和平"；二指治疗目标要稀疏，着力点应少而专。由于肝病特点决定了其病源的广泛性、治疗的长期性、用药的安全性，因此，我认为临床医生也须尽力做到这三点，全心全意地为患者服务。

五、方药新解篇

101 问：您治疗乙型肝炎常用虎杖，对此药是如何理解的

答：虎杖，见《名医别录》，味苦、酸，性凉，归肝、胆经，能清热解毒、利湿退黄，抑制乙肝病毒 DNA 的复制，可用于乙型肝炎属于肝经血热、肝火旺的患者。妇女湿热带下，可用虎杖做封包，外用热敷塌渍。现代研究表明，其对于治疗肝功能异常、转氨酶升高、胆红素升高有效。因其性偏凉，有导泻作用，脾胃虚寒者不宜多用。经验方"红虎汤"可治疗乙肝病毒复制、乙丙肝混合感染，方中即用虎杖清热解毒、活血通经。

102 问：您治疗肝病喜用鸡内金，其用药有何特殊意义

答：鸡内金，见《神农本草经》，性味甘寒，归脾、胃、小肠、膀胱经，具有消食健胃助消化、涩精止遗之功效。我用其治疗肝病是受《内经》鸡矢醴汤的启发。《素问·腹中论》云："黄帝问曰：有病心腹满，旦食则不能暮食，此为何病？岐伯对曰：名为鼓胀。帝曰：治之奈何？岐伯曰：治之以鸡矢醴，一剂知，二剂已。"此即鸡矢醴汤用于治疗鼓胀。鸡矢本为污秽之物，人多鄙弃之，但历代多有医家善用。《本草纲目》记载："鼓胀生于湿热，亦有积滞成者。鸡屎能下气消积，通利大小便，故治鼓胀有殊功，此岐伯神方也。"《长沙药解》云："鸡屎白利水道而泻湿寒，则木达而筋舒也。"鸡矢即鸡屎白。《摄生众妙方》中的本方用法："用于鸡屎一升，锅内炒黄，以好酒三碗淬下，煮作一碗，滤去渣，令病人饮之。"鉴于现代人用药习惯及药材等原因，我认为将鸡矢换成鸡内金，

消食化积效果比较好。鸡内金既能消癥积、消肿块，还能入血破积。因而从鸡矢醴汤里变通而用鸡内金，我在经验方"疏肝化瘀汤"中使用鸡内金即为此义。

103 问：您对蚤休有何临床应用体会

答：蚤休又名重楼、七叶一枝花，见《神农本草经》，味苦、辛，性寒，归心、肝经，具有清热解毒、消肿止痛、凉肝定惊之功，主治痈肿疮毒、咽肿喉痹、乳痈、蛇虫咬伤、跌打伤痛、肝热抽搐等。《神农本草经》谓蚤休"主惊痫，摇头弄舌，热气在腹中，癫疾，痈疮，阴蚀，下三虫，去蛇毒"。其中摇头弄舌即是肝病的表现之一，治风证不离肝，用蚤休可清热解毒、凉肝定惊。现代研究表明，其具有广谱抗生素的作用，还有抗病毒、抗肿瘤作用。另外，蚤休提取物尚有镇静、镇痛作用，其粉还具有止血之功。经验方"白茜汤"中含蚤休，该方可清肝凉血、清热解毒，主治急慢性肝炎及乙肝病毒携带者。

104 问：藤梨根在临床应如何运用

答：藤梨根，见《全国中草药汇编》，为猕猴桃之根，味酸、涩，性凉，具有清热解毒、祛风除湿、利尿止血之功，主治消化不良、呕吐、风湿痹痛、消化道肿瘤、痈肿疮疖、黄疸等。现代药理研究表明，其具有抗肿瘤、增强细胞免疫和抑制体液免疫功能的作用。临床消化系统及腹部肿瘤可用此缓解肿胀疼痛。藤梨根清热利湿、解毒消肿的作用，可治疗湿热内蕴、热毒炽盛导致的黄疸，同时对于幽门螺杆菌感染也有一定的效果。本药比较安全，可在临床广泛应用。

105 问：您的经验方"金砂散"中砂仁是主药，其用药含义是什么

答：砂仁，见《药性本草》，味辛，性温，归脾、胃、肾经，可化湿开胃、温脾止泻、理气安胎。《玉楸药解》中言："（砂仁）味辛，气香，入足太阴脾、足阳明胃经。和中调气，行郁消满，降胃阴而下食，达脾阳而化谷，呕吐与泄

利皆良，咳嗽共痰饮俱妙，善疗噎膈，能安胎妊，调上嗳之腐酸，理下气之秽浊，除咽喉口齿之热，化铜铁骨刺之鲠。"砂仁行气郁、降胃阴、达脾阳，治呕吐泄泻、妊娠恶阻有很好的效果。经验方"金砂散"可健脾醒胃化湿浊，砂仁是其中主药。现代药理研究表明，其有很好的促进肠蠕动、帮助消化、消除肠胀气的作用。

106 问：您在病毒性肝炎经验方"红虎汤"中用蜂房，其作用如何

答：蜂房，见《神农本草经》，味甘，性平，归肝、胃、肾经，能祛风止痛、解毒消肿、杀虫止痒，主治风湿痹痛、痈疽恶疮、瘰疬痔病、皮肤顽癣等，还能治疗各种癌肿、阳痿、遗尿、带下等症。《长沙药解》云其"味咸，入足厥阴肝经，能化结硬，善破坚积"。由于本药可入肝经，故我的经验方"红虎汤"用了此药，取其祛风止痛、攻毒消肿、化硬结、善破坚积之功。

107 问：穿山甲善通经下乳，您在肝病诊治中有何妙用

答：穿山甲，见《名医别录》，味咸，性微寒，归肝、胃经。《玉楸药解》中记载："鲮甲善穿通走窜，透坚破结，开经络关节痹塞不通，通经脉，下乳汁，透筋骨，逐风湿，止疼痛，除麻痹，消肿毒，排脓血，疗瘰痈痔瘘、瘰瘘疥癣、奶吹乳岩、阴痿便毒、聤耳火眼、蚁瘘鼠疮。至于瘫痪㖞斜，缓急拘挛，未必能也。而引达木荣筋之药，斩关深入，直透拳曲拘挛之处，则莫捷于此。病在上下左右，依其方位，取甲炒焦，研细用，亦名穿山甲。"其既有活血调经的功效，可用于治疗妇女月经减少、闭经、痛经、经血黑等症；又有止血的功效，可用于出血症。除此之外，穿山甲还可以祛风除湿，用于经脉气血凝滞不通所致的腰膝及关节疼痛、风湿痹痛、屈伸困难，对中风瘫痪也有很好的治疗作用。

对于肝硬化、肝癌、肝病后期伴发强直性关节炎等病证，我常用穿山甲配合鳖甲、龟甲、茜草、海螵蛸、重楼等药，取得了较好疗效。

108 问：您对桉叶的临床应用有何经验体会

答：桉叶，见《陆川本草》，性寒，味辛、苦，归肺、胃、脾、肝经，具有疏风解表、清热解毒、化痰理气、杀虫止痒之功。其味辛升发，既能疏风解表，用于风热感冒，风温初起发热、咳嗽痰多之症；又能祛风止痒，用于皮肤湿疹、痒疮等症。其味苦性寒，能清热解毒、祛湿，用于湿热泻痢、淋证、热毒所致的咽喉肿痛、烫火伤、痈肿疥癣等。我的老师麻瑞亭擅长用桉叶治疗肾盂肾炎，我也在临床中将其应用于急慢性肾盂肾炎、急性扁桃体炎、急性支气管炎、肺炎、耳鼻喉科疾患及皮肤感染性疾患，取得了较好疗效。但因其叶中含挥发油，对呼吸道黏膜有刺激作用，故不宜多用，汤剂每日以 3g 左右为宜。

109 问：在跟师过程中发现您经常用百合，对此有何用药体会

答：百合，见《神农本草经》，味甘、微苦，性平，归心、肺经，甘中有收，能清心肺之余热、养心安神，用于热病后期余热未清引起的烦躁失眠、精神恍惚、惊悸多梦。其蜜炙后，可增强润肺止咳之功，用于治疗肺燥咳嗽，肺虚、阴虚之久咳及痰中带血等症。

我在临床体会到，百合有"安心定胆以宁神，甘寒生津以养肺，土金相和以达木"的三个特性。在临床中灵活应用经方"百合地黄汤""百合知母汤"和时方"百合乌药汤"合经验方，治疗因肝失疏泄，肝气郁结，气机失调，导致相火妄动引起心不能主神明、肺失宣发肃降和脾胃运化失常的病变，颇有疗效。例如：经方"百合地黄汤"合经验方"解郁合欢汤""疏肝化瘀汤"治疗肝失疏泄，肝气郁结，气机失调，郁热相火上扰引起心不能主神明导致的失眠；经方"百合知母汤"合经验方"甲苓饮"治疗肝肾阴虚，肾不主水，肝不能通利三焦，水液运化失常，相火上扰灼伤肺金所致的鼓胀并发咳嗽；时方"百合乌药汤"合"四逆散"、经验方"桃红化浊汤"治疗因肝气郁结日久化热，横逆犯脾胃，使脾失运化，湿热中阻，中焦气机失常导致的痞满。现代药理研究表明，

百合具有止咳化痰、抗过敏、镇静、耐缺氧等作用，还可以防治环磷酰胺所致的白细胞减少症，临床多用于肝病恢复期、支气管炎、哮喘、咽喉炎、结核病、神经衰弱、更年期综合征、肿瘤等。

110 问：您在肝病治疗中活血药喜用桃仁，其意为何

答：桃仁，见《神农本草经》，性平，味苦、甘，归心、肝、大肠经，具有活血祛瘀、润肠通便之功，主治经闭、痛经、癥瘕痞块、跌仆损伤、肠燥便秘。《长沙药解》云："味甘、苦、辛，入足厥阴肝经。通经而行瘀涩，破血而化癥瘕。桃仁辛苦滑利，通经行血，善润结燥而破癥瘀。"因此，考虑其通经行血，质润，比较滑利，无香燥之性，经验方"桃红化浊汤"用桃仁，疏通肝络以防瘀结，兼作引经以清血分湿热。现代药理研究表明，桃仁有抗肝损、抗肝纤维化的作用，能改善免疫功能低下和失衡状态。

111 问：您治疗肝病肝肾不足证时常用山萸肉，其缘由为何

答：山萸肉，见《神农本草经》，味酸、涩，性微温，归肝、肾经，具有补益肝肾、涩精固脱之功，主治眩晕耳鸣、腰膝酸痛、阳痿遗精、遗尿尿频、崩漏带下、大汗虚脱、内热消渴。我治疗肝病多用山萸肉，因为虚则补其母，肝病之虚证必须从肾入手，水能生木，补肾就是补肝，诸如一贯煎、左归饮、滋水清肝饮，以及经验方"补肝益肾汤"等，其重点都是山萸肉。《长沙药解》云其"温乙木而止疏泄，敛精液而缩小便"，酸涩敛固，为八味中之要药。

112 问：您对地锦草的临床应用有何体会

答：地锦草，见《嘉祐本草》，味辛、性平，归肝、大肠经，具有清热解毒、凉血止血之功，主治痢疾、泄泻、咳血、尿血、便血、崩漏、疮疖痈肿。地锦草可清热解毒、利湿退黄，相较于虎杖等清热解毒药，其利胆作用不强，更偏于消化系统疾患如腹泻、痢疾等的治疗。现代药理研究表明，其具有抗病

原微生物的作用，可中和毒素，且尚有止血、抗炎、止泻作用。

113 问：您在肝病、肾病及一些杂病方面常用海马，有何用药体会

答：海马，见《本草拾遗》，味咸、甘，性温，归肝、肾经，具有温肾壮阳、散结消肿功效。其甘温，温肾阳，壮阳道，引火归原，可用于治疗肾阳亏虚之阳痿不举、遗精、遗尿、虚喘等症；又入血分，味咸，有散结消肿、助阳活血、调气止痛之功，用于治疗气滞血瘀之癥瘕、积聚、疔疮肿毒等症。

我认为，所有活血化瘀消积药中，同时具有很好的温阳补肾作用的以海马为最佳，治肝脾肿大既有肝积又有肾虚者，温而不燥。海洋动物中海马的繁殖力非常强，故对于治疗生殖问题也很有帮助。

由于海马能"暖水脏，壮阳道，消癥块，治疗疮肿痛"（《本草纲目》），故能调和气血、大补元阳。海马临床常用于抗衰老、抗肿瘤、抗血栓等，亦常用于肝病后期之肝肾综合征、肝脾肿大、消化道出血、溃疡瘘管之难愈合者，以及肝胆癌病切除术后、化疗、介入术后虚损衰竭患者。

114 问：您的经验方"和胃汤"中加入连翘，用意为何

答："和胃汤"是我的经验方，临床常用于郁热中阻之胃痞。本方由木蝴蝶、枳壳、佛手、香橼、香附、连翘等组成，功用调气和胃、清热和中，主治胃脘痞满、恶心胀满、纳呆、胃中嘈杂。木蝴蝶性凉，味苦、甜，归肝经、胃经，能清肺利咽、疏肝和胃，为君。臣以佛手、香橼、枳壳、香附理气宽中，消胀降痰。佐以连翘清热和中，治疗食积引起的郁热，与保和丸中用连翘有相似之处。连翘，味苦，性微寒，既可散结以助消积，又可清解食积所生之热，在二方中均为佐药。

115 问：您治疗肝病出现血证时常用阿胶，用意何在

答：阿胶，见《神农本草经》，味甘，性平，入肺、肝、肾经，功效长于滋阴补血、安胎、主治血虚、虚劳咳嗽、吐血、衄血、便血，以及妇女月经不调、崩中、胎漏等。

对肝病出血仅用熟地黄、当归补血时，其力度不足。因肝藏血，仅用植物药恐补血之力不够，植物药更善于补气，要补血当用血肉有情之品为好。现在临床输血也是在补充血肉有情之品，我临床常用阿胶、龟板胶、鹿角胶、海龙胶补血。《长沙药解》认为阿胶"味平，入足厥阴肝经。养阴荣木，补血滋肝，止胞胎之阻疼，收经脉之陷漏，最清厥阴之风燥，善调乙木之疏泄"，言其调肝之疏泄、润肝、养肝作用俱佳。目前临床多用于治疗各系统的出血性疾病和贫血性疾病，对肿瘤患者既能补血强壮，又兼有抗癌作用。

116 问：您治疗急性重型肝炎、肝昏迷为何常用青黛、白矾这一药对，使用时有何注意事项

答：治疗急性重型肝炎、肝昏迷，我常用青黛、白矾这一药对。大青叶经加工后，取其精品为青黛。其味咸，性寒，入足厥阴肝经，功用清肝泄热、凉胆除蒸，可敷金疮痈肿、疗恶犬毒蛇诸伤。《本草衍义补遗》认为，青黛能"收五脏之郁火，解热毒，泻肝，消食积"。现代药理研究表明，其具有抗肝损伤、抗病毒、抗内毒素、抗炎、提高免疫力、抑制血小板聚集等作用。青黛咸寒直入肝经，常作为引经药物引药入肝经，用于治疗急性重型肝炎、肝昏迷，疗效较好。《长沙药解》指出白矾"味酸，涩，微寒，入足太阴脾、足太阳膀胱经。善收湿淫，最化瘀浊，黑疸可消"。

青黛善引药入肝经，白矾长于健脾化湿，将此药对用于治疗肝昏迷痰瘀阻络，苔白腻者，疗效较好。二药合用，取《金匮要略》"硝石矾石散"之义，此方多用于痰湿阻络证。

青黛临床应用多入丸剂，亦可少量入药同煎。白矾味酸涩、性寒，凡阴虚无湿热者忌服。白矾恶牡蛎，畏麻黄；忌大量内服，以免引起胃黏膜出血。

117 问：您过去曾用茜草、紫草治疗小儿麻疹肺炎，然为何能用于肝病治疗

答：茜草、紫草均是清热解毒药，儿科多用，因其有透疹的作用，可用于小儿麻疹，疹出不畅。紫草、茜草治疗麻疹病毒有效，考虑乙型肝炎亦为病毒感染，肝炎病毒和麻疹病毒有类似之处，故在 20 世纪 80 年代，我们将其用于乙型肝炎的治疗。经长期临床应用，证明二药对乙型肝炎的治疗也是有效的。二者相伍为用，可增强清热解毒、化瘀之功效。

我通过多年临床观察发现，乙型肝炎病毒应属伏邪范畴，肝炎早期是肝气郁，只有病情深入，气郁与伏邪相结合后形成"血分伏邪"，郁久化热达到"肝经血热"之际，才导致质变。这一病机是病毒性肝炎辨治的中转环节，肝郁证的全过程，其始在气，继而及血，如能在治疗中控制"血分伏邪"和"肝经血热"，就可对肝炎病毒起到较好的防治作用。所以，针对这一病机，我自拟经验方"茜兰汤"化裁治疗，临床取得了显著疗效，据此研发出的新药"碧云砂乙肝灵"在我国肝炎防治中做出了应有的贡献。

118 问：龟板与鳖甲这一药对您在临床上有何妙用

答：龟板为龟之腹甲，滋肾阴而潜浮阳，能通任脉，可通心入肾、益肾健骨，用于治疗肝肾不足引起的骨蒸劳热、潮热、盗汗、腰足痿软、小儿囟门不合，以及阴虚阳亢所致头晕目眩、耳鸣等症。鳖甲为鳖之背甲，滋肝肾之阴而潜阳，还能软坚散结、破瘀通经，治疗肝脾肿大等。

二者相合，龟板滋阴力强，鳖甲退热软坚较好，功效相互促进，阴阳相合，滋阴清热、养阴之功更强。在治疗肝病出现肝硬化，或者出现肝硬化腹水时，常常应用此对药。由于肝病发病原因多为相火旺盛，日久耗伤阴液，故多有阴

虚内热之证。二药均可入肝、肾二脏，而疾病后期又多有肝肾阴虚之证，故应用此对药，既能软坚散结，又能滋阴清热。在部分重症患者，有肝风内动，出现肝昏迷时，二药还有滋阴潜阳之功，可潜纳浮阳。我治疗阴虚型肝硬化腹水，自拟经验方"甲苓饮"，既采用《温病条辨》中"三甲复脉汤"以滋阴软坚、凉血息风，又用仲景治疗阴虚有热、水气不利的"猪苓汤"，共奏养阴利水、散瘀清热之效，可防止血证及动风的发生。二药性平，味一咸一甘，用于肝硬化腹水患者很安全。

119 问：您常将青风藤、海风藤二药配伍，善于治疗哪些疾病

答：青风藤，味苦、辛，性平，归肝、脾经，可祛风湿、通经络、利小便，用于风湿痹痛、关节肿胀、麻痹瘙痒。《本草便读》言"凡藤蔓之属皆可通经入络。此物（青风藤）味苦平，善治风疾，故一切历节麻痹皆治之。浸酒尤妙，以风气通于肝，故入肝，风胜湿，湿气又通于脾也"。海风藤，味辛、苦，性微温，归肝经，可祛风湿、通经络、止痹痛，用于风寒湿痹、肢节疼痛、筋脉拘挛、屈伸不利。

青风藤秋末冬初采收，海风藤夏初采收，二者相伍，入肝经，能明显增强祛风湿、通经络的功效，尤擅于治疗风寒湿痹兼有风湿痹痛、筋脉拘急者。两药配伍，加大肝主疏泄的功能，以疏清降浊，同时加入祛湿化浊、活血化瘀、通络止痛之药，可治疗血浊证、痛风、高尿酸血症。我的经验方"青风苓汤"就是在此理论基础上形成的，临床上取得了较好的疗效。

120 问：您常用"二海"治疗哪些疾病

答：我常用"二海"，即海蛤壳、海浮石二药配伍治疗瘰疬、瘿瘤。海蛤壳，味咸，性微寒，入手太阴肺经、足太阳膀胱经，可清金除烦、利水泻湿。海浮石，味咸，气平，入手太阴肺经、足厥阴肝经，可化痰止渴、破滞软坚，善化老痰。二者相伍，主入肺经，性寒以清热，味咸能软坚散结，可用于治疗

痰热壅肺之咳喘、痰稠色黄，亦可用于瘰疬、瘿瘤、水湿停聚之小便不利等。

121 问：您常用干姜、黄连治疗哪些疾病，临床药量如何把握

答：干姜辛热，温中散寒，温肺化痰。黄连苦寒，泻火解毒，清心除烦。干姜以辛开温通为主，黄连以苦寒降泄为主，二药合用，辛开苦降，一温散，一寒折，调寒热，除寒积，清郁热，止呃逆，和胃降逆除痞满。肝病日久，相火旺盛，耗伤阴液，很多患者合并口腔溃疡。治疗此类患者应用原有方剂时，可加用此对药；亦可合用甘草等，取甘草泻心汤之意。

二药剂量也当根据疾病辨证而定。若热多寒少，则多用黄连，少佐干姜；若寒多热少，多用干姜，少佐黄连；若寒热同等，则二药各半。

122 问：乌梅、紫草二药配伍常用于哪些疾病的治疗

答：乌梅味酸，性涩，入足厥阴肝经，酸涩收敛，泻风木而降冲气，止呕吐而杀蛔虫，善医蛔厥之证。其止咳嗽，主泄利，消肿痛，涌痰涎，泻烦满，润燥渴，散乳痈，通喉痹，点黑痣，蚀瘀肉，收便尿下血，止刀箭流血，松霍乱转筋，开痰厥牙闭。紫草味苦，气寒，入足厥阴肝经，功能清肝凉血、泻火伐阳。紫草疏利，凉血化瘀，寒胃滑肠。

临床将乌梅用于点黑痣，蚀瘀肉。紫草用于治肝病病毒，其清热解毒、化瘀之力强。二者相伍，可用于治疗肝炎兼有胆囊息肉、胃息肉、肠息肉者，但有消化道糜烂或溃疡者不宜使用。

123 问：临床针对长期饮酒者，您为何经常加入枳椇子、红豆蔻二药

答：枳椇子是拐枣的籽，味甘，性平，归心、脾、肺经，功用解酒毒、止渴除烦、止呕、利大小便，主醉酒、烦渴、呕吐、二便不利。红豆蔻味辛，气温，入脾、胃经，治脾胃湿寒，痛胀皆消，疗水谷停瘀，吐泄俱断，善止霍

乱疟痢，能除反胃噎膈，去胸腹之酸秽，散山川之瘴疠，亦可治饮酒过度所致呕吐。

二者相伍，入足太阴脾，不但解酒之力强，而且还强于止呕，是治疗酒精肝的常用药对。

124 问：您治疗肝癌常用白花蛇舌草、半枝莲，其缘由为何

答：肝癌是常见的恶性程度较高的肿瘤之一，严重威胁我国人民的生命，中医学对肝癌的认识和治疗积累了丰富的经验。我认为肝癌的总体病机是阳不化气，阴乱成形。正气不足是本病发生的根本原因，情志失调、感受毒邪、饮食不节是外在因素，气虚血瘀、湿热毒互结为病机所在。当治以扶正化瘀，解毒消积，攻补兼施。

半枝莲味辛，性平，归心、小肠、肺经，具有清热解毒、利水消肿、活血止痛之功。白花蛇舌草味微苦、甘，性寒，归胃、大肠、小肠经，具有清热解毒、利水消肿之功。此二药均苦寒清泄，具有清热解毒利水之效。两药相须而用，清热解毒之力倍增。现代药理研究表明，二药均有抗肿瘤的作用，我临证治疗肝脏及其他部位肿瘤性疾病时常用此对药。经验方"白莲化癖汤"益气养血、化瘀解毒，方含白花蛇舌草、半枝莲，治疗肝癌疾患，可调不化气之阳、解乱成形之阴，使机体趋于"阴平阳秘"，发挥"阳化气，阴成形"之功用。

125 问：您治疗脾胃病出现脘腹胀满时常用甘松、山柰药对，有何体会

答：甘松，见《开宝本草》，味辛、甘，性温，归脾、胃经，具有理气止痛、开郁醒脾之功，主治脘腹胀满、食欲不振、呕吐，外治牙痛、脚肿。现代药理研究表明，其有降血压、抗心肌缺血、抗溃疡及抑菌作用。

山柰，见《本草纲目》，味辛，性温，归脾、胃经，具有温中化湿、行气止痛之功，为芳香健胃之剂，主治心腹冷痛、停食不化、跌打损伤、牙痛、胸膈

胀满。本品亦可作调味香料。阴虚血亏及胃中有郁火者禁服。

二药气味辛香，均可醒脾行气、温中止痛。甘松理气醒脾功效较强，山奈温中止痛效佳。"土爱暖而喜芳香"，两药辛温行散，散满下气，扶脾顺气，合用后治疗脾气不升、胃气不降，可使寒凝气滞消而痛自止。临床上可用于治疗肝胃不和，调整胃肠功能。

126 问：对于脂肪肝、高血压病引起的头痛、眩晕等，您常用决明子、怀牛膝这一药对，请您谈谈此药对的临床应用体会

答：决明子，见《神农本草经》，味甘、苦、咸，性微寒，归肝、大肠经，功能清热明目、润肠通便，用于目赤涩痛、羞明多泪、头痛眩晕、目暗不明、大便秘结。

牛膝，见《神农本草经》。《玉楸药解》谓其"味苦、酸，气平，入足太阳膀胱、足厥阴肝经。利水通淋，破血通经。牛膝疏利水道，治小便淋涩疼痛，疗膝胫痿痹拘挛，通女子经脉闭结，起男子宗筋软缩，破坚癥老血，消毒肿恶疮，嚼罨木刺……其性下行，肝脾郁陷者勿用"。

决明子既能清泻肝火，又能平抑肝阳；怀牛膝性善下行，能引上亢之阳下潜、引上炎之火下降、引上逆之血下行。二者相伍，可治疗肝阳上亢之头痛、眩晕等，临床可用于治疗脂肪肝、高血压病。

127 问：您常将木瓜、白芍用于肝病兼经脉挛急者，临床有何体会

答：木瓜，味酸、涩，性微寒，入肺、肝经，功用敛肠止泻、逐湿舒筋，治霍乱吐利、腹痛转筋，疗脚气，治中风筋挛骨痛。《玉楸药解》云"其主治诸病，总皆寒湿之邪，但用木瓜，终难成效"。

白芍，味苦、酸，性微寒，归肝、脾经，功用平肝止痛、养血调经、敛阴止汗，用于头痛眩晕、胁痛、腹痛、四肢挛痛、血虚萎黄、月经不调、自汗、

盗汗。

二者相伍为用，木瓜主肝用，白芍主肝体，在舒筋的同时柔肝、平肝，养肝的同时活络。我在临床应用中，将其用于肝病伴有筋脉拘挛者。木瓜可以增强白芍的酸敛作用，防止痉挛。白芍本身是肝体，木瓜可治筋病，肝主筋，肝病时可见到"大筋软短，小筋弛长，软短为拘，弛长为痿"。白芍可以增加木瓜舒肝筋、养肝体的作用；木瓜治肝用，能舒筋，能展筋，能缓解筋在痉挛中的紧张状态。

128 问：您治疗妇人血瘀水停证时常用泽兰、益母草这一药对，临床有何体会

答：泽兰味苦、辛，性微温，归肝、脾经，在疏肝行血、活血化瘀的同时，还能利水消肿，为利水通经之药，用治肝络不畅，可疏通肝络。本品药性平稳，临床上常用 15～30g，既可以治疗妇科病，又可以治疗肝腹水。《本草纲目》云："泽兰走血分，故能治水肿，涂痈毒，破瘀血，消癥瘕，而为妇人要药。"

益母草，味苦、辛，性微寒，归肝、心包、膀胱经，可活血调经、利尿消肿、清热解毒。本品能行血不伤血，养血不滞血，活血散瘀而生新，宜于妇人胎产诸病。

二药相须为用，可活血利水，瘀水共治。我在临床常将二者用于血瘀水停之证，既有活血利水之功，又无耗气伤阴之弊，对妇人尤为适宜。

129 问：四乌鲗骨一藘茹丸本为妇科第一方，在治疗肝病中您为何能得心应手地运用

答：《内经》中记载四乌鲗骨一藘茹丸，乌鲗骨即海螵蛸，藘茹即茜草，该方可治疗血枯经闭。我在肝病的治疗中喜用四乌鲗骨一藘茹丸，一是取其益精补血、化瘀软坚之功，主治血枯精竭症。因肝主藏血，血盈则木荣，故此方可补肝体。经验方"疏络化纤汤"针对肝病中肝脾血瘀用此药对抗肝纤维化，临

床疗效显著。二是茜草入肝经血分，可凉血化瘀、清解血分之热。《本草纲目》认为，海螵蛸也入厥阴血分，具有收敛止血、涩精止带、制酸止痛的功效。两药配伍可用于胃肠黏膜出血、胃及十二指肠溃疡，可补血堵漏，从源头着手。我在急慢性肝病、消化道疾病中也经常使用。但须注意，茜草为凉血祛瘀类药物，不宜连续大剂量使用。

130 问：您如何理解炙甘草汤，其临床应用如何

答：《伤寒论》中炙甘草汤亦名复脉汤，可益气滋阴，通阳复脉。"伤寒脉结代，心动悸，炙甘草汤主之。""此方以炙甘草为君，故名炙甘草汤。又能使断脉复续，故又名复脉汤。甘草生能泻心下之痞，熟能补中气之虚，故以为君。""宣通百脉，流行血气，则经络自然流贯矣。"黄元御认为《伤寒》炙甘草汤"治少阳伤寒，脉结代，心动悸者。以少阳甲木化气于相火，其经自头走足，循胃口而下两胁，病则经气上逆，冲逼戊土，胃口填塞，碍厥阴风木升达之路，木郁风作，是以心下悸动。其动在胃之大络，虚里之分，正当心下。经络壅塞，营血不得畅流，相火升炎，经络渐而燥涩，是以经脉结代，相火上燔，必刑辛金，甲木上郁，必克戊土，土金俱负，则病转阳明，而中气伤矣。甲木之升，缘胃气之逆，胃土之逆，缘中气之虚。参、甘、大枣，益胃气而补脾精，胶、地、麻仁，滋经脉而泽枯槁，姜、桂，行营血之瘀涩，麦冬清肺家之燥热也。""君相火炎，宫城不清，是以心烦。"可见少阳甲木化气于相火，木郁风作，法当调其气机、平其相火，炙甘草汤正可补心之"体"、调心之"用"。

张仲景的炙甘草汤主治心阴阳两虚证，后世医家在临床应用时将其扩展用于治疗虚劳、肺痿、肺燥阴伤等证。现代医家常将其用于治疗心血管疾病如心律失常、心力衰竭、心肌病等；消化系统疾病，如炙甘草汤联合猪苓汤治疗肝硬化腹水、化疗后胃肠功能紊乱、老年型便秘等；同时，本方亦可用于治疗呼吸系统疾病及其他系统疾病如缺铁性贫血、眼科疾病、妇科疾病、口腔疾病、顽固性皮肤病、顽固性失眠等，疗效显著。炙甘草汤所治病的病机为阴阳两虚、

气血不足，临床只要符合炙甘草汤证，均可"异病同治"，选用炙甘草汤加减施治。

131 问：仲景四逆散体现了"左升右降，龙虎回环"的学术思想，您在临床有何用药经验体会

答：黄元御认为"寒水侮土，四肢厥逆。其人或肺逆而为咳，或木郁而为悸，或土湿木遏而小便不利，或寒气凝滞而腹中痛，或清气沉陷而泄利下重者，是皆土郁而木贼也。宜四逆散，甘草、枳实培土而泻滞，柴胡、芍药疏木而清风也"。临床灵活加减，可用于多证。

四逆散源于仲景《伤寒论》，临床极为常用，可透邪解郁、疏肝理脾。方中取柴胡入肝胆经，升发阳气，疏肝解郁，透邪外出，为君药。白芍敛阴养血柔肝为臣，与柴胡合用，以补养肝血，条达肝气，可使柴胡升散而无耗伤阴血之弊。佐以枳实理气解郁，泄热破结，与白芍相配，又能理气和血，使气血调和。使以甘草，调和诸药，益脾和中。该方很好地体现了黄元御所言的左升右降，龙虎回环。现代医家将其广泛应用于临床各科，如消化系统疾病、妇科疾病、儿科疾病、泌尿系及男科疾病、外科疾病、神经精神系统疾病、内分泌疾病、精神健康疾病及其他疾病属肝脾气郁证或阳郁厥逆证。

我在肝病治疗中也常用本方，多与他方合用，使气机调而阴阳复。我以四逆散与丹香青金饮相合为基础方，创制出很多变方，如"疏肝理气汤""疏肝化瘀汤""疏肝五皮饮""疏肝利胆汤"等，临床取得了很好疗效。

132 问：柴胡加龙骨牡蛎汤在肝病和其他内科疾病中有哪些运用

答：柴胡加龙骨牡蛎汤出自《伤寒论》，具有和解清热、镇惊安神之功，主治伤寒往来寒热、胸胁苦满、烦躁惊狂不安、时有谵语、身重难以转侧。方中柴胡、桂枝、黄芩和里解外，以治寒热往来、身重；龙骨、牡蛎、铅丹重镇安

神，以治烦躁惊狂；半夏、生姜和胃降逆；大黄泻里热，和胃气；茯苓安心神，利小便；人参、大枣益气养营，扶正祛邪。全方共奏和解清热、镇惊安神之功。其临床使用很广泛，有很好的镇惊安神的作用，尤其适用于肝病有情志症状者。

黄元御《伤寒悬解》论柴胡加龙骨牡蛎汤："下伤中气，胃逆而为胸满。胆木拔根而为烦惊。心神扰乱而为谵语。乙木郁遏，疏泄不行，则小便不利。己土湿动，机关壅滞，则一身尽重，不可转侧。柴胡加龙骨牡蛎汤中大枣、人参、茯苓补土而泻湿，大黄、柴胡、桂枝泻火而疏木，生姜、半夏下冲而降浊，龙骨、牡蛎、铅丹敛魂而镇逆也。"

我常将其用于失眠、更年期综合征、焦虑症及符合病机的心律失常早搏等。现代医家还将其用于晚期小细胞肺癌、精神分裂症、慢性脑血管功能不全所致轻度认知障碍、缺血性脑卒中、心脏神经官能症等。临床应用时，要注意"胸满烦惊"是其主症。

133 问：您对"五参丸"有何认识及临床体会

答：五参丸出自孙思邈《千金翼方》，由人参、苦参、玄参、丹参、沙参组成，具有益气养阴、清热活血之功，主治心虚热，不能饮食，食即呕逆，不欲闻人语。关于此方的临床报道并不多，我们在肝病临床上将五参丸变成饮，治疗肝病患者阴虚相火之证。该方具滋阴、化瘀、解毒之效，正合肝病病机。在一般方剂中，益气养阴的同时，具有化瘀作用的中药较少，同时具有解毒作用的中药则更少。五参丸仅五味药，慎选药物，组方精当，以"参"为名，发挥各药功效，达益气养阴、解毒化瘀之效。

该方不仅用于治疗肝病，还可用于多种疾病，如病毒性心肌炎、心房纤颤、皮肤瘙痒症、风湿性关节炎等属五参丸病机者。其具有益心气、养心阴、清心热、除心烦、解心毒之功效。

134 问："建瓴汤"组方特点及临床应用如何

答：建瓴汤出自《医学衷中参西录》，可镇肝息风、滋阴安神，主治肝阳上亢之证，症见头目眩晕、耳鸣耳胀、心悸健忘、烦躁不宁、失眠多梦、脉弦硬而长等，临床多用于精神神经系统疾病、心脑血管疾病、妇科疾病等。方中重用怀牛膝降上炎之肝火，生代赭石、生龙骨、生牡蛎平肝潜阳，生地黄、山药滋补肝肾，白芍敛阴平肝，柏子仁滋心安神。本方用滋阴安神的生地黄、白芍、柏子仁，配以镇肝息风的生代赭石、生龙骨、生牡蛎为其配伍特点。临床若见腰膝酸软、精神萎靡、形瘦、烦热等肝肾阴虚证者，加熟地黄、山萸肉、龟板；面红、目赤、口苦、便秘、尿赤等肝火偏盛证者，加龙胆草、牡丹皮、生大黄、钩藤等。

"建"，音蹇，通湔，倒水、泼水之意；"瓴"，一指盛水之瓶，一指瓦沟。"建瓴"为"高屋建瓴"成语的省句。本方中重用滋养阴液、柔肝息风之品，辅以重镇潜阳、养血安神之药，既能平肝潜阳，又能宁心安神，使肝阳得平，内风息除，心神安守，诸症自解。比喻服用本方后，其镇肝息风之效，好像水从高屋脊上向下倾倒，言其居高临下，不可阻挡之势。张锡纯认为本方"服后能使脑中之血如建瓴之水下行，脑充血之证自愈"，故名"建瓴汤"。我常运用该方治疗高血压病、手抖症、多动症、夜游症等属于阴虚阳亢风动者。

135 问：消瘰丸仅三味药，治疗瘰疬为何能取得很好的疗效

答：瘰疬者，足少阳之病也。足少阳以甲木而化气与相火，其经自头走足，行身之旁，上行耳后，入缺盆。如少阳逆行，经气壅遏，相火不能降蛰，相火上炎，循经上传，则瘰疬生焉。

消瘰丸出自《医学心悟》，共三味药，即玄参、浙贝母、煅牡蛎，可清热滋阴、化痰散结，主治痰火凝结之瘰疬痰核。方中玄参滋阴降火，苦咸消瘰；贝母化痰消肿，解郁散结；牡蛎咸寒，育阴潜阳，软坚消瘰。合而用之，对瘰疬

早期有消散之功；病久溃烂者，亦可应用。本方以滋阴潜阳，使少阳相火正常循行而不逆乱，则结聚于少阳经之瘰疬可消也。

136 问：您常用升降散，其组方特点及临床应用如何

答：升降散出自《伤寒瘟疫条辨》，可升清降浊、散风清热。方中僵蚕清热解郁，散风除湿，化痰散结，解毒定惊，既能宣郁又能透风湿于火热之外；蝉蜕宣肺开窍以清郁热；姜黄行气散结，破瘀逐血，消肿止痛；大黄攻下热结，泻火解毒，推陈出新，安和内脏。四药相伍，升清降浊，寒温并用，一升一降，内外通达，气血调畅，共可行气解郁、宣泄三焦火热之邪，使升降复常，故名"升降散"。

清代杨栗山对《内经》"火郁发之"之旨颇有研究。他认为温病乃怫郁为重，郁而化热，阻塞气机升降，治疗上须采用"郁而发之"的原则。其独创升降散，为温病郁热内伏所设。由于组方严谨精当，不但给人以方，更重要在于通过升降散调节人体表里三焦气机，宣郁清热，示人以法。此方广泛应用于内科杂病及疑难重症中，如各种急性传染病（流脑、麻疹、病毒性肺炎等）、支气管炎、胆囊炎、腮腺炎、精神分裂症、神经性耳鸣、耳聋、化脓性中耳炎、鼻窦炎、咽喉炎、带状疱疹、痤疮、银屑病等，辨证施治，常可取得满意疗效。

我的经验方"仙方承气汤"即从升降散加减变化而来，由僵蚕、大黄、枳实、厚朴、蝉蜕组成，可攻下热结，宣畅气机，透热转气。直肠给药，主治小儿重症手足口病脑炎，疗效显著。朱丹溪言"人间治疫有仙方，一两僵蚕二大黄""治有三法，宜补、宜散、宜降"。上方中用小承气汤使里热下趋以降浊，僵蚕、蝉蜕升浮宣透以升清，五药合用，使邪有出路，故名仙方承气汤。

137 问：《温病条辨》中三香汤在临床中如何应用

答：三香汤是宣肺化湿法的代表方剂之一，本方源于清代温病学家吴鞠通

撰著的《温病条辨》卷二"中焦篇·湿温",是为"湿热受自口鼻,由募原直走中道,不饥不食,机窍不灵"而设。临床症见头面满闷不适,口唇红肿胀痛,眼睑红肿胀痛,双目视物不清,耳鸣,胃脘痞满,口苦,舌质红,苔薄黄,脉濡。其病机为湿热客于募原,气机被阻。治疗应舒畅气机,芳香逐秽。吴鞠通认为:"按此证由上焦而来,其机尚浅,故用蒌皮、桔梗、枳壳微苦微辛开上,山栀轻浮微苦清热,香豉、郁金、降香化中上之移浊而开郁。"本证湿热之邪从上焦传入中焦,故仍从上焦治疗。以上焦为湿热的去路,故以质轻芳香走上的药物为主。本方的关键在于开宣肺闭,清泄郁热。方中栀子与豆豉相伍,即栀子豉汤,善宣透郁热;降香与郁金相配,以行气散郁化浊;瓜蒌皮合桔梗,以开达肺气;桔梗、枳壳相合,以调畅气机。诸药合用,则宣、清、透、达,使郁热得解,湿浊得化。

我在临床中常将其加减应用于消化性溃疡、慢性胃炎、肝炎、胆囊炎、消化不良、小儿厌食症、胃食管反流性咳喘、心脑血管疾病等属本证者。

138 问:您在口腔疾患治疗中常用镇阴煎加减,其组方特点及临床应用如何

答:镇阴煎出自《景岳全书》,由熟地黄、牛膝、炙甘草、泽泻、肉桂、制附子组成,具有滋阴补肾、引火归原之功,主治阴虚于下,格阳于上,则真阳失守,血随而溢,以致大吐大衄、六脉细脱、手足厥冷、危在顷刻而血不能止者。冷服亦治格阳喉痹上热者。方中大量熟地黄补益肾阴以固本,真阴充足则阳有所附;再用少量的附子、肉桂温补肾阳,引火归原,使虚阳得静;牛膝、泽泻引火下行,从而实现水火既济,阴阳平衡;炙甘草调和诸药。如此则虚阳可降,动血自安,诸症可除。本方临床中应用广泛,如复发性单纯疱疹、痤疮、银屑病、慢性咽炎、喉痹及复发性口疮等,凡以阴虚于下、格阳于上为主要病机者,皆可用该方以滋补肾阴、引火归原。

139 问：清震汤仅三味药，为何治疗头痛每获良效

答：头面肿痛疙瘩，名雷头风，一云头如雷鸣。东垣曰："在三阳，不可过用寒药重剂，勿伐无过，处清震汤升阳解毒，盖取震为雷之义。"

清震汤源于刘完素《素问病机气宜保命集》，方中仅三味药，即苍术、升麻、荷叶。治雷头风，症见头面疙瘩肿痛、头痛、头胀、头中或有响声等。头乃精明之府，为诸阳之会，中焦不运，酿生湿热，清阳不升，浊阴不降，导致中焦胀满；清阳不升，浊阴上犯头面而发病。《素问·阴阳应象大论》云："其高者，因而越之；其下者，引而竭之；中满者，泻之于内。其有邪者，渍形以为汗；其在皮者，汗而发之；其慓悍者，按而收之；其实者，散而泻之。"

方中苍术辛烈，燥湿强脾，能辟瘴疠；荷叶淡渗利湿；升麻性阳、味甘、气升，能解百毒，利湿中加以升阳，实有升清降浊之妙，对于湿热阻滞气机有极好的疗效。本方用甘温辛散药以升发之，使其邪从上越，且固胃气，使邪不传里。颜德馨教授认为，本方升麻、苍术同用，能举轻泄浊，凡湿阻中焦、清阳不升之证均可应用；荷叶色青气香，取其清轻之气以疏散郁热，亦合"木郁达之"之意。

140 问：您在补阳还五汤临床应用方面有哪些体会

答：补阳还五汤是清代医家王清任所著《医林改错》"瘫痿论"中的一首方剂，以治疗半身不遂和痿证而驰名古今。补阳还五汤的创立，第一次将补气和活血化瘀结合运用于临床，治疗"因虚致瘀"病证。这是王清任对临床治疗法则的重要发展。

补阳还五汤由生黄芪四两，归尾二钱，赤芍一钱半，地龙一钱，川芎一钱，桃仁一钱，红花一钱，共7味药组成。《医述》云："气行则血行，气滞则血滞。"可知气为血帅、血为气母，故方中重用黄芪补气，使气足而血行，经络通畅；配合归、芎、桃、红、赤芍活血化瘀，地龙通经活络，共同起到补气活血、逐

瘀通络的作用。全方使气旺血行，瘀祛络通，诸症自可渐愈。方中黄芪数十倍于归芎之类，正说明了此方足以补气为主、活血祛瘀为辅，亦即中医之扶正祛邪并举，共奏补血活血通络之功。其临床应用范围广泛，概括起来，大致可治疗如下疾病：中风致半身不遂、末梢神经炎（痿证）、面神经麻痹、产后瘀血作痛等。一切瘀血致病而兼血气虚者，皆可加减应用。

141 问：您常用"滋脾饮"治疗脾阴虚证，其来源及组方特点如何

答：关于脾阴虚证的表现，明代缪希雍在《神农本草经疏》中指出"脾虚中满，饮食不进，食不能消，夜剧昼静，劳倦伤脾发热，健忘，肢痿，产后失眠，腿痛等"。若因脾虚，渐成胀满，夜剧昼静，病属于阴，当补脾阴。近代名医蒲辅周在《医疗经验集》中，将脾阴虚证表现总结为"手足烦热，口干不欲饮，烦满不思食"。现多数医家认为脾阴虚的临床表现为三个方面：①脾阴不足，运化失常致不思饮食、食少、食后腹胀；②脾津亏虚，气血不能濡养机体而为体倦乏力、形体消瘦；③脾阴亏虚而虚火炽盛，表现为身热盗汗、手足心热、口燥唇焦、舌红少津、脉细数等。

我在临床应用的"滋脾饮"，是儿科专家吴雪峤治疗脾阴虚证之经验方，方由山药、炒扁豆、莲子肉、炒薏苡仁、炒鸡内金、粉葛、桔梗、炒神曲、炒麦芽、大枣组成。功用养阴滋脾，和胃生津，主治饥不欲食、伴烧灼感、干呕、呃逆、口唇皮肤干燥、体倦乏力。肝病患者出现郁热相火，可自伤肝阴，中伤脾阴，下伤肾阴。本方以治疗脾阴虚为主。方中山药、莲子肉为君药，益气养阴，补肾健脾；臣以炒鸡内金、神曲、麦芽，健胃消食；佐以葛根、桔梗、炒扁豆、炒薏苡仁，以恢复脾升胃降之功。

142 问：麻瑞亭老先生的下气汤与黄元御所创的下气汤，二者组方思想有何区别

答：下气汤出自黄元御《四圣心源》，体现了黄元御龙虎回环的学术观点。方药组成：甘草二钱，半夏三钱，五味一钱，茯苓三钱，杏仁三钱，贝母二钱，芍药二钱，橘皮二钱。主治滞在胸膈右胁者。君药为半夏与茯苓：半夏专入手太阴肺经、足阳明胃经，下冲逆而除痰嗽，降阴浊而止呕吐，排决水饮，清涤涎沫，开胸膈胀塞，消咽喉胀痛，平头上之眩晕，泻心下之痞满，善调反胃，妙安惊悸；茯苓泻水燥土，冲和淡荡，百病皆宜，至为良药。臣药当是橘皮与杏仁：橘皮入手太阴肺经，降逆止呕，行气开胸，"最扫痰涎"；杏仁为肃降肺气之要药，最利胸膈，兼通络脉。佐药为贝母、五味子：贝母苦寒，清金泄热，降浊消痰；五味子敛肺以止咳，以防气脱。芍药与甘草为使药，既有酸甘化阴之功，又有缓急（缓解病势之急，缓解药物之急）止痛之效。此方为经方中疏肝解郁要方。

麻瑞亭老师将下气汤化裁为粉甘草 6g，法半夏 9g，云茯苓 9g，炒杏仁 9g，炒杭芍 12g，广橘红 9g，制首乌 20g，粉丹皮 9g。变功专清降肺胃原方，为既能右降肺胃、又能左升肝脾的升清降浊之剂，临床随证灵活加减而治绝大部分内伤杂病。其有健脾疏肝、清降肺胃、调和上下之功，则胃降而善纳，脾升而善磨，肝升而血不郁，肺降而气不滞，心肾因之交泰（水火相济），诸脏腑紊乱之气机因而复其升降之常，病可向愈也。药虽平淡无奇，然握中央而驭四旁，复升降而交水火，用治内伤杂病，切病机则效可观。所以然者，内伤杂病多系多脏腑功能之失调，尤以脾胃功能失调为著。病机为中气不健，肝胆郁滞，肺胃上逆，脾肾下陷而导致脾胃不和，肝胆不调。

本方临床应用广泛，用于脾胃病者较多，同时也可用于肺系疾病、肾脏疾病、心系疾病、妇科疾病、脑系疾病等。凡病机属中气不健，肝胆郁滞，肺胃上逆，脾肾下陷者均可在本方基础上加减施治。

143 问：黄芽汤与理中汤、四君子汤均有补脾益气之功效，三方有何不同

答：在黄元御《四圣心源》里出现的第一个方就是黄芽汤，乃百方之首。全方由"人参三钱，炙甘草二钱，茯苓二钱，干姜二钱"组成。该方脱胎于张仲景的理中丸。理中丸是由"人参、干姜、甘草（炙）、白术各三两"组成的，除了剂量的变化，黄芽汤与其仅有一味药不同。从药味来看，黄芽汤就是将仲景理中丸中的白术换成了茯苓，且二者剂量悬殊。理中丸具有温中祛寒、益气健脾之功，而黄芽汤治理中气、崇阳补火、培土泻水，仅一味药物之差，二者在功效主治上却有很大不同。

四君子汤来源于《太平惠民和剂局方》，由"人参、白术、茯苓各三钱，甘草二钱"组成。从药味上看，黄芽汤就是将四君子汤中的白术换成了干姜。四君子汤具有助阳补气、益气健脾之效，温而不燥，补而不峻，治疗脾胃气虚证。而黄芽汤为中气之治，崇阳补火则宜参、姜，培土泻水则宜甘、苓，辨证属阳虚脾湿所致者，皆可应用。总的来说，理中汤和四君子汤治的是脾胃，而黄芽汤治理的是中气。

144 问：您治疗肝郁证的经验方有"解郁汤"与"解郁合欢汤"之别，在临床中应如何区分应用

答："解郁汤"由合欢皮、首乌藤、茜草、麦冬、郁金、白芍、佛手、甘松等药组成，具有疏肝解郁、养阴柔肝之功，主治肝经郁热证。方中佛手、甘松为君药，辛散理气疏肝。白芍柔肝调肝；郁金、合欢皮调肝木之横逆而不伤肝阴；麦冬凉血养阴以护肝；茜草清热凉血，化瘀通络。五药共为臣药。佐以首乌藤养心安神，祛风通络。诸药合用，共奏疏肝郁、平肝逆、清肝火、养肝阴、安心神之效。"解郁合欢汤"在"解郁汤"基础上加用天冬、大青叶、牡丹皮、香橼、白茅根等药，具有清肝、解郁、凉血之功，主治肝气郁结化热证。

二者均为郁热相火之常用方，郁热相火是肝病发病的早期阶段，其病变基础是"气火内郁"，主要以"内郁"为主，且有火郁迫阴之兆。张山雷《脏腑药式补正》云："肝气乃病理之一大门，善调其肝，以治百病。"善调其肝，就是运用疏肝、养肝、清肝的方法使气火不致向伤阴方面转化，具体应根据《内经》"木郁达之""火郁发之"的原则，综合疏、平、抑、调、柔各法，选用辛、酸、甘、苦、咸之类药味。总而言之，"解郁汤"是郁热相火之基础方，若肝气郁结日久，化热伤阴较重时则选用"解郁合欢汤"增强其养阴、凉血之功。

145 问：化肝煎与经验方"解郁合欢汤"在临床上如何区别应用

答：化肝煎为明代医学家张景岳所创之方，由青皮、白芍、牡丹皮、栀子、泽泻、浙贝母、陈皮7味药组成。其组方最大特点是善解肝气之郁，平气逆而散郁火，适用于怒气伤肝、气逆动火、胁痛胀满、烦热动血等属实证者，其病程较短。肝郁之病变较常见，而本方作用专一，运用得当，加减得法，疗效显著。

"解郁合欢汤"是我治疗郁热相火之经验方，有疏肝郁、平肝逆、清肝火、养肝阴之效，主治肝气郁结化热者。其病变基础为"气火内郁"。它不同于化肝煎之气火冲逆之证，有冲激之象。其适应证应有气火内郁之征，病程相对较长，是以"内郁"为主，且有火郁迫阴之兆。方药中加大了清肝养阴、解郁凉血作用的药物。

我们在临床须详细了解患者病情进展情况，遵循中医辨证理论，方可明确辨证，准确遣方施治。

146 问：您常用经验方"金砂散"，与《古今名医方论》香砂六君子汤有何不同

答：脾胃为后天之本，脾喜燥恶湿，脾失健运，湿从中生则疾病生。经验

方"金砂散"即由这一理论基础而来。方由鸡内金、砂仁、薏苡仁、茯苓、白豆蔻组成，功能健脾化湿，主治胃脘痞满、纳呆等。方中茯苓为君药，利水渗湿，健脾；砂仁为臣药，化湿开胃，温脾止泻，理气；佐药白豆蔻化湿，行气，温中，止呕，薏苡仁利水渗湿，健脾止泻。其中砂仁、白豆蔻、薏苡仁相伍，可加强化湿健脾之功。使药鸡内金消食健胃，以助脾胃运化。

香砂六君子汤出自《古今名医方论》，由人参、白术、茯苓、炙甘草、陈皮、半夏、木香、砂仁、生姜组成，可益气健脾、行气化痰。本方主治脾胃气虚，寒湿滞于中焦证，症见脘腹胀满、疼痛，纳呆嗳气，呕吐泄泻，舌淡苔白，脉细滑者。

二者均有砂仁、茯苓，可治疗脾胃病。但"金砂散"以健脾化湿为主，脾虚湿盛者多用此方；香砂六君子汤中健中有消，行中有补，消补并用，共奏益气化痰、理气畅中之功，临床上多用于治疗脾胃气虚、痰阻气滞所致之证。

147问：您对于肝病中证属肝气虚患者常选用经验方"补肝颐气汤"加减，其组方特点及临床应用如何

答：历代医家论肝病，多论其有余，而论肝气、肝阳不足者甚少。肝内寄相火，寓一阳生化之气，寄居肾中真阳。"天非此火不能生物，人非此火不能有生。"（《格致余论·相火论》）肝阳气亏虚证患者临床症见疲乏无力，胁下不适或隐痛，情绪抑郁，寐差易惊，纳差，大便不畅，腰痛，畏寒肢冷，女子月经不调，或男子性功能减退，舌淡，苔薄白，脉沉细。治疗应以补益肝气为大法，应用自拟方"补肝颐气汤"，取得了显著疗效。

该方由柴胡、炒白芍、升麻、郁金、当归、生黄芪、茯苓、陈皮、远志、菖蒲、首乌藤、合欢皮等组成。方中柴胡、升麻为君，二者同用以升举阳气，疏肝解郁。黄芪补气升阳，辅助升麻、柴胡升气举陷；当归补血活血；山萸肉、白芍养血敛阴，柔肝止痛；郁金活血止痛，行气解郁。五者均助君药柔肝之体，养肝之用，共为臣药。远志、首乌藤养心安神；茯苓健脾安神；陈皮理气调中，

燥湿化痰以防木不疏土，脾胃壅滞。四者共为佐药。使药合欢皮，既安神解郁，又为引经药。诸药合用，共奏养肝气、颐肝血之功，随肝主敷和之德。本方临床对于证属肝气虚之各种疾病均可治疗。

148 问：您治疗肝经郁热型高脂血症、脂肪肝时常用经验方"桑明合剂"，其用意何为

答：脂肪肝病因在于痰、湿、瘀、积等病理产物共同损伤肝脾，脾失健运，湿浊内生，郁而化热，从而使痰瘀热结于肝络而发病。由于本病为痰凝肝络，故我将本病命名为"肝痞"，从而较明确地反映其病位和病性。病机总以肝经血热，血瘀脉络为要，故治疗要时时注意"热""瘀"二字。自拟"桑明合剂"可清肝化郁，治疗证属肝经郁热型高脂血症、脂肪肝患者。

本方来源于柴胡清肝汤，取其义而未用其药。方中决明子，《本草正》谓其"味微苦、微甘，性平、微凉"，归肝、大肠经，《药性论》云其"利五脏，除肝家热"，以其清肝泻浊、润肠通便为君药。山楂，朱丹溪云"山楂，大能克化饮食"，《日用本草》也认为其"化食积，行结气，健胃宽膈，消血痞气块"，故山楂可开胃消食、化滞消积、活血散瘀、化痰行气，为消油腻肉食积滞之要药，乃方中臣药。佐以怀牛膝补肝肾，强筋骨，逐瘀通经，引血下行；夏枯草清肝火，散郁结，降血压。桑叶疏散风热，清肺润燥，平抑肝阳，清肝明目，凉血止血；菊花既清肝明目、疏达肝气，又取桑、菊辛凉发散之性作为引经之用。诸药相合，共奏疏肝清热、消积化痰、活血通络之功。本方兼顾调肝、柔肝、疏肝、清肝热、化肝瘀，具有清肝、明目、降脂、消积、化瘀的功效。临床应用时既可以大剂量汤药治病，也可以小剂量泡茶服用。

149 问：临床治疗皮肤痤疮、湿疹时，您经验方"乌紫解毒汤"疗效显著，其辨治思路如何

答：皮肤痤疮、湿疹等多因饮食不节、情绪不安等所致，引起湿热邪毒，

夹少阳相火上乘，发于头面及肌表。正如丹溪所云："疮发焮肿于外者，属少阳三焦相火也。"对痤疮的治疗，除了从肺、脾胃论治外，还应从相火论治、从肝论治、从腠理论治，临床方能取得较好疗效。

经验方"乌紫解毒汤"由乌梅、紫草、紫花地丁、蒲公英、炒薏苡仁、土茯苓、莪术、栀子、大黄组成，可清热解毒祛湿、活血祛瘀消痤，主治粉刺、痤疮、皮肤化脓感染性疾病。方中乌梅、紫草为君。乌梅入肝经，可消胬肉，排死肉，收敛疮毒；紫草清热凉血。紫花地丁、蒲公英为臣，助君药以清热解毒。薏苡仁、土茯苓入阳明经，利湿解毒，健脾以祛湿邪之源头；莪术入肝，为血中气药，疏肝理气促肝用，化湿毒以扫荡血分瘀毒。三者共为佐药。栀子、大黄共为使药，以清泻三焦相火，给邪以出路。全方共奏泻相火、解热毒、祛瘀血、补肝体、促肝用之效。

150 问：您临床自拟经验方"甲苓饮"治疗阴虚型肝硬化腹水，临床效如桴鼓，其组方思想及用药体会如何

答：肝硬化腹水属中医"鼓胀"范畴。其病因多为情志所伤、酒食不节，或感受疫毒，或由其他病证转化所致，引起肝、脾、肾三脏功能失调，导致气滞、血瘀、水饮停留腹中。肝体阴而用阳，用常有余而体常不足，故肝肾阴虚往往为本病晚期的发展趋势，阴虚内热、水瘀互结为主要病机所在，也是变生他证的中心环节，极易发生动风、动血之证。

鼓胀之阴虚型治疗较为棘手，利水则伤阴更甚，滋阴则不利于利水。如失治误治，则预后较差。大多数医家在治疗腹水时，多应用健脾利水、行气利水、活血利水等方法，而滋阴利水之法论及甚少。我据本病之病机倡导滋阴利水之法用于临床，治疗采用《温病条辨》中三甲复脉汤滋阴软坚、凉血息风，又用仲景《伤寒论》治疗阴虚有热、水气不利的猪苓汤组成经验方"甲苓饮"，治以滋阴利水、散瘀清热，临床取得较好疗效。两方合用，正合本证病机，专治难治性阴虚型鼓胀。

方中生龟板滋阴益精，泽泻利水渗湿泄热，共为君药；炙鳖甲、生牡蛎助君药养阴清热、平肝息风、软坚散结，阿胶助生龟板滋阴补血，猪苓助泽泻利水渗湿，共为臣药；生地黄、麦冬养阴清热，麻仁清热润肠通便，茯苓益气健脾利水，鸡内金健脾消食，共为佐药；白芍酸甘养阴，酸敛入肝，引药入经为使药。本方既能滋阴利水，又能育阴潜阳，以达到滋阴利水而不伤津、育阴潜阳而不动血，可阻肝风暴涨之势，减少出血与肝昏迷的发生，兼有养血安神之功，为标本兼治之法。临床应用中需注意孕妇慎用。

病案选录

一、门诊病历

（一）肝病篇

1. 肝痹（慢性、重度乙型病毒性肝炎）

张某，男，26岁。以"发现 HBV-M（＋）1年"为主诉，于2007年9月4日初诊。

患者2006年8月体检发现乙肝标志物1、3、5阳性，肝功能转氨酶升高，病毒量高。B超：肝胆脾未见异常。在某医院予干扰素和贺普丁抗病毒治疗1年，病毒有所下降，之后再次反弹，遂停用上述治疗。2个月后复查（2007年8月20日）乙肝标志物1、3、5阳性；肝功能：ALT244U/L，AST104U/L，TBIL19.6μmol/L，DBIL15.2μmol/L，A/G46.5/30；HBV-DNA（乙肝病毒脱氧核糖核酸）1.37×10^6cps/mL。遂来诊。现症：精神可，偶有两胁不适，纳可，二便调，手心热，时口苦，齿衄频作。查体：双侧巩膜未见黄染，腹软，无压痛，肝脾肋下未及。舌质黯红，苔黄腻，脉沉细。

西医诊断：慢性、重度乙型病毒性肝炎。

中医诊断：肝痹。

中医证型：肝经血热夹瘀。

治法：清肝凉血化瘀。

处方：白茜汤加鸡内金、地锦草加减。

茜草 15g	紫草 15g	败酱草 15g	佛手 15g

| 白花蛇舌草 15g | 土茯苓 15g | 重楼 10g | 虎杖 15g |
| 白芍 15g | 板蓝根 15g | 鸡内金 15g | 地锦草 15g |

7剂，水煎服，日1剂。

二诊（2007年9月13日）：患者诉仍偶有两胁不适，口干、口苦，纳可，夜休可，小便黄，大便溏。舌淡红，苔薄白，脉沉细。查血常规大致正常。肝纤维化指标检查：PCⅢ（Ⅲ型前胶原）160.137ng/mL，CG（甘胆酸）11.374μg/mL，AFP（甲胎蛋白）4.26ng/mL。腹部B超：继发性胆囊改变；PCR-YMDD（-）。拟白茜汤（去败酱草）加鸡内金、郁金、金钱草、苦参、鳖甲。

茜草 15g	紫草 15g	佛手 15g	白花蛇舌草 15g
土茯苓 15g	重楼 10g	虎杖 15g	白芍 15g
板蓝根 15g	鸡内金 15g	郁金 15g	金钱草 15g
苦参 15g	鳖甲 15g 先煎		

14剂，水煎服，日1剂。

之后以白茜汤随症加减治疗近半年。

2008年2月22日，复查乙肝标志物1、3、5阳性；HBV-DNA1.2×10⁵cps/mL。肝功能：ALT101U/L，AST47U/L，A/G42.1/37.3。肝纤维化指标检查：HA（透明质酸）288.367ng/mL，PCⅢ 152.034ng/mL，CG16.28μg/mL。腹部B超：肝胆胰脾声像图未见异常。结果较前变化不大。继以白茜汤随症加减治疗8月余。

2008年10月21日，复查乙肝标志物1、3、5、6阳性；HBV-DNA2.1×10⁴cps/mL；肝功能：ALT53U/L，余（-），A/G44.4/32.9；肝纤维化指标检查（-）；AFP4.46ng/mL。腹部B超：肝胆胰脾声像图未见异常。结果与前比较：病毒有所下降，肝功能好转，肝纤维化转正常。继续以白茜汤加减治疗7月余。

2009年5月21日，偶感两胁不适，余无不适。舌淡红，苔薄白。再次复查乙肝标志物1、5阳性；HBV-DNA<1×10³cps/mL；肝功能（-），A/G46.1/32.6。腹部B超：肝胆胰脾双肾声像图未见异常。结果与前比较：大三阳转1、5阳性，肝功能正常，病情明显好转。

按语： 本例是在停用保肝、抗病毒西药后坚持中药治疗的患者，也足以证明中药在保肝、抗病毒方面的优势及疗效。对于慢性病要守法守方，同时要给予患者信心，才能取得满意的效果。

本例中使用的白茜汤，是杨老师经过多年临床实践总结出的自拟方之一。本方由茜草15g，紫草15g，败酱草15g，佛手15g，白芍15g，板蓝根15g，白花蛇舌草15g，土茯苓15g，重楼10g，虎杖15g组成。治以清肝凉血解毒，主要用于肝郁化热、热伤肝血的急慢性肝炎及乙肝病毒携带者。秦伯未《谦斋医学讲稿》"论肝病篇"说"肝郁（证）的全过程，其始在气，继则及血""凡肝脏郁热亦易暗耗营血"，治疗不宜用苦寒香燥之剂，应遵从《王旭高临证医案》"将军之性，非可直制，唯咸苦甘凉，佐微酸微辛……以柔济刚"的原则。茜草、紫草咸凉入血，配伍板蓝根、败酱草清热解毒，佛手、白芍理气平肝。加白花蛇舌草15g，土茯苓15g，重楼10g，虎杖15g，加强清热解毒之功。临床应用中应根据患者体质，按比例适当增减药物剂量，灵活加减变化。本方药物多苦寒，脾胃虚寒者慎用。

2. 肝痹、左面部赘瘤、消渴（乙肝后肝硬化、左颜面部皮肤肿瘤、2型糖尿病、高血压）

陈某，女，64岁，西安市人。以"发现乙肝20余年，肝硬化3年余，左侧颜面部皮肤肿瘤8月余"为主诉，于2014年11月28日初诊。

患者20余年前发现乙肝标志物1、5（+），未正规系统治疗。3年前发现肝硬化，遂在某医院治疗，口服阿德福韦酯、肝复康、香菇菌等药，病情稳定。8个月前左侧颜面部、耳前反复出现皮肤破溃、出血、结痂，曾在该医院及某口腔医院诊治，诊为"左颜面部皮肤肿瘤"，建议手术治疗，因患者惧怕面部手术故未做。近半个月来，患者右肋部胀满不适，纳食一般，失眠，乏力，二便调。经人介绍遂来求中医治疗。既往确诊为2型糖尿病3年，行胰岛素注射治疗，现血糖控制在6～7mmol/L。3个月前在外院住院治疗，诊断为2型糖尿病、糖尿病肾病、糖尿病微血管病变、糖尿病周围神经病变、慢性乙肝后肝硬化、皮肤肿瘤、高血压。查体：血压 130/85mmHg，一般情况可，皮肤黏膜无黄染，无肝掌、蜘蛛痣。在颜面耳前有一直径约 1cm 的赘生物，表面附血痂。心肺部听诊（﹣）。腹软无压痛，肝肋下未及，脾肋下 3cm。腹水征（﹣），双足面轻度水肿。神经系统（﹣）。舌黯红，苔白厚，舌下络脉粗紫迂曲，脉沉弦细、稍革。辅助检查：2014 年 11 月 21 日，某大学附属医院查乙肝标志物 1、5、6（＋），乙肝表面抗原定量 2782.73IU/mL（参考值 <0.05IU/mL）；肝功能：ALB31.2g/L，ALT433U/L；腹部 B 超：肝硬化，脾大（厚 4.2cm、肋下 2.4cm），无腹水；无创肝纤维加脂肪含量：E14.6kPa（F4），CAP<11%（236db/m）。

西医诊断：乙肝后肝硬化；左颜面部皮肤肿瘤；2 型糖尿病；高血压。

中医诊断：肝痹；左面部赘瘤；消渴。

中医证型：气阴两虚，气滞血瘀，瘀毒阻络。

治法：补气养阴，行气活血，化瘀解毒。

处方：化纤汤加玉参汤加减。

玉竹 15g	苦参 10g	乌梅 15g	决明子 20g
黄连 8g	天花粉 15g	郁李仁 15g	生黄芪 15g
炙鳖甲 15g^{先煎}	海螵蛸 10g	地龙 10g	桃仁 10g
茜草 15g	桑椹 10g	鸡内金 15g	砂仁 6g^{后下}
荷叶 15g			

14 剂，水煎服，日 1 剂。

二诊：服药后患者诉测血压、血糖稳定，失眠、乏力、右胁下胀满不适减轻，左面部赘瘤破溃、流血减轻。继用上方随症加减治疗半年，患者左面部瘤体已缩小，表皮干，血压、血糖稳定，纳可，二便调。舌黯红苔薄白，舌下络脉迂曲，脉沉弦细稍革。复查乙肝表面抗原定量 1343.62IU/mL（参考值 <0.05IU/mL）；肝功能：ALB36.1g/L，ALT66U/L；腹部 B 超：肝硬化（2015 年 3 月 30 日某大学附属医院检查）。调整治疗方案，治以疏肝理气、活血化瘀，兼

养阴解毒为法。方以疏化汤加减。

柴胡 10g	白芍 10g	枳实 10g	甘草 6g
丹参 15g	香橼 15g	青皮 10g	郁金 12g
鸡内金 15g	鳖甲 10g^{先煎}	海螵蛸 10g	地龙 10g
乌梅 15g			

14 剂，水煎服，日 1 剂。

2015 年 10 月 16 日复诊：经过近一年的治疗，患者颜面部瘤体已自动脱落，亦无瘢痕。精神好，纳食正常，睡眠好，二便基本正常。患者信心倍增，坚持治疗一年，肝肾功能正常，乙肝表面抗原定量 1002.41IU/mL，无创肝纤维加脂肪含量示 E7.8kPa（F2）、CAP<11%（214db/m），血糖、血压稳定，体重由初诊的 50kg 左右增加到现在的 65kg。

随访 3 年，患者生活正常，复查相关指标无异常变化。

按语： 患者有乙肝病史 20 余年、肝硬化病史 3 年，加之患有 2 型糖尿病、高血压，后又并发左颜面部皮肤肿瘤，病情复杂，治疗棘手。但万变不离其宗，中医治疗紧紧围绕望闻问切，四诊合参，辨证论治。第一阶段先针对气阴两虚、气滞血瘀、瘀毒阻络的本，用化纤汤合玉参汤加减以补气养阴、行气活血，兼以化瘀解毒，历时半年，病情明显好转。第二阶段依据舌脉辨证，患者气阴两虚之证明显改善，调整治疗方案，治以疏肝理气、活血化瘀，兼养阴解毒，方以疏化汤加减，收效良好。玉参汤为自拟方，由玉竹 15g，苦参 10g，乌梅 15g，决明子 20g，黄连 8g，天花粉 15g，郁李仁 15g 组成，主治肺胃阴伤之消渴。方中玉竹养阴润燥，生津止渴；天花粉清热泻火，生津止渴。两者合用为君药，用于肺胃阴伤，燥热咳嗽，咽干口渴，内热消渴。臣以苦参、黄连以达清热燥湿、泻火解毒之功效。佐以乌梅敛肺生津，决明子、郁李仁润肠通便。

3. 胁痛（慢性、中度乙型病毒性肝炎）

曹某，男，40 岁，工人，陕西渭南人。以"两侧胁肋部疼痛半年，加重 3

天"为主诉，于 2010 年 6 月 2 日初诊。

患者自诉半年前因生意不好，与合伙人产生纠纷，生气后出现两侧胁肋部疼痛且痛无定处、时痛时止，每次发作与情绪波动有关。3 天前生气后出现两侧胁肋部疼痛加重，伴胸闷、腹胀，恶心、纳差，便秘。为求中医治疗，遂来就诊。初诊症见两侧胁肋部疼痛加重，伴胸闷、腹胀、恶心、纳差、便秘。查腹部平坦，触之柔软，无压痛，未触及包块；肝脾肋下未触及。舌黯红，苔薄白，脉弦。肝功能：ALT109U/L，AST80U/L，CHE16540U/L；乙肝五项：HBsAg、HBcAb（+）；HBV-DNA3.2×10^5cps/mL；肝纤维化指标检查：HA（透明质酸酶）202ng/mL，PCⅢ（Ⅲ型前胶原）144ng/mL。

西医诊断：慢性、中度乙型病毒性肝炎。

中医诊断：胁痛。

中医证型：肝郁气滞。

治法：疏肝解郁。

处方：疏肝理气汤加减。

柴胡 10g	白芍 10g	枳实 10g	甘草 6g
青皮 10g	丹参 15g	香橼 10g	郁金 10g
川芎 15g	苍术 15g	神曲 10g	栀子 10g

15 剂，水煎服，日 1 剂。

二诊（2010 年 6 月 18 日）：患者服上药后胸闷、腹胀明显减轻，纳食增加，偶有恶心，大便稍干，夜休可。舌黯红，苔薄白，脉弦细。上方加郁李仁 20g，鳖甲 15g，继服 14 剂。

后在此方基础上随症加减治疗 3 个月，复查肝功能正常，肝纤维化指标检查正常，病毒指标有所下降。继续治疗以善后。

按语： 胁痛的病位在肝，治以疏肝理气为法，四逆散为经典的处方。借用该方化裁为疏肝理气汤，也是对该方的发展。在慢性乙肝的治疗中，应坚持中医特色，辨证施治。坚持中医对肝的生理特点的认识，以其特点用药，往往可收到事半功倍的效果。

疏肝理气汤为自拟方，此方实为四逆散、青金丹香饮、越鞠汤三个名方组成，临床疗效显著，对于情绪、劳累等诱因导致的肝郁脾虚、气滞血瘀之证均有良效。

4. 胁痛（乙肝后肝硬化代偿期）

曹某，女，46 岁，陕西咸阳人，售票员。以"发现乙肝血清标志物阳性 22 年，间断右胁不适 2 个月，加重 1 周"为主诉，于 2011 年 5 月 31 日初诊。

患者 22 年前发现乙肝血清标志物阳性。2 个月前出现间断右胁隐痛不适，乏力，纳差，夜休差，长期失眠，大便通畅，小便正常，无发热，无恶心、呕吐等不适。初诊症见神志清楚，精神欠佳，形体偏胖，面色晦滞无华，皮肤、巩膜未见明显黄染。查其胸廓对称，双肺呼吸音清晰，未闻及干湿啰音；心率 78 次 / 分，律齐，各瓣膜听诊区未闻及病理性杂音。腹软，腹壁静脉未见，全腹无明显压痛及反跳痛，肝、脾肋下未触及；移动性浊音（－），肝区叩击痛（＋）。舌淡黯，苔白腻，脉弦细滑。肝纤维化：LN170.28ng/mL，余皆正常；乙肝五项：HBsAg、HBeAb、HBcAb 阳性；血常规：WBC3.8×10^9/L，RBC3.85×10^{12}/L，HGB130g/L，PLT48×10^9/L，Neu%70.7%；肝功能正常；腹部 B 超：肝、胆、脾、胰未见明显异常；HBV–DNA3.59×10^{4}IU/mL；胃镜：食管静脉显露，胃底部憩室，慢性浅表性胃炎；凝血四项正常。

西医诊断：乙肝后肝硬化代偿期。

中医诊断：胁痛。

中医证型：肝郁脾虚，湿瘀蕴结。

治法：疏肝化瘀，健脾利湿，温阳活血。

处方：归芪疏化汤加减。

柴胡 10g	炒白芍 10g	枳壳 10g	炙甘草 6g
丹参 15g	青皮 10g	香橼 15g	郁金 10g

鸡内金 15g   醋鳖甲 15g^{先煎}   砂仁 8g^{后下}   生黄芪 30g

当归 12g   鹿角霜 15g

14 剂，水煎服，日 1 剂。

服上药后，患者一般症状改善明显，后在此方基础上随症加减，治疗 3 个月，患者病毒量下降，复查胃镜示食管胃底静脉转正常。

按语： 该患者现阶段为肝纤维化，肝硬化依据尚不足，应尽早行抗病毒、抗纤维化治疗，使肝纤维化指标下降，延缓病情发展。疏化汤系针对肝炎肝纤维化自拟的经验方，仿《医林改错》法，用四逆散加青金丹香饮，并合《内经》中"四乌鲗骨一蘆茹丸"等化瘀通络之品而成，用于胁痛肝脾肿大、肝功能及肝纤维化均有异常者。

5. 积聚（肝硬化代偿期）

李某，男，59，教师，陕西汉中人。以"间断乏力、右上腹痛 5 年，加重 1 个月"为主诉，于 2010 年 9 月 7 日初诊。

患者 5 年前始间断乏力，右上腹痛，1 个月前上述症状再度出现且加重，以刺痛为主，且痛有定处，痛在深处，按之更甚，夜晚安静时疼痛较剧；食欲减退，偶感腹胀，腰腿酸疼，二便调，睡眠欠佳。查面部晦暗，有蜘蛛痣，唇舌可见黯红色瘀点，右上腹压痛、刺痛，且痛有定处，痛在深处，按之更甚。舌质淡，舌体两边有紫色小瘀点，舌苔薄白，脉弦细涩。肝功能：TBIL78U/L，AST101U/L，A/G38/29；B 超：肝回声增强、增粗，脾大（4.8cm×13.5cm）；肝纤维化：HA289ng/mL，LN143ng/mL，CG15ng/mL。

西医诊断：肝硬化代偿期。

中医诊断：积聚。

中医证型：肝郁脾虚，血瘀阻络。

治法：疏肝理气，活血化瘀。

处方：疏络化纤汤加四逆散加减。

生黄芪 15g	醋鳖甲 15g^{先煎}	海螵蛸 10g	地龙 10g
桃仁 10g	茜草 15g	桑椹 10g	鸡内金 15g
白芍 10g	郁金 10g	枳实 10g	甘草 6g
虎杖 15g	柴胡 10g	香橼 10g	

14 剂，水煎服，每日 1 剂。

二诊：1 周后右上腹痛缓解，精神、食欲改善，腹胀消失，效不更方。加减治疗 5 个月，症状明显缓解，复查肝功能基本正常，肝纤维化指标明显改善，B超：脾脏缩小（3.9cm×11.3cm）。

按语：此病为邪毒伤及肝脾，导致肝失疏泄，肝郁则脾虚，脾失健运，肝脾功能失调，气血运行失常，胁络痹阻，气滞血瘀，日久结于脏腑，发为积块，出现癥积。因此，本案采用益气通络、软肝解毒、健脾益肾法，收效显著。

疏络化纤汤由生黄芪 15g，醋鳖甲 15g，海螵蛸 10g，地龙 10g，桃仁 10g，茜草 15g，桑椹 10g，鸡内金 15g组成。方中生黄芪益气血、健脾胃，为主药；炙鳖甲软坚散结，配主药以通肝络，桑椹配主药益肝肾，虎杖配主药以活血解毒，为臣药；桃仁活血润燥，鸡内金消积健脾、软坚化积，海螵蛸和胃敛疮，佐制活血药伤胃，为佐药；茜草性寒味苦，归肝、心经，凉血活血、祛痰通络，为使药。诸药合用，益气通络、软肝解毒、健脾益肾，主治各种原因导致的慢性肝炎、早期肝硬化，用于肝血瘀滞和肝脾肿大患者。临床应用本方应根据患者体质，按比例适当增减药物剂量，灵活加减变化。本方含活血化瘀之品，孕妇慎用。

6. 积聚（慢性、中度乙型病毒性肝炎）

薛某，男，47 岁，陕西咸阳人，农民。以"发现乙肝标志物阳性 9 年，间断右胁疼痛 3 年，加重 10 余天"为主诉，于 2010 年 9 月 11 日初诊。

患者 9 年前发现乙肝标志物阳性，3 年前始间断右胁疼痛，近 10 天加重；

伴背部疼痛不适，乏力，纳差，无恶心、呕吐，无发热，小便可，大便正常，夜休可。查形体偏胖，面色略晦滞，肝区叩击痛（+），脾肋下可及，舌质黯红，苔黄腻，脉弦细滑。肝功能正常；腹部B超示脾大（2010年9月1日，咸阳某医院）。

西医诊断：慢性、中度乙型病毒性肝炎。

中医诊断：积聚。

中医证型：湿热瘀结。

治法：清热利湿，活血软坚，清肝凉血。

处方：桃红化浊汤加鳖甲、决明子、砂仁、豆蔻等加减。

桃仁 10g	佩兰 15g	红花 5g	茵陈 15g
炒薏苡仁 15g	茯苓 15g	青皮 10g	郁金 12g
鸡内金 15g	醋鳖甲 12g先煎	决明子 15g	白茅根 15g
茜草 15g	香薷 20g	豆蔻 15g	砂仁 8g后下

14剂，水煎服，日1剂。

经上方调治1个月，患者无明显不适，舌黯红，苔薄白，脉弦细。改用疏肝化瘀汤加减治疗3个月，患者脾脏触诊不及，查腹部B超正常。

按语：乙肝迁延反复，肝必乘脾，故脾失健运易出现肝郁夹湿，郁久化热，形成湿热相火之证。病机关键为湿热瘀阻肝络，形成肝纤维化，影响病毒清除。治法不宜苦寒下火，应采用利湿而不伤阴、清热而不助湿之法。用药宜芳香化浊，辛开苦降，故选用自拟"桃红化浊汤"加减以疏肝健脾、清热化湿，佐以解毒通络。方中用藿香、佩兰叶、香薷芳香化浊以醒脾困；用茵陈、白茅根、板蓝根清热利湿以清相火；用炒薏苡仁、茯苓健脾化湿以健脾运；桃仁、红花疏通肝络以防郁结，兼做引经以清血分之热。经过治疗，患者脾胃湿热基本纠正；后改为疏肝化瘀汤疏肝理气、活血化瘀、软坚散结。经治，脾脏恢复正常。

7. 积聚（丙肝后肝硬化失代偿期、酒精性肝硬化、食管－胃底部静脉曲张）

王某，男，49 岁。以"肝硬化反复呕血 5 年，下肢浮肿疲乏 1 年余"为主诉，于 2018 年 6 月 26 日初诊。

患者 2013 年 8 月中旬进食花生后出现大量吐血，于西安某医院住院治疗，出血控制后出院。至今多次因吐血、黑便而住院。1 年前出现下肢浮肿，双下肢筋脉抽搐，全身乏力，纳食差，腹部未见明显胀满，午后稍有低热，大便偏干，日一行，小便偏少。既往史：20 年前曾因严重腹泻进行输血治疗；2013 年体检时发现丙肝感染，干扰素治疗半年。个人生活史：2000～2008 年有大量饮酒史，查出丙肝感染后戒酒。胃镜示胃底静脉曲张组织液注射术后，食管静脉曲张（中段直径 0.3cm，胃底静脉曲张 3 度）。彩超示肝大小正常，肝硬化，胆囊继发性改变，脾大（厚 5.9cm、长 19.4cm），肝门静脉 1.7cm，脾门静脉 1.3cm（2015 年 12 月 29 日西安某医院检查结果）。查体：面色淡白，鼻尖红丝缕缕，脾大肋下 1cm、质硬，肝肋下未触及，移动性浊音（－），双下肢浮肿（＋），肝掌。舌淡紫、边有齿痕，苔薄白，舌下络脉迂曲，脉弦涩无力。

西医诊断：丙肝后肝硬化失代偿期，酒精性肝硬化，食管－胃底部静脉曲张。

中医诊断：积聚。

中医证型：肝郁脾虚，血瘀水停。

治法：疏肝健脾，化瘀利水。

处方：四逆散合圣愈汤合化纤汤加减。

醋柴胡 15g	白芍 12g	枳壳 15g	甘草 6g
熟地黄 20g	川芎 8g	党参 20g	当归 15g
黄芪 18g	白及 10g	决明子 12g	桑叶 12g
百合 20g	蜂房 10g	砂仁 6g^{后下}	

7剂，水煎400mL，分早晚两次各温服200mL。

二诊（2018年7月3日）：患者诉困乏、双下肢浮肿稍有减轻，仍有抽搐，时常头晕，纳食可，夜休可，大便干，小便黄。舌淡胖大，苔薄白，舌下络脉粗紫，脉细涩无力，尺部尤甚。改用左归饮合圣愈汤合化纤汤加白及、蜂房、北沙参、巴戟天、砂仁。

熟地黄 20g	川芎 8g	党参 20g	当归 15g
黄芪 18g	白芍 12g	山药 20g	枸杞子 12g
炙甘草 6g	茯苓 15g	山茱萸 6g	白及 12g
蜂房 10g	北沙参 12g	巴戟天 15g	砂仁 12g^{后下}

7剂，水煎400mL，分早晚两次各温服200mL。

三诊（2018年7月10日）：服用上方后，患者自述双下肢浮肿、经脉抽动和头晕明显缓解，纳食可，面色较之前红润；夜休差，入睡困难，多梦；二便调。舌淡白，苔薄黄，齿痕消失，舌下仍瘀紫，脉弦细略涩、两关大。效不更方，正元汤合左归饮合化纤汤合圣愈汤加白及15g，北沙参12g，砂仁6g。14剂，水煎400mL，分早晚两次各温服200mL。

四诊（2018年7月24日）：患者自述服药后双下肢浮肿消失，经脉抽动消失，精神可，面色佳，唯夜休时多梦易醒，余无特殊不适。舌淡红，苔薄黄，无齿痕，舌下络脉仍有粗紫，脉弦细略涩。效不改方，于上方加炒枣仁20g，百合20g。14剂，水煎400mL，分早晚两次各温服200mL。

后以上方为底方加减。从初诊治疗至今，精神状态恢复甚好，一直未再出血。

按语：本例患者初诊以四逆散合圣愈汤合化纤汤加减，效果不佳，后以左归饮换四逆散大补真阴，疗效显著，症状改善明显。

左归饮出自《景岳全书》，由熟地黄、山药、枸杞子、炙甘草、茯苓、山茱萸（畏酸者少用之）组成。此方为右归饮去肉桂、附子而成，用以补益肾阴，治疗真阴不足见腰酸遗泄、盗汗、口燥咽干、口渴欲饮、舌尖红、脉细数诸症。

方中重用熟地黄甘温滋肾以填真阴，辅以山茱萸酸以入肝，使子不盗母之气，枸杞子赤以入心，使火不为水之仇，合主药以加强滋肾阴而养肝血之效，佐以茯苓利水，即有形之水不去、无形之水亦不生也。然肾水实仰给于胃，故用炙甘草益气健脾，山药益阴健脾滋肾，从中宫以输水于肾，诸药合而有滋肾养肝益脾之效。

8. 积聚（原发性胆汁性肝硬化）

姜某，女，45岁，陕西省西安市人，护士。以"皮肤瘙痒、肝功能异常半年"为主诉，于2015年11月5日初诊。

患者平素性急，半年前因皮肤瘙痒、肝功能异常，在西安某医院肝穿刺活检，确诊为PBC（肝脏炎症G2S2～3期），经应用熊去氧胆酸胶囊等治疗，瘙痒缓解。1个月前，查CT提示"脾稍大"，肝功能改善不明显，遂来就诊。刻诊：全身皮肤色黯，右胁胀满，口干，大便溏稀，小便黄，食纳、睡眠可。月经正常。舌质红边赤，苔薄白，脉沉弦细。查肝功能：TBIL29.5μmol/L，ALT59U/L，ALP119U/L，GGT143U/L；肝脏硬度：13.2kPa。

西医诊断：原发性胆汁性肝硬化。

中医诊断：积聚。

中医证型：肝郁血热夹气阴不足。

治法：疏肝清热凉血，益气养阴补血。

处方：参灵颐肝汤加减。

党参15g	灵芝20g	茜草15g	紫草15g
板蓝根15g	佛手15g	白芍15g	麦冬15g
五味子15g	生地黄15g	百合20g	郁金15g
鸡内金15g	金钱草15g		

7剂，水煎服，每日1剂。

西医继服"优思弗"。患者服药后，胁胀、口干减轻，守方加减用药1个月后复查肝功能：TBIL24.2μmol/L，ALT34U/L，ALP74U/L，GGT48U/L。后针对肝纤维化，门诊调方应用活血化瘀类中药佐以养阴之品治疗。于2016年4月12日复查肝功能：TBIL15μmol/L，ALT36U/L，ALP98U/L，GGT48U/L；B超提示肝、胆、脾、胰未见异常；肝脏硬度7.9kPa。半年随访，病情仍稳定。

按语：患者先天体质异常，肝体受损，加之平素情志不舒，肝气郁结，久而化热伤阴，兼平时工作劳碌易伤其气，故虽有右胁胀满之标实，但仍有口干、肤色晦暗、舌红赤等气阴不足之本虚。方中党参、灵芝、麦冬、生地黄、百合、白芍等益气养阴补血而不燥，兼能和胃促进脾胃运化，生化气血而荣养肌肤；茜草、紫草、板蓝根凉血清郁热，配合佛手理气疏肝；"三金"相伍，疏肝利胆退黄，兼有鸡内金健脾，防止苦寒伤胃。诸药配伍，既补肝体之阴，又可清肝利胆、理气助肝疏泄。后针对患者脾大、肝脏硬度值高等瘀血实邪，虽用活血化瘀之品，但不忘配伍养阴之品，防其伤阴耗气，最终获效。

9. 积聚（丙肝后肝硬化、干燥综合征、慢性萎缩性胃炎伴急性胃窦炎）

文某，女，77岁，陕西省西安市人，农民。以"发现丙肝18年，腹胀、乏力1个月"为主诉，于2013年7月11日初诊。

患者18年前发现丙肝抗体阳性，一直未予治疗。1个月前劳累后出现腹胀、乏力，查肝功能异常，腹部CT提示肝硬化，西医予保肝、提高免疫等治疗，症状未见好转。现症见：腹胀，食后尤甚，乏力，口干，纳少，夜休差，小便黄，大便干、日一行。舌尖红，苔少，脉弦细涩关大。查腹部CT：肝硬化，脾大，多发性肝囊肿；胃镜：慢性萎缩性胃炎伴急性胃窦炎；肝功能：TBIL27.3μmol/L，DBIL13.6μmol/L，ALT383U/L，AST313U/L，GGT217U/L，TBA12.12μmol/L，A/G36.1/36.6；免疫系列：IgG43.9g/L，补体C3 0.8g/L；自身免疫系列：干燥综合征抗体（+）；丙肝抗体（+）；HCV-RNA4.92×10⁵IU/mL；血清肝纤维化指标：HA324.85ng/mL，LN294.2ng/mL，PCⅢ 424.06ng/mL，Ⅳ–C

（Ⅳ型胶原蛋白）451.86ng/mL。

西医诊断：丙肝后肝硬化，干燥综合征，慢性萎缩性胃炎伴急性胃窦炎。

中医诊断：积聚。

证候诊断：阴虚血瘀。

治法：养阴清热，益气通络。

处方：五参饮合疏络化纤汤加减。

党参 15g	沙参 15g	桃仁 10g	鸡内金 15g
百合 20g	大枣 3 枚	丹参 15g	茜草 15g
生黄芪 15g	生地黄 15g	玄参 15g	海螵蛸 12g
醋鳖甲 12g^{先煎}	生龟板 12g^{先煎}	苦参 15g	地龙 10g
桑椹 10g	火麻仁 15g		

7 剂，水煎服，每日 1 剂。

二诊（2013 年 7 月 19 日）：患者口干、大便干结较前好转，食纳欠佳，乏力明显，小便正常，睡眠欠佳、不易入睡，情绪不畅。舌质黯红，少苔，脉弦细略数。处方：五参饮合解郁汤加减。

党参 15g	苦参 15g	茜草 15g	沙参 15g
合欢皮 15g	麦冬 15g	丹参 15g	首乌藤 15g
佛手 10g	玄参 15g	郁金 12g	炒白芍 15g
郁李仁 15g	砂仁 8g^{后下}	百合 20g	醋鳖甲 15g^{先煎}
大枣 3 枚	生地黄 20g		

14 剂，水煎服，每日 1 剂。

三诊（2013 年 8 月 16 日）：3 周前曾外感已愈。现夜间汗多，心悸，口干，眠差，纳呆，头昏，小便调，大便偏干，舌质红，苔少，脉弦数稍革。以益气养阴、清暑化湿为法。方选洋参三才汤合清暑益气汤加减。

天冬 12g	升麻 6g	麦冬 10g	生地黄 15g
泽泻 6g	当归 10g	西洋参 8g^{另煎}	神曲 10g

生黄芪 15g	橘皮 15g	青皮 8g	醋鳖甲 15g^先煎
葛根 6g	砂仁 8g^后下	炙甘草 6g	五味子 15g
黄柏 12g	火麻仁 10g		

14 剂，水煎服，每日 1 剂。

四诊（2013 年 8 月 30 日）：胃胀，食纳增加，出汗多，心悸减轻，口干，舌尖痛，头昏，诉血压偏低，二便调，舌红少苔，脉弦细数。方药：洋参五参饮合疏络化纤汤加火麻仁 10g。14 剂，水煎服，每日 1 剂。

五诊（2013 年 9 月 17 日）：食纳欠佳，口干，困乏明显，出汗多，二便调，舌质红，苔少，脉弦细稍涩。临时调整治疗以滋养脾阴为主。处方：滋脾饮（山药、白扁豆、莲子、炒苡仁、鸡内金、葛根、桔梗、神曲、炒麦芽、大枣）加西洋参 6g，醋鳖甲 15g，火麻仁 15g，百合 20g，桃仁 15g，玄参 15g，山楂 15g。7 剂，水煎服，每日 1 剂。

六诊（2013 年 9 月 24 日）：食纳较前好转，精神尚可，口干好转，大便稍干，舌质红有津液，苔少，舌下络脉可见，脉弦细涩数。处方：洋参五参饮合疏络化纤汤加山药 15g，莲子 15g，白扁豆 15g，火麻仁 15g，百合 20g，山楂 15g。14 剂，水煎服，每日 1 剂。

七诊（2013 年 10 月 15 日）：胃脘胀满不适，无食欲，大便量少稍干，头晕，血压 115/55mmHg，夜间心慌、偶有早搏，睡眠尚可，舌质红，苔少，脉沉弦涩。处方：洋参五参饮合疏络化纤汤加莲子肉 15g，肉苁蓉 15g，瓜蒌仁 15g。14 剂，水煎服，每日 1 剂。

八诊（2013 年 10 月 29 日）：食纳好转，胃脘胀满减轻，大便略干、日一行，舌红苔少，脉细弦涩。复查肝功能：GGT70U/L、TBA（－）、A/G39.7/36.1；HCV-RNA<10^3IU/mL；血清肝纤维化指标：HA139.3ng/mL，LN188.05ng/mL，PCⅢ 18.23ng/mL。处方：五参饮（西洋参 10g）合疏络化纤汤加郁李仁 15g，肉苁蓉 15g，百合 20g。病毒控制，肝功能及肝纤维化均明显改善。效不更方，继续治疗。

按语：患者慢性丙肝病程日久，经年不愈，就诊时已发展为肝硬化。加之年老体虚，其病机为郁热相火日久耗伤真阴，导致阴虚血瘀证。治则应为滋阴清热，柔肝养阴，益气通络。治方采用五参饮合疏络化纤汤取效。"五参饮"是取自孙思邈《千金翼方》"五参丸"，功效养阴清热、益气通络。肝病患者常见相火内盛，日久耗气伤阴，出现气阴两虚之证，联合化瘀通络之自拟"疏络化纤汤"，以益气养阴、柔肝通络，切中阴虚血瘀病机要点。其间用西洋参替换人参，旨在加大益气养阴清火之功；同时有因病情变化随证调整的"清暑益气汤"治疗暑热气津两伤证，"滋脾饮"滋养脾阴，"解郁汤"清解肝郁、健脾安神，达到标本兼治之效。

本病例说明，以丹溪相火学说为指导，治疗慢性顽固性疾病，安全有效。同时患者是年迈体弱、多脏器、多病种的病例，临床治疗当紧抓主要病机，辨证施治，守法守方，贵在坚持，方可奏效。

10. 黄疸（药物性肝损害，急性重症肝炎）

郑某，女，9岁，陕西西安人，学生。以"身黄、目黄、尿黄4天"为主诉，于2013年12月2日初诊。

患者13天前因腹泻，自服药物治疗（不详），腹泻好转。9天前再次出现腹泻，继服药物5天。4天前出现皮肤巩膜黄染，小便色黄，腹部不适，遂来我院住院治疗。诊治经过：入院之后已治疗17天，诊断为药物性肝损害、急性重型肝炎，治疗拟疏肝利胆为法，予以果糖、多烯胆碱酯酶等多种保肝药物，且入院后予以血浆置换2次、血液灌流2次，皮肤黄染及肝酶升高时有反复，血液灌流及血浆置换后有所下降，之后进一步升高。现症见：皮肤巩膜重度黄染，小便黄，腹胀，乏力，纳少；大便干，为黄色，日一行。肝肋下4cm、质中，脾肋下未及，舌质稍红，边有齿痕，苔白厚，舌下络脉粗紫，脉数。腹部B超：肝脏肿大，腹腔少量积液，胆囊壁水肿。肝功能：TBIL250.6μmol/L，DBIL85.6μmol/L，IBIL165μmol/L，ALT1670U/L，AST1545U/L，GGT302U/L；

凝血全套：APPT46.6/s，FIB1.34/s。有机酸检测：无异常。遗传代谢病筛查：无异常。丙肝抗体：阴性。甲状腺功能七项：正常。血沉：正常。乙肝系列检查：阴性。

西医诊断：药物性肝损害，急性重症肝炎。

中医诊断：黄疸。

中医证型：肝失疏泄，胆汁外溢。

治法：疏肝利胆退黄。

处方：舒肝汤加减。

西洋参 8g	茵陈 10g	五味子 10g	生地黄 10g
茜草 10g	白芍 10g	炒枳实 6g	丹参 8g
佛手 8g	鸡内金 8g	虎杖 8g	

7剂，水煎服，分早晚温服，日1剂。

二诊（2013年12月9日）：皮肤巩膜黄染较前明显好转，食纳尚可，肝肋下2cm、质软，小便黄，大便黄，舌质淡红，苔薄白，脉数。复查肝功能：TBIL137.1μmol/L，DBIL43.7μmol/L，IBIL93.4μmol/L，ALT488U/L，AST780U/L，GGT59U/L。原方加川芎6g。继服2周。

三诊（2013年12月23日）：皮肤黄染消失，巩膜轻度黄染，食纳可，肝肋下未及，舌质红，苔薄白，脉稍数。复查肝功能：TBIL44.9μmol/L，DBIL26.1μmol/L，IBIL22.1μmol/L，ALT257U/L，AST385U/L，GGT45U/L。原方去茵陈、虎杖、丹参、川芎，加女贞子、麦冬、百合。继服14剂愈。复查肝功能，完全正常。

按语：本例患者泄泻之后，本已阴液不足，加之药毒所伤，既伤肝体，导致肝阴不足，又伤肝用，导致肝失疏泄，胆汁外溢，发为黄疸。采用益气养阴柔肝、疏肝利胆之舒肝汤治疗。在西医西药多种治疗方案均无效之时，大显奇效，治疗仅1周就使症状明显改善，黄疸及肝酶迅速下降，再无反弹，治疗1月余即痊愈。

药物性肝损害属中医"药物毒"范畴。小儿为稚阴稚阳之体，易受外界毒邪侵害，外来邪毒直中脏腑而致发病。小儿脏腑娇嫩，肝脏体阴而用阳，肝属风木，内寄相火，主藏血、疏泄，性喜条达，然小儿肝脏疏泄功能不强，受到药毒侵害，必然初伤肝用，继伤肝体。气火失调，相火妄动，耗伤阴血。外中药毒，疏化之机受到损伤，脾运失常，湿热内生。故而本病病机为肝体受伤，阴虚血热，湿热内蕴。肝脏体用失常，导致功能和发育受到严重影响，故而出现发热、恶心呕吐、黄疸、胁下癥块等。

药物毒戕伐伤阴，汗出伤阳导致以下证候：①伤肝体则伤肝阴，体阴不足，阴不涵阳，阴虚阳亢，致发热、抽风。②伤肝用则伤肝阳，疏泄失用，肝失疏泄，胆汁外溢，出现黄疸。

治疗：①体阴不足，阴虚阳亢型，治以养阴柔肝，以益肝体，采用养肝汤治疗。养肝汤由益气养阴之生脉散、酸甘化阴之百合地黄汤，加灵芝、茜草、紫草、佛手、白芍、甘草组成。其中西洋参6g、灵芝8～10g为君，以益气养阴；麦冬10g、五味子10g、百合10g、生地黄10g为臣，以酸甘化阴，兼有益气养阴之用；茜草10g、紫草10g、佛手8g、甘草5g为佐，以凉血解毒，清除药物毒；白芍10g为使，酸甘化阴，并引诸药入肝经。本方主治药物毒后发热抽风之证。②肝失疏泄，胆汁外溢型，治以疏肝利胆以畅肝用。方用养肝汤加鸡内金8g、茵陈10g、白茅根10～15g、金钱草10g，可去灵芝、百合、生地黄。同样，治疗时也当滋阴凉血以养肝体、清热解毒而促肝用。

肝体为本，肝用为标。治疗一般肝病，无外乎四大法则，即辛开、苦降、甘缓、酸收。由于小儿为纯阳之体，过用辛、苦均可损伤阳气，故当巧用辛开，少用苦降，多用甘缓，常用酸收。此之谓治肝大法。

11. 黄疸；鼓胀（肝硬化失代偿期、肝昏迷）

患者刘某，男，46岁。

初诊：1970年3月16日。住某军队医院，因肝腹水已3个月、第3次昏迷而请会诊。此次会诊所见昏迷已 48 小时，所用谷氨酸钠、精氨酸、甘露醇等治疗无效。面色黧黑，皮肤黄染，有肝臭，小便每日 50mL，神昏，瞳孔对光反射迟钝，腹围 89cm，下肢重度浮肿，心肺（–），肝脾未及，血氨 120μg/L，血胆红素 15.2mg/L，体温 39.6℃，舌质红，舌苔黄厚腻，脉弦数。

西医诊断：肝硬化失代偿期、肝昏迷。

中医诊断：黄疸，鼓胀。

中医证型：湿热毒邪蒙蔽清窍。

治法：清热解毒，凉血化斑，祛湿开窍。

处方：犀角大青汤加减。

犀角二钱	大青叶六钱	元参四钱	川连三钱
青黛三钱	白矾一钱	商陆四钱	茯苓一两
条芩三钱	川柏三钱	醋鳖甲一两^{先煎}	板蓝根一两
阿胶六钱^{烊化}	鸡内金四钱		

6 小时 1 次，日 2 剂（鼻饲）。

二诊（3 月 17 日）：患者神志清，尿增，一昼夜尿 2000mL，下肢肿减，体温 37.6℃，唯感恶心。上方减白矾，加竹茹三钱继服。

犀角二钱	大青叶六钱	元参四钱	川连三钱
青黛三钱	竹茹三钱	商陆四钱	茯苓一两
条芩三钱	川柏三钱	醋鳖甲一两^{先煎}	板蓝根一两
阿胶六钱^{烊化}	鸡内金四钱		

6 小时 1 次，日 2 剂（鼻饲）。

三诊（3 月 18 日）：患者神清，要下床，体温 37.0℃，矢气多，日尿 800mL，继服上方。

四诊（3 月 19～20 日）：患者神清，可下床活动，血氨降为 75μg/L，血胆红素 14mg/L，腹围 84cm，体温 37.0℃，日尿 1000mL。

按语：此例患者因病危而请杨老师会诊。依据症、舌、脉，辨证为湿热毒邪蒙蔽清窍，选用经典处方犀角大青汤随症加减，方证合拍，如矢中的，2剂而知，5日则迅获良效。此例足见中医药的博大精深及对急危重症治疗的奇效。

犀角大青汤出自《医学心悟》卷二，有清热解毒、凉血化斑的功效。治伤寒斑出已盛，心烦大热，错语呻吟不得眠，咽痛不利之症。由犀角（用代用品）、大青叶、黄芩、黄柏、黄连、栀子、升麻组成。若口大渴，加生石膏；气虚者，加人参。

12. 黄疸（原发性硬化性胆管炎）

张某，男，59岁，陕西省西安市人，公务员。以"突发右上腹疼痛伴皮肤巩膜黄染10天"为主诉，于2014年10月24日初诊。

患者2年前曾因"胆结石梗阻性黄疸"在西安某医院行内镜取石治疗，当时B超示：胆囊增大，胆囊壁增厚不光滑，胆囊内胆汁淤积，胆总管扩张伴其内中强回声团，脾大。补充诊断：原发性硬化性胆管炎。10天前因右上腹痛，伴皮肤、巩膜黄染，再次在该医院住院治疗，诊断为原发性硬化性胆管炎，行ERCP（内窥镜逆行性胆管胰管造影术）+ENBD（鼻胆管引流术），术后给予抑酸、保肝对症支持等治疗。患者腹痛症状缓解，但黄疸无明显缓解，仍有寒战高热，遂来我处求中医治疗。刻下症见：身目黄染，食欲不振，口干、口苦，渴而不欲饮，乏力，皮肤稍瘙痒，小便色深呈浓茶色，大便干燥，舌黯红，苔黄厚浊腻，舌下络脉粗紫，脉弦滑。肝功能示：血清总胆红素112.3μmol/L，直接胆红素89.3μmol/L。

西医诊断：原发性硬化性胆管炎。

中医诊断：黄疸。

中医证型：湿热内蕴，气机壅滞，肝失条达，胆络瘀阻。

治法：疏肝利胆，清化湿热。

处方：疏肝利胆汤加减。

醋柴胡 10g	青皮 10g	青蒿 15g	延胡索 10g

大黄 10g^{后下}	枳实 10g	郁金 12g	黄芩 10g
鸡内金 15g	栀子 15g	白芍 10g	丹参 10g
滑石 10g^{包煎}	金钱草 15g	炙甘草 6g	香橼 10g
青黛 1g^{包煎}	茵陈 30g		

7 剂，水煎服，每日 1 剂。

二诊（2014 年 10 月 31 日）：患者右上腹疼痛消失，黄疸明显减轻，尿色变浅，皮肤瘙痒消失，纳食增加，精神明显好转，大便一日 3 次、稍稀，舌黯红，苔薄黄腻，舌下络脉粗紫，脉弦滑。复查：血清总胆红素 69.90μmol/L，直接胆红素 45.60μmol/L。继予上方加地锦草 15g，14 剂，水煎服，每日 1 剂。

三诊（2014 年 11 月 14 日）：黄疸基本消退，食欲正常，稍乏力，眠差，二便基本正常，舌黯红，苔薄黄腻，舌下络脉稍紫，脉弦滑。继予上方，减大黄 5g，去青黛，合金砂散，处方如下：

醋柴胡 10g	枳实 10g	白芍 10g	炙甘草 6g
青皮 10g	郁金 12g	丹参 10g	香橼 10g
青蒿 15g	黄芩 10g	滑石 10g^{包煎}	茵陈 30g
延胡索 10g	鸡内金 15g	金钱草 15g	栀子 15g
大黄 5g^{后下}	砂仁 6g^{后下}	茯苓 15g	炒薏苡仁 30g

按语：原发性硬化性胆管炎近年的发病患者有所增加，认为与自身免疫有关，病理改变主要是肝内外胆管广泛纤维化，管壁增厚，管腔狭窄，出现淤胆样症状。首要症状是黄疸，皮肤瘙痒，右上腹不适；可诱发急性胆管炎，反复发作，最终导致胆汁性肝硬化，肝功能衰竭。单纯西药和手术都不能彻底治疗，采用中西医结合治疗可减少复发，控制病情发展。依据其发病机制及临床表现，归属于中医学"黄疸"范畴，以疏肝利胆、清化湿热为基本大法，治疗中不忘治瘀、治虚。

13. 鼓胀（乙肝后肝硬化失代偿期、脾切除术后）

张某，男，53 岁，陕西西安人，工人。以"乙肝病史 29 年，间断腹胀、便血 10 年，加重 1 周"为主诉，于 2017 年 6 月 14 日初诊。

患者有乙肝病史 29 年，10 年前出现间断腹胀、便血，于我院住院，予以保肝、利尿等治疗好转后出院。近 1 周腹胀增加，自感乏困明显、双下肢无力，为求进一步治疗，遂来我院门诊就诊。现症见：乏力，尤其双下肢无力，腘窝处酸困，足踝部隐痛、肿胀，腹胀，无腹痛，夜间自感低热，盗汗，纳食可，尿量少（服用利尿剂），大便通畅，每天 2 次，黄色软便。查体：神志清楚，精神差，营养一般，睑结膜色略淡。肝掌（＋），蜘蛛痣（＋）。腹部饱满，腹壁静脉可见，左侧腹部可见一长约 15cm 的竖直型手术愈合瘢痕，全腹无压痛及反跳痛，肝肋下未及，脾已切除，移动性浊音（＋），双下肢凹陷性水肿。左侧腹股沟及阴囊肿胀，可见囊性包块，按压可回纳，无压痛。舌黯红有裂纹，苔白腻，脉弦革。辅助检查：凝血 PT%73.90%，INR1.16；肾功能：Urea22.13mmol/L，CR219μmol/L，UA840μmol/L；血常规：HGB87g/L；乙肝六项定量：HBsAg70.96IU/mL，HBeAb0.05S/CO、HBcAb10.45S/CO；尿常规：PRO（＋＋）；肝功能：TBIL7.4μmol/L，DBIL2.7μmol/L，ALT26U/L，AST43U/L，TP54.5g/L，ALB27.10g/L。

西医诊断：乙肝后肝硬化失代偿期、脾切除术后。

中医诊断：鼓胀。

中医证型：阴虚水停。

治法：益气养阴，软坚散结，活血利水。

处方：甲苓饮加减。

醋鳖甲 15g^{先煎}	醋龟甲 10g^{先煎}	生牡蛎 15g	白芍 15g
麦冬 15g	生地黄 15g	当归 10g	炙甘草 6g
猪苓 15g	茯苓 15g	盐泽泻 15g	黄芪 20g

盐车前子 30g^{包煎}　炒火麻仁 15g

5 剂，水煎服，日 1 剂。

治疗 5 天后，患者腹胀有所减轻，双下肢无力、夜间低热等症仍未见改善。

二诊（2020 年 6 月 19 日）：患者自诉足踝部隐痛、肿胀较前减轻，仍觉乏力，尤其双下肢无力，腹胀，无腹痛，盗汗改善，纳食可，尿量增加，大便通畅，每天 2 次，黄色软便。查体：血压 130/70mmHg。可见肝掌、蜘蛛痣，腹软，全腹无压痛，肝肋下未及，脾已切除，移动性浊音（＋），双下肢活动后轻度水肿。舌体宽、边尖红，苔白滑，脉沉弦、关尺革。治疗应以益气养阴、滋补肝肾、软坚散结、活血化瘀为法，汤药调整为甲苓饮合圣愈汤、兰豆枫楮汤加减。

醋鳖甲 15g^{先煎}	醋龟甲 10g^{先煎}	生牡蛎 15g	白芍 15g
麦冬 15g	生地黄 15g	当归 10g	炙甘草 6g
猪苓 15g	茯苓 15g	盐泽泻 15g	黄芪 20g
盐车前子 30g^{包煎}	炒火麻仁 15g	白茅根 30g	仙鹤草 15g
赤小豆 15g	路路通 15g	泽兰 30g	楮实子 10g
熟地黄 12g	川芎 12g	党参 15g	

7 剂，水煎服，日 1 剂。

服上方 1 周，患者腹水消退，双下肢无力减轻，夜间低热消失。

按语： 鼓胀主要为肝、脾、肾受损，气血水互结于腹中。临床表现以腹部胀大为主，四肢肿不甚明显。晚期方伴肢体浮肿，每兼见面色青晦、面颈部有血痣赤缕、胁下癥积坚硬、腹皮青筋显露等症。水肿主要为肺、脾、肾功能失调，水湿泛溢肌肤。其浮肿多从眼睑开始，继则延及头面及肢体；或下肢先肿，后及全身。每见面色萎黄，腰酸倦怠等症。水肿较甚者，亦可伴见腹水。临床常说鼓胀病"阳虚易治，阴虚难调"，是因为水为阴邪，得阳则化，故阳虚患者使用温阳利水药物，腹水较易消退。但若是阴虚型鼓胀，温阳易伤阴，滋阴又助湿，治疗颇为棘手。

本病病机为肝肾阴虚，瘀血阻络，水湿内停。患者情绪欠佳，久则肝郁气滞，肝气失于疏泄，而肝不藏血，气滞而血瘀，故出现蜘蛛痣。肝肾同源，肝病伤肾，肾不藏精，精血互化不成，故出现下肢无力。血不利则为水，出现水肿。方用甲苓饮合圣愈汤、兰豆枫楮汤加减。

甲苓饮为杨老师自拟三甲复脉汤合猪苓汤组成治疗肝肾阴虚型腹水的良方，配合兰豆枫楮汤（邹良材先生经验方），临床效果显著。兰豆枫楮汤由泽兰、黑料豆、路路通、楮实子组成。泽兰：苦辛微温，入肝、脾两经；功用活血行水，入脾行水，入肝活血。黑料豆：甘平无毒，入脾、肾两经；功用祛风解毒；治水肿胀满、黄疸浮肿、风毒脚气，以及风痹筋挛、产后风痉、痈肿疮毒。路路通（又名枫实）：甘平，能通行十二经气血，功用祛风通络、利水行血；治肢体痹痛、手足拘挛、胃痛、水肿、胀满、经闭、乳少、痈疽、痔漏、疥癣、湿疹，搜逐伏水。临证亦可选用甘寒淡渗之品（如沙参、麦冬、干地黄、茯苓等）随症加减，以达滋阴生津而不黏腻助湿的效果。此外，在滋阴药中少佐温化之品（如小量桂枝或附子），既有助于通阳化气，又可防止滋腻太过。

14. 鼓胀（乙肝后肝硬化失代偿期）

王某，男，48岁，陕西西安人，农民。以"发现胁下积块2年余，腹胀、尿少半年，腹泻伴发热4天"为主诉，于2011年1月21日初诊。

患者2年前发现胁下结块，查乙肝五项示HBsAg、HBeAb、HBcAb阳性，腹部B超示肝硬化、脾大，间断中西药治疗。半年前因劳累感腹胀，尿量减少，在当地医院确诊为乙肝后肝硬化、腹水。4天前因饮食不慎加之受凉，出现腹泻；伴发热，腹痛，身黄尿黄，尿少，纳差，无恶心、呕吐，乏力明显；大便质稀，每日5～6次。睡眠可。查神志清，精神差，形体适中，面色晦滞，皮肤、巩膜中度黄染，肝掌，胸部可见两枚蜘蛛痣。察其双肺呼吸音清晰，未闻及干湿啰音；心率72次/分，律齐，各瓣膜听诊区未闻及病理性杂音。腹略饱满，腹壁静脉未见明显曲张，全腹散在深压痛，反跳痛（+），肝上界位于右锁骨中线第6肋间，肋下未及，脾脏肋下约6cm、质Ⅱ度；移动性浊音（+），肝区叩击痛（+），双肾区叩击痛（−），双下肢无凹陷性水肿。舌淡黯，苔薄白腻，脉弦细滑。辅助检查：缺如。标本兼治，肝郁脾虚为本，肝胆郁热、血瘀水停为标，急则治其标。

西医诊断：乙肝后肝硬化失代偿期。

中医诊断：鼓胀。

中医证型：肝郁脾虚，肝胆郁热，血瘀水停。

治法：疏肝化瘀，理脾利水。

处方：疏肝五皮饮加减。

柴胡 10g	炒白芍 15g	枳壳 15g	甘草 6g
丹参 15g	香橼 15g	青皮 10g	郁金 12g
鸡内金 15g	醋鳖甲 15g^{先煎}	茯苓皮 30g	桑白皮 25g
金钱草 50g	炒薏苡仁 15g	海螵蛸 10g	茜草 15g
冬瓜皮 20g			

7剂，水煎服，日1剂。

二诊：服上药后，患者诉腹胀明显减轻，饮食、精神好转，小便增多，大便成形。效不更方，在此基础方上随症加减治疗3个月。复查B超，腹水消失，身目尿黄明显减轻，小便量正常，大便可，夜休可。

按语： 此证病机应为肝郁脾虚，血瘀水停。因肝郁气滞日久导致气滞血瘀，加之近4天腹泻、腹胀导致脾虚水泛，应予疏肝化瘀、理脾利水之剂。该患者辨证为鼓胀，证属气阴两虚，血瘀水停。治疗应标本兼顾，阴虚血热为本，肝胆郁热、血瘀水停为标。治以疏肝五皮饮加减，茯苓皮、桑白皮、金钱草量宜大，同时加茜草、海螵蛸软坚通络。五皮饮可化湿消胀。

疏肝五皮饮为自拟方，由柴胡 10g，白芍 10g，枳实 10g，甘草 6g，丹参 15g，香橼 15g，青皮 10g，郁金 10g，鸡内金 15g，茯苓皮 15g，大腹皮 15g，桑白皮 15g，陈皮 10g，生姜皮 10g 组成，功用疏肝理气，佐以利水。此方系治疗腹水初期实证患者的经验方，仿《医林改错》法，用"四逆散"加"青金丹香饮"理气活血、疏肝化瘀；并加"五皮饮"以振奋脾阳，行气化湿，利水消肿调理中焦。诸方共组方剂方可标本兼治，主治肝硬化腹水患者证属气滞湿阻型。注意事项：临床应用中，应根据患者体质按比例适当增减药物剂量，灵活加减变化。本方含行气活血之品，孕妇慎用。

15. 鼓胀（乙肝后肝硬化失代偿期）

刘某，男，32岁。以"间断乏困、腹胀、小便不利1年"为主诉，于2010年9月10日初诊。

患者1年来因乏困、腹胀，小便不利，间断在西安市某医院按"肝硬化"住院治疗。现腹胀，小便短少，四肢乏力，畏冷懒言，大便不成形，为求进一步治疗遂来我科。症见面色晦暗，腹部胀大。查其腹，按之如囊裹水。舌淡黯，苔白腻，脉弦迟。辅助检查：肝功能 ALT60U/L，AST50U/L，ALB28g/L，CHE4560U/L，TG4.1mmol/L；乙肝五项：HBsAg、HBcAb 阳性，HBV–DNA4.8×10^3cps/mL；B 超示肝硬化，腹腔积液（大量）。

西医诊断：乙肝后肝硬化失代偿期。

中医诊断：鼓胀。

中医证型：寒湿困脾，水湿内停。

治法：温运脾阳，健脾行水。

处方：五皮饮加实脾饮化裁。

黄芪 30g	党参 15g	白术 15g	木瓜 10g
甘草 10g	木香 10g	草豆蔻 10g	大腹皮 15g
干姜 10g	厚朴 15g	桑白皮 15g	茯苓皮 15g
附片 15g^{先煎}	冬瓜皮 15g		

14剂，水煎服，日1剂。

二诊：症状较前明显好转，精神可，稍觉腹胀。肝功能基本正常，B 超示肝硬化、腹腔积液（大中–少量）。继续予以上方加减，巩固治疗半个月。用药过程中，配合西医学干预手段，患者恢复较好，疗效满意。

按语：该患者辨证为寒湿困脾，方选五皮饮加实脾饮化裁治疗，温运脾阳、健脾行水，使寒去阳复，水湿得泄，疗效满意。总之，鼓胀的治疗较棘手，多采用理气化瘀、行水逐水等祛邪措施，注重调理脾胃，合理使用祛邪与扶正的方法，使祛邪不伤正，扶正不碍祛邪。方中黄芪、党参、白术健脾益气，顾护正气；干姜、附子温运脾阳；五皮饮利水通便。全方配伍，扶正祛邪，体现了中医邪去正安的学术特点。另外，结合西医学的研究成果，腹水回收在肝硬化的治疗上也是一种创新。总之，鼓胀的治疗应采取综合治疗为主，哪种方法对患者有利，就采取哪种方法。中医的特色就是因人而异，辨证论治，把辨病与辨证结合起来，也是对鼓胀治疗的发展。

16. 鼓胀（慢性乙型病毒性肝炎、肝硬化失代偿期、急性腹膜炎）

姚某，男，59岁，陕西省合阳人，牧民。以"反复腹胀、尿少1年"为主诉，于2014年8月27日初诊。

2013年11月，患者劳累后出现腹胀、尿少，当地医院诊断为"乙肝肝硬化合并腹水"。口服恩替卡韦进行病毒控制，但腹水难以消退，多次行大量利尿及腹腔穿刺放腹水治疗，腹水控制不佳。1个月前无明显诱因而出现发热，经检查，诊断为布鲁菌感染，予口服多西环素片规范治疗。但患者腹胀难忍，身体日益消瘦，西医无特效疗法，为求中医治疗前来就诊。患者被扶入诊室，精神差，单腹胀大，四肢消瘦，两胁隐痛，午后低热，体倦乏力，语声低怯，双目干涩，口干、口苦，纳食及睡眠差，大便干结，小便短赤。查体：双侧巩膜未见黄染，腹部膨隆、按之坚硬，腹壁青筋隐隐，移动性浊音（+），大量腹水，双膝以下中度凹陷性水肿。舌质红绛，体瘦，少苔，根部苔厚色黑，脉沉细。

西医诊断：慢性乙型病毒性肝炎，肝硬化失代偿期，急性腹膜炎。

中医诊断：鼓胀。

证候诊断：肝肾阴虚。

治法：养阴清热，软坚利水。

处方：甲苓饮加减。

鳖甲 15g^{先煎}　　生地黄 24g　　　阿胶 10g^{烊化}　　生龟板 12g^{先煎}

生牡蛎 15g^{先煎}　炒白芍 15g　　　麦冬 15g　　　　泽泻 15g

冬葵子 15g　　　首乌藤 15g　　　猪苓 20g　　　　茯苓 20g

火麻仁 20g　　　百合 20g　　　　三七 6g^{冲服}　　砂仁 6g^{后下}

白茅根 30g　　　车前子 30g^{包煎}

7 剂，水煎服，每日 1 剂。

二诊（2014 年 9 月 11 日）：患者被扶入诊室，精神有所好转。自诉服药后尿量增多，腹胀明显减轻，两胁仍隐痛不适，双目干涩及口干口苦均好转，纳食增加，睡眠好转，大便通畅。舌脉基本同前。予上方去冬葵子，猪苓减半；加黄芪 30g，鸡内金 15g，怀牛膝 15g。14 剂，水煎服，每日 1 剂。

三诊（2014 年 9 月 24 日）：患者自行步入诊室，精神尚可，腹胀进一步减轻，双下肢轻度水肿，双目干痒，稍有口干、口苦，纳食及睡眠可，舌黯红，体瘦，少苔，根部苔略黑，脉沉弦细。上方去白茅根，加三才汤。14 剂，水煎服，每日 1 剂。

四诊（2014 年 10 月 8 日）：患者精神明显好转，语声如常，腹水基本消退，双下肢不肿，双目干痒消失，无口干、口苦，纳食可，睡眠好，二便调。舌质黯红体瘦，苔薄少，脉沉弦细。中药效不更方，随症加减治疗 2 个月，病情稳定。

按语：鼓胀一病，夙称四大难治证之一，以其起病之缓，与其治效之迟，断非其他杂症可比。本案患者肝硬化晚期出现腹水，因病情复杂，迁延日久，耗气伤阴，加之利水过度导致肝肾阴虚，若再行大量利尿、放腹水之举，则阴虚益甚，阴虚火起，从而形成阴虚相火，有动血、动风之势。《格致余论》曰："相火易起，五性厥阳之火相煽，则妄动矣。火起于妄，变化莫测，无时不有，煎熬真阴，阴虚则病，阴绝则死。""治病必求于本"，故此时不可再强行利水，而当固护阴精，此正合"本于阴阳"之意。患者合并布鲁菌感染，本病归属中医学温病范畴，因发热已1个月有余，温邪易夺阴津，温病后期更需注重固护阴精，所谓"存得一分阴液，便有一分生机"。

综合脉证，四诊合参，辨其为阴虚型鼓胀。治疗原则应该扶正祛邪同用，以扶正为主，兼顾祛邪，扶正即益气养阴，祛邪即软坚利水。处方选用经验方"甲苓饮"化裁。此方是由滋阴潜阳之"三甲复脉汤"与养阴清热利水之"猪苓汤"组合而成。意在滋阴潜阳软坚与清热养阴利水并进，利水不伤阴，滋阴不敛邪，使水气去，邪热清，阴液复，诸症自解。初诊在原方基础上，加白茅根、车前子以增强清热利水之功；加冬葵子通利二便，所谓"小关不通通大关，一关通，百关俱通"；加百合、首乌藤以养心安神；三七入肝经，走血分，具有止血不留瘀、化瘀不伤正之功效，又可防止上消化道出血；加砂仁，化湿醒脾以防诸药滋腻碍脾。二诊患者腹水有所减退，故去冬葵子，猪苓减半，正所谓"衰其大半而止"；加黄芪、怀牛膝扶正以祛邪；加鸡内金消食健胃，通过增加饮食以扶助正气。三诊腹水渐退，故去白茅根，加三才汤益气养阴，固护阴精。四诊患者腹水基本消退，精神明显好转，守方治疗以巩固疗效。本例着眼于阴虚相火的病机特点，审证精详，标本同治，阴阳并调，故收效颇速。

17. 鼓胀（乙肝后肝硬化失代偿期）

李某，女，44岁，陕西省西安市人，干部。以"腹胀、尿少半年"为主诉，于2009年4月17日初诊。

患者半年前无明显原因出现腹胀、尿少，B超提示肝硬化腹水，查肝功能异常，口服中药3月余，症状改善后停药。近日又感困乏无力，胃胀，纳呆，口干苦，尿黄，尿量可，大便黏滞不爽、日2～3次。舌淡黯，苔黄腻，脉细滑。查HBV–DNA$1.38×10^6$IU/mL；转氨酶升高，A/G为42.6/40.5；B超提示肝硬化，腹水（少量）；血清肝纤维化：HA>800ng/mL。既往有胆囊炎病史。

西医诊断：乙肝后肝硬化失代偿期。

中医诊断：鼓胀。

中医证型：肝胆湿热夹瘀。

治法：清热化湿，活血通络。

处方：桃红化浊汤加减。

桃仁 10g	香薷 10g	茵陈 15g	藿香 10g
白茅根 15g	青皮 10g	板蓝根 15g	鸡内金 12g
茯苓 15g	炙鳖甲 12g^{先煎}	郁金 12g	砂仁 8g^{后下}
佩兰 15g	炒薏苡仁 15g	白蔻仁 12g^{后下}	

14 剂，水煎服，每日 1 剂。

服用 14 剂后，症状好转，湿热渐清。上方继服，据病情变化随症加减治疗 1 年余。患者腹水消失，肝功能：A/G48/33.5；HBV-DNA<10³IU/mL；血清肝纤维化指标：HA295.43ng/mL。

按语：杨老师认为，本案肝痹、鼓胀属肝胆湿热型。方用自拟桃红化浊汤 [桃仁、香薷、藿香各10g，红花5g，佩兰叶、茵陈、白茅根、板蓝根、炒薏苡仁、茯苓、金钱草各15g，青皮、郁金、鸡内金、炙鳖甲（先煎）各12g] 加减施治。此方为治疗肝胆湿热型肝病的经验方，主要是借用温病学家治湿热的理论，用以指导治疗湿热伤肝的病证。其病因为"太阴内伤，湿饮内聚，客邪再至，内外相引"，其病机为"热得湿而愈炽，湿得热而愈横。湿热两分，其病轻而缓；湿热两合，其病重而速"。湿热缠绵，如油入面，胶结难分，治疗较难。丹溪曰"湿热相火，为病甚多，人罕有知其秘者"，亦即此意。肝炎肝纤维化中的湿热相火，不宜采用苦寒泻火法，而采用利湿不伤阴、清热不助湿之芳香化浊、辛开苦降之法。此方适用于肝纤维化S1期：汇管区纤维化扩大，窦周及小叶内纤维化。肝功能检查有炎症活动，ALT、AST、TBIL 可有轻度升高，肝脏可有轻度肿大，肝纤维化检测可有轻度异常，PC Ⅲ 和 CG 可见升高。

18. 癥积（肝癌）

史某，男，65岁，退休工人，陕西西安人。以"发现右胁肋下包块半年"

为主诉，于 2010 年 3 月 2 日初诊。

患者半年前无意中发现右胁肋下包快，轻度憋胀感，无明显疼痛，未予重视。近 1 个月发现包块增大，伴乏力、纳差、不思饮食。经休息，症状不能缓解。为求进一步治疗来诊。现症见乏力，纳差，不思饮食。查其腹部隆起，触之柔软，无压痛，右肋下触及一包块样新生物、质硬，有压痛。脾脏 I 度大。诊其舌黯红，脉沉细弱。辅助检查：AFP（甲胎蛋白）1023ng/mL；腹部 CT 示肝右叶占位性病变，考虑肝癌。

西医诊断：肝癌。

中医诊断：癥积。

中医证型：气结血瘀。

治法：行气消癥，调理肝脾。

处方：膈下逐瘀汤加减。

枳壳 10g	醋鳖甲 30g^{先煎}	川楝子 10g	桃仁 10g
红花 10g	牡丹皮 10g	赤芍 10g	延胡索 10g
当归 10g	甘草 10g	川芎 10g	五灵脂 10g
水蛭 3g	鸡内金 10g		

20 剂，水煎服，日 1 剂。

二诊：诉用药后胁肋部憋胀感较前改善，睡眠好，饮食较前次明显改善，大便正常。建议进一步治疗，上药继用。

后在此方基础上随症加减治疗半年，患者一般情况良好，复查腹部 CT，占位病变明显缩小。

按语：肝癌的临床表现，中西医认识基本一致。其病机复杂，统言之为正虚于内、邪毒凝结，病证危重、防治棘手。该患者辨证为气结血瘀，选膈下逐瘀汤加减治疗，用药后有效，但临证要遵照辨病与辨证结合的方法，缓缓图之，最大限度地延长患者的生存期，减少痛苦，提高生存率。膈下逐瘀汤出自王清任《医林改错》，功用活血祛瘀、行气止痛，主治膈下瘀血形成积块。应用该方加味治疗肝癌，行气消癥、调理肝脾的效果非常明显。在肝癌的治疗中，鸡内金、水蛭的配伍应用也是用药经验的总结。

19. 肝疳（脂肪性肝炎、乙肝恢复期）

朱某，男，45岁，陕西渭南人，工人。以"右肋不适2年"为主诉，于2010年9月10日初诊。

患者近2年右肋不适，未予重视。3个月前体检B超，提示脂肪肝、肝功能异常，服药效果不佳而来诊。现症：纳可，二便调，时有双下肢困乏，舌质淡紫，苔薄白，脉沉细涩。形体偏胖，肝掌（＋）。肝肋下可及，剑突下约2.0cm，质Ⅱ度，肝区叩击痛（＋）。乙肝五项检查：HBsAb（＋），HBcAb（＋）；肝功能：ALT155U/L，AST73U/L，A/G51.7/30.9；HBV–DNA<10^3cps/mL；腹部B超：肝脏图像符合轻度脂肪肝；血脂TG6.25mmol/L；肝纤维化：HA249mg/mL，PCⅢ165mg/mL，CG42ng/mL。

西医诊断：脂肪性肝炎、乙肝恢复期。

中医诊断：肝疳。

中医证型：肝郁脾虚，痰瘀互结。

治法：通络解郁，化痰行滞。

处方：丹香青金饮加桑明合剂加减。

丹参15g	香橼15g	青皮10g	郁金10g
桑叶10g	醋鳖甲10g^{先煎}	菊花10g	夏枯草10g
桃仁10g	茜草15g	怀牛膝15g	生黄芪15g
牡丹皮15g	决明子15g	白芍15g	山楂15g

14剂，水煎服，150mL，2次/日。

二诊（2010年9月25日）：患者服上药后右肋下不适、双下肢困乏减轻，纳可。以上方为主方，随症加减，继服3个月。

3个月后，患者精神好转，无两肋不适，纳可，二便调，舌质淡红，苔薄白，脉沉细。患者肝功能好转，脾大消失，肝纤维化正常，乙肝检查 HBsAb（＋）。效不更方，继续治疗。

按语： 近年来，随着人们生活水平的不断提高，我国脂肪肝的发病患者日趋增多，年龄日趋年轻化。脂肪肝是一种多病因引起的获得性疾病，由于脂肪异常大量地在肝内蓄积而成，进一步发展而成为脂肪性肝炎、肝纤维化，早期治疗可使其发生逆转而恢复正常。依据中医基础理论，本病原因在于痰、湿、瘀、积等病理产物共同损伤肝脾，脾失健运，湿浊内生，郁而化热，从而使痰瘀热结于肝络而发病。由于本病为痰凝肝络，故将本病命名为"肝痞"，从而较明确地反映其病位和病性。在治疗上，应以通络解郁、化痰行滞为大法，以自拟方桑明合剂为基本方，临床疗效满意。

本例患者有多年高血脂及脂肪肝家族史，未予系统治疗。来诊时出现肝炎、肝纤维化改变，且血脂重度升高，病情较重。而结合本患者特点，气郁血瘀之象明显，故在桑明合剂基础上加青金丹香饮以加大行气活血通络之效，经过半年的治疗，病情明显好转，但仍需进一步巩固疗效。"脂肪肝"中医怎么命名？疳，甘病也，原指小儿多食甘物而致疳病。疳有五，心肝脾肺肾均可有疳病，治疳应先辨冷热肥瘦，初病为肥热疳，久病为瘦冷疳。《丹溪心法·胁痛》说："肝火盛，木气实，有死血，有痰流注。"由于脂肪肝是病位在肝，故依据病位命名为肝疳，治疗上应按《内经》"结者散之"之法，用疏肝理气、化瘀祛痰的青金丹香饮合桑明合剂治疗。桑明合剂由桑叶 10g，菊花 10g，决明子 15g，丹参 15g，生山楂 15g，夏枯草 15g，怀牛膝 15g，青皮 10g，泽泻 15g，浙贝母 15g，白芍 15g 组成；治以清肝化郁，舒络化痰。方解：脂肪肝病因在于痰、湿、瘀、积等病理产物共同损伤肝脾，脾失健运，湿浊内生，郁而化热，从而使痰瘀热结于肝络而发病。病机总以肝经血热、血瘀脉络为要，所以治疗要时时注意"热""瘀"二字。桑明合剂中决明子，《本草正》谓其"味微苦、微甘、性平，微凉"，归肝、大肠经。《药性论》云其"利五脏，除肝家热"，可以清肝泻浊，润肠通便。山楂，丹溪说"大能克化饮食"，《日用本草》云其"化食积，行结气，健胃宽膈，消血痞气块"。故山楂可开胃消食、化滞消积、活血散瘀、化痰行气，为消油腻肉食积滞之要药。佐以丹参养血活血；怀牛膝补肝肾，强筋骨，逐瘀通经，引血下行；夏枯草清肝火，散郁结，降血压；桑叶疏散风热，清肺润燥，平抑肝阳，清肝明目，凉血止血；白芍养肝之体，缓急止痛；青皮疏肝；泽泻、贝母祛湿化痰散结；菊花既清肝明目、疏达肝气，又取桑、菊辛凉发散之性作为引经之用。诸药相合，共奏疏肝清热、消积化痰、活血通络之功。

本方治疗血脂升高、肥胖的患者效果显著，兼顾调肝、柔肝、疏肝、清肝热、化肝瘀，兼顾肺、心、脾、肾四脏功能，具有清肝、明目、降脂、消积、化瘀的功效，既可大剂量治病，也可小剂量泡茶。本方含行气活血之品，孕妇慎用。

20. 黑疸、积聚（瑞尔黑变病；原发性胆汁性肝硬化）

闫某，女，70岁，陕西省西安市人，退休工人。以"面色晦暗伴身目尿黄1年，加重伴面色黧黑1个月"为主诉，于2012年10月25日初诊。

患者2年来时感右胁不适，劳累后加重，未予重视。1年前逐渐出现面色晦暗，身目尿黄，经检查确诊为原发性胆汁性肝硬化，口服熊去氧胆酸胶囊治疗。之后在我院口服汤药，连续治疗半年，辨证以益气通络、健脾益肾为大法。患者黄疸逐渐减轻，病情好转，遂自行停药。近1个月症状加重，出现面色黧黑以目周为甚，尿色黄、偶呈灰青色，遂再次来诊。伴见：畏寒背凉，无汗，面部烘热，困乏明显，右胁时有不适，纳差；偶有食后腹胀，午后为甚，大便色黄通畅，双下肢浮肿，睡眠可。查体：精神差，形体消瘦，面色晦暗，目周发青，皮肤巩膜轻度黄染。腹部平坦，可见腹壁静脉隐现，全腹无明显压痛；肝上界位于右侧锁骨第5肋间，肝肋下2cm，剑突下约7cm，质Ⅱ度，无触痛；脾肋下刚及；移动性浊音（-），双下肢轻度水肿。舌质淡黯，苔薄腻，舌下络脉迂曲，脉弦革。自身免疫系列：AMA-M2抗体（+）；乙肝五项：HBsAb（+），抗 HCV-IgG（-）；上腹 CT：胆囊结石，胆囊炎，肝表面呈结节样改变，右叶比例欠佳，考虑早期肝硬化；胃镜示：胃底静脉曲张；肝功能：TBIL60.1μmol/L，DBIL16.0μmol/L，IBIL44.1μmol/L，AST55U/L，CHE3198U/L，TBA59.2μmol/L，A/G37.5/34.2；血清肝纤维化系列：HA>800ng/mL，LN149.33ng/mL，甘胆酸9.09μg/mL；AFP4.46ng/mL。面部皮肤活检送检，光镜显示：角层薄；表皮薄，基底层完整；真皮浅层可见大量嗜黑素细胞，真皮内可见、较多；毛囊、皮脂腺及汗腺、胶原较疏松。

西医诊断：瑞尔黑变病，原发性胆汁性肝硬化。

中医诊断：黑疸，积聚。

中医辨证：肝肾阳虚，痰瘀阻络。

治法：温补肝肾，化痰通络。

处方：桂附二仙汤加减。

桂枝 8g	黑附片 8g^{先煎}	淫羊藿 15g	青黛 1g^{包煎}
巴戟天 10g	白矾 1g	当归 15g	郁金 15g
醋鳖甲 15g^{先煎}	炒白芍 15g	石楠叶 15g	仙茅 15g
鸡内金 15g	金钱草 15g		

7 剂，水煎服，每日 1 剂。

二诊（2012 年 11 月 2 日）：患者面部烘热症状有所缓解，畏寒怕冷程度减轻，但出现咽干、鼻中疖肿"上火"症状。上方加黄柏、知母以清虚火，引火归原；大便干，加郁李仁润肠通便；金钱草加量至 30g 以清利肝胆。7 剂，水煎服，每日 1 剂。

三诊（2012 年 11 月 9 日）：患者上症消失，且颜面烘热、畏寒怕冷及腿肿进一步改善，精神好转，食纳增加，大便通畅，尿色变淡，面色黯黑减轻。效不更方，继续服用 2 个月。

四诊（2013 年 1 月 11 日）：患者感背凉腰困，晚间胃脘胀满，考虑青黛、白矾、知母、黄柏长期服用会过于苦寒，故去之，加干姜、茯苓、炒白术温胃健脾。14 剂，水煎服。

五诊（2013 年 1 月 25 日）：上方服用 2 周后，患者精神好转，面色黯滞明显减轻，且有光泽，畏寒怕冷消失，胃胀缓解，纳食增加，二便调。复查肝功能：TBIL21.5μmol/L，DBIL6.2μmol/L，AST51U/L，A/G39.1/31.7。上方继续随症加减治疗 4 个月，患者精神饱满，面色如常，各项指标进一步改善。

按语：黑疸之名，出自《金匮要略·黄疸病脉证并治》，系各种黄疸日久不愈，或失治误治所致，是各种黄疸发展到血分的严重阶段，以目青面黑、虽黑微黄为主症。肝内寄相火，寓一阳生化之气，寄居肾中真阳，肝气肝阳虚证，是导致疏泄不及的一个重要病理环节。肝主疏泄，其色青；肾主封藏，其色黑。肝肾受损，则青黑之色外现而发为黑疸。黑疸病证虚实夹杂，以虚为主；主要病机特点为相火虚衰，即肝气肝阳虚、夹痰瘀阻络。治疗上以攻补兼施为原则，临床以温补肝肾、化痰通络为基本治法。临床自拟"桂附二仙汤"治疗，其中桂、芍取"桂枝加桂汤"之意，乃仲景用以治"气从少腹上冲心"的阳虚阴乘证；桂枝配附子，温补肝阳，佐以酸甘温养之品，如淫羊藿、巴戟天、仙茅、石楠叶等温肾补肝；配伍醋鳖甲、鸡内金畅气通络；用青黛、白矾取"硝石矾石散"之意，以燥湿化痰消积；并以青黛引经，咸软直入肝血。配郁金、金钱草以清利肝胆。随症加减治疗 7 个月，患者面色好转，黄疸消退，疗效显著。

（二）杂病篇

1. 胸痹，真心痛（急性扩张性心肌病）

曹某，男，37 岁，陕西阎良人。以"胸闷、气短 1 个月，心悸、夜间呼吸困难 10 余天"为主诉，于 2016 年 10 月 20 日初诊。

患者原为搏击运动教练，1 个月前运动后（搏击）出现胸闷、气短，在当地医院诊治，诊为心包积液、扩心病，EF（心脏射血分数）30%，治疗未好转。10 天前出现心悸、夜间呼吸困难。在某军医院住院，诊断为扩张型心肌病。建议心脏移植，因患者家属不愿做换心术而求中医诊治。昨日测血压 96/70mmHg。
辅助检查：血 Pro–BNP（B 型钠尿肽前体）568.3。心脏 B 超：全心扩大（左
心房 38mm，右心房 42mm，右心室 23mm，左心室前后 46mm/59mm、左右
42mm/48mm、长径 71mm/79mm）；左室各壁运动搏幅减低，肺动脉高压，左室
收缩功能减低；心包积液，二、三尖瓣及主动脉瓣少、中量反流，肺动脉瓣少
量反流，EF30%。颈部超声：右侧颈总动脉粥样硬化斑块形成，左侧颈总动脉
内膜欠光滑。现症：大便先干后稀，舌边尖红，苔黄腻，脉沉细弦弱涩，双手
肝掌（＋）。

西医诊断：急性扩张性心肌病。

中医诊断：胸痹，真心痛。

中医证型：心阳不振，痰浊痹阻。

治法：振奋心阳，温通宣痹，活血利水。

处方：红参生脉散合炙甘草汤、瓜蒌薤白半夏汤加减。

红参 12g	麦冬 15g	五味子 15g	炙甘草 20g
桂枝 15g	生地黄 15g	阿胶 6g^{烊化}	大枣 10 枚
三七粉 3g^{冲服}	甘松 15g	炒枣仁 20g	柏子仁 20g
火麻仁 10g	全瓜蒌 15g	薤白 12g	法半夏 12g

7 剂，水煎服。

前 3 天每 4 小时服 1 次，24 小时服 3 剂。若好转，3 日后改为每日 2 剂，1
周后改为 1 日 1 剂。向家属交代病情，注意防止猝死，注意保持情绪平稳，戒
酒。紧急情况及时就医。

二诊（2016 年 10 月 27 日）：患者诉左胸心前区发痒，左肩背不适，未再出
现呼吸困难，吃饭、走路快时出汗，大便偏干，痰多白色，心慌减轻，阵发性
心悸减少。舌紫边尖红，苔白腻中间微黄，络脉红紫，脉沉弱弦涩。上方加浙
贝母 15g，百合 20g，灵芝 30g。14 剂，水煎服，日 1 剂。

三诊（2016 年 11 月 10 日）：时有心前区发痒，左肩背不适，牵扯左上肢不

适，无气短，1 天发作阵发性心悸 4 ～ 5 次、持续 1 分钟左右，饭后吐咖啡色痰，自觉呼吸顺畅，大便时干时稀，喝药时大便稀。舌紫，舌边尖红，苔白腻微黄，脉沉弱伏涩、关大。动态心电图（2016-11-07）：心率减速，力数值为 8.0629，ST-T 改变。血压 114/74mmHg。红参生脉散合炙甘草汤，加瓜蒌薤白半夏汤及冠心Ⅱ号加减。

红参 12g	麦冬 15g	五味子 15g	炙甘草 15g
赤芍 12g	丹参 15g	赤芍 12g	浙贝母 15g
款冬花 20g	瓜蒌 30g	薤白 30g	肉桂 8g
黄连 8g	炒枣仁 20g	柏子仁 30g	百合 20g
灵芝 30g	桉叶 6g	三七粉 3g^{冲服}	桂枝 15g
麻仁 10g			

14 剂，水煎服，日 1 剂。

四诊（2016 年 11 月 24 日）：患者病情稳定，心前区发痒消失，每天有 1 ～ 2 次心悸，背部及左上肢不适消失。前 2 天出现肠鸣，大便稀，日 1 ～ 2 次；入睡困难，有时凌晨 2 ～ 3 点才入睡；痰减少，每周吐 2 次咖啡色痰。舌紫、边尖红，苔黄腻，舌下络脉根部粗，脉沉弱、关弦、左寸涩。继服上方。

五诊（2016 年 12 月 22 日）：患者病情稳定，继服上方 1 个月后，胸前区不适已完全消失，行走 1km 可感足底局部疼痛，大便日一行。舌边紫红，苔黄厚腻，舌下络脉粗紫，脉沉细涩弱伏。今日在某医院复查 B 超：左心房 37mm，右心房 38mm，右心室 22mm；左心室前后 46mm/59mm，左右 42mm/48mm，长径 71mm/79mm，EF35%。提示左室大，左室壁搏幅减低，左室收缩功能减低，主动脉瓣反流（中量），三尖瓣、二尖瓣反流（少量）。血 Pro-BNP386，心电图：Ⅰ、Ⅱ、Ⅲ、aVF 平坦，T 波改变，左室高电压。中药：红参三才汤加炙甘草汤（麻仁 20g，桂枝 15g，甘草 15g）加桃红四物汤加炒枣仁 20g，甘松 12g，降香 2g，瓜蒌 30g，薤白 30g，砂仁 8g（后下），三七粉 3g（冲服），炒山药 15g，炒神曲 15g，柏子仁 15g。14 剂。

六诊（2017年1月15日）：患者左侧胸背部有不定点胀滞不舒感，心衰指标63，心肌酶谱无异常，可轻松上至六楼，无气短，眠差，有时入睡困难，二便调。舌红淡紫，苔白腻微黄，舌下络脉稍粗，脉沉弦弱涩。方药：继上方去神曲、山楂，加四逆散、洋参生脉散，14剂。

七诊（2017年4月6日）：患者病情稳定，守上方治疗3个月，偶有心慌、气短，与活动无关。舌淡紫，苔薄腻微黄，脉沉细弦弱涩。复查心肌酶谱及B型尿钠肽无明显异常。心脏B超：左室大，左房37mm，右房31mm，右室24mm，左室前后43mm/57mm、左右40mm/50mm、长径74mm/84mm，D22%，EF47%；左室运动搏幅略减低，左室舒张功能减低，收缩功能基本正常。三、二尖瓣少量反流，主动脉瓣少中量反流。心电图提示轻度供血不足。四逆散加冠心Ⅱ号加桃红四物汤加炙甘草汤（去阿胶）加瓜蒌30g，薤白30g，柏子仁15g，三七粉3g，甘松12g，丹参20g。患者继续坚持治疗半年，EF68%；左室前后43mm/57mm，左右40mm/50mm，长径71mm/65mm；血Pro-BNP386pg/mL，已经正常。患者能正常工作、生活，每天晚上行走约2km，行走后舒适，纳可，大便调。2018年12月随访，患者一切正常。

按语：患者诊断为扩心病，心脏超声EF值仅30%，已被建议前往外科联系心脏移植事宜。因种种原因，患者最终未接受心脏移植，采用中药治疗。EF值，在治疗2个月后由30%上升至38%，治疗5个多月后上升至47%，治疗半年后上升至58%，治疗1年后上升至68%；且心脏明显缩小，Pro-BNP已3次正常。症状基本消失。患者胸闷、气短、平卧困难，属中医胸痹之病；苔薄腻，脉沉细弱涩，苔腻为内有湿热之征，气虚水湿运行不利，湿停日久郁而化热。脉沉，病位在里；脉细弱为气虚，阳气不足之征；弦脉为木象脉，木在脏为肝；脉涩而无力为脉道不通、精亏血少之征。故其病机为心阳不振，痰瘀阻滞。朱丹溪在《格致余论》中提出"相火论"，认为"凡动皆属于火"，"彼五火之动皆中节，相火唯有禀补造化，以为生生不息之运用耳"。由此可以看出，该病为心君相之火不足，造化无权。黄元御重视气机，认为："人之六气，不病则不变。凡一经病，则一经之气见。""手厥阴，火也。木气畅遂，则厥阴心主从令而化风；木气抑郁，则厥阴心主自现其本气。"肝脾肾左升，心胆胃右降，故该病总与相火、气机相关，木气不畅，心阳虚弱，升降失职。治疗重点亦在补不足之相火，调郁滞之气机。方用生脉散加炙甘草汤加瓜蒌薤白半夏汤加冠心Ⅱ号方化裁。生脉散用红参、麦冬、五味子一补一润一敛，益气养阴，使气复津生，气充脉复，《医方集解》云："人有将死脉者，复此能复生之，其功甚大。"《伤寒论》中炙甘草汤亦名复脉汤，可益气滋阴，通阳复脉。"伤寒脉结代，心动悸，炙甘草汤主之。""此方以炙甘草为君，故名炙甘草汤。又能使脉复续，故又名复脉汤。甘草生可泻心下之痞，熟能补中气之虚，故以为君。""宣通百脉，流行血气，则经络自然流贯矣。"黄元御认为，《伤寒论》炙甘草汤"治少阳伤寒，脉结代，心动悸者。以少阳甲木化气于相火，其经自头走足，循胃口而下两胁，病则经气上逆，冲逼戊土，胃口填塞，碍厥阴风木升达之路，木郁风作，是以心下悸动。其动在胃之大络，虚里之分，正当心下。经络壅塞，营血不得畅流，相火升炎，经络渐而燥涩，是以经脉结代。相火上燔，必刑辛金，甲木上郁，必克戊土，土金俱负，则病转阳明，而中气伤矣。甲木之升，缘胃气上逆，胃土之逆，缘中气之虚。参、甘、大枣，益胃气而补脾精；胶、地、麻仁，滋经脉而泽枯槁；姜、桂，行营血之瘀涩；麦冬，清肺家之燥热也"。又说："君相火炎，宫城不清，是以心烦。"可见该病病机为少阳甲木化气于相火，木郁风作，法当调其气机，平其相火。炙甘草正可补心之"体"。瓜蒌薤白半夏汤出自《金匮要略》，治"胸痛不得卧"，具有行气解郁、通阳散结、祛痰宽胸之功效。"君以薤白，滑利通阳；臣以瓜蒌实，润下通阴""加半夏一味，和胃而通阴阳"。冠心Ⅱ号由川芎、赤芍、红花、降香、丹参等组成，是20世纪70年代北京市防治冠心病协作组拟定的治疗"胸痹""心痛"的代表方，可活血化瘀、通络止痛。上方合用，共奏振奋心阳、温通宣痹、活血利水之效。该病例表明了运用相火学说、使用经典处方、理清气机升降、分清体用、准确辨证论治的治疗思路，只要认识明确，中医国粹能有效地参与到急危重症的救治中。

2. 心悸、郁证（阵发性心动过速、慢性乙型病毒性肝炎）

赵某，男，30岁。以"间断心悸、头晕2年，加重2天"为主诉，于2019年8月27日就诊。

患者于2年前出现进食后心悸、头晕，持续3～4分钟后缓解，无恶心呕吐，无颈部不适，无视物旋转。2小时后再次发作，伴胃部不适，于我院查心电图示窦性心动过速，给予口服琥珀酸美托洛尔后症状缓解，3天后停药。此后间断出现阵发性心慌、头晕，偶有胃部不适，查心脏B超、胃镜未见明显异常。2天前无明显诱因出现阵发性心慌，伴胃部不适，现为求进一步中医诊治，遂来我院门诊。现症见：阵发性心慌伴胃部不适、颈部不适，无头晕，夜休差，自感乏困明显，饮食可，二便调。舌红边有齿痕，苔极腻，舌面有瘀点；右脉弦滑，左脉寸滑、尺关弦细。既往史："乙肝小三阳"病史10年，2年前查乙肝六项"2、4、5"阳性，肝功能及乙肝病毒定量未见明显异常；2017年于西安某医院就诊，诊断为"焦虑症"，未予治疗；2017年，因地震有惊吓史。家族史：母亲曾因受惊吓患焦虑，治愈。体格检查：颈软，无抵抗，颈部未闻及血管异常杂音，颈静脉无充盈。双肺呼吸音清，未闻及干湿性啰音及胸膜摩擦音。心率72次/分，律齐，各瓣膜听诊区未闻及病理性杂音。辅助检查：颈椎片示寰枢关节失稳，颈椎曲度变直（陕西省中医院，2017-11-23）。乙肝病毒定量<100IU/mL。肝功能：TBIL35.8μmol/L，DBIL7.3μmol/L，IBIL25.5μmol/L（森工医院2017-08-21）。头颅CT无异常（西安市中心医院，2017-11-01）。心脏B超：无异常；心电图：正常心电图（户县医院2017-09-23）。

西医诊断：阵发性心动过速，慢性乙型病毒性肝炎。

中医诊断：心悸，郁证。

中医证型：肝经郁热，相火上扰。

治法：清肝定惊，解郁安神。

处方：柴胡加龙骨牡蛎汤合酸枣仁汤（去铅丹、大黄）。

柴胡 12g	生龙骨 20g^{先煎}	生牡蛎 20g^{先煎}	干姜 8g
党参 12g	桂枝 9g	茯苓 15g	酸枣仁 15g
半夏 9g	黄芩 10g	知母 6g	川芎 12g
大枣 10g	甘草 6g		

7 剂，水煎 400mL，分早晚两次各 200mL 温服。

二诊（2019 年 9 月 3 日）：患者服上方后，阵发性心慌缓解，偶有夜间自觉心跳加速，仍有胃脘不适、乏困、夜休差等症。舌尖红、有瘀点，苔白腻，舌下络脉迂曲；右脉弦细涩、关大，左脉弦细涩。方用解郁合欢汤加桂甘龙牡汤，炒酸枣仁 15g，百合 20g。

7 剂，水煎 400mL，分早晚两次各 200mL 温服。

三诊（2019 年 10 月 15 日）：患者服上方后心悸缓解，偶有夜休时心跳加速，稍有胸闷；胃脘部不适，呃逆缓解，纳食欠佳；夜休差，入睡难，多梦，醒后仍乏困。二便正常。舌淡紫尖红，边有齿痕、瘀点，苔白厚滑，舌下络脉稍粗；右脉弦细涩、寸弱，左脉弦细涩、关大。方用解郁合欢汤加下气汤、降香加减。

服上方 2 周后，心悸、胸闷未见，胃脘不适缓解，夜休改善。

按语： 心悸多为虚实相兼，病位在心，与肝、脾、肾、肺四脏密切相关。症状以自觉心搏异常为主；伴有胸闷不舒，心烦寐差，颤抖乏力，头晕等。发病多与精神刺激、诸脏腑虚损相关。综合此患者症状，病机为肝气郁滞，相火上扰，胆胃失降。治病必求于本，患者出现主症前曾受惊吓，并诊断为"焦虑症"，未予治疗。现症及舌脉表现为肝经郁热，相火上扰之证。基于此，杨老师给予柴胡加龙骨牡蛎汤合酸枣仁汤加减。柴胡加龙骨牡蛎汤以疏肝清热，安神定悸。肝经郁热，日久耗伤肝血，心失所养，给予酸枣仁汤以养血安神、清热除烦。二诊时，症状有所改善，结合患者症状及舌脉，考虑肝气郁结，胆胃失降，相火上逆之症明显，当以解肝郁、平胆胃、清相火为法，以自拟解郁合欢汤合桂甘龙牡汤加减。杨老师善于调肝，创解郁合欢汤，就是要运用疏肝、养肝、清肝的方法，使气火不致向伤阴方面转化，具体应依《内经》"木郁达之，火郁发之"的原则，法在疏、平、抑、调、柔之间权衡审度，药如辛、酸、甘、苦、咸之中曲尽其变。方中佛手、香橼辛散理气疏肝；白芍、牡丹皮柔肝调肝；配白茅根以酸甘化阴；郁金、合欢皮调肝木之横逆而不伤肝阴；天冬、麦冬凉血养阴以护肝；大青叶、茜草清热凉血，化瘀通络。以上诸药，共奏疏肝郁、平肝逆、清肝火、养肝阴之效。"悸自内惕者，悸因中虚，故脉弱而无力。"在此基础上，加桂甘龙牡汤奏温补心阳、宁心定悸之效。三诊时，患者心悸已不显，但纳食欠佳，盖因肝气犯胃，肝胃不和，气机逆乱，故以解郁合欢汤合下气汤疏肝泄热、调畅气机。下气汤为黄元御气机理论之代表方，药虽平淡无奇，然握中央而御四旁，复升降而交水火。杨老师临床特别重视气机理论，他认为中焦斡旋，大气一转，其气乃散。患者胃脘不适、呃逆、纳差均为气机紊乱所致。左升右降之常恢复，则胃善纳而脾善磨，肝不郁而肺不滞，气血渐旺，诸症可自愈。下气汤君药为半夏与茯苓：半夏专入手太阴肺经、足阳明胃经，开胸膈胀塞，平头上之眩晕，泻心下之痞满，善调反胃，妙安惊悸；茯苓泻水燥土，冲和淡荡，百病皆宜，至为良药。黄元御认为："半夏辛燥开通，沉重下达，专入胃腑而降逆气，胃土右转，浊瘀归荡，胃腑冲和，神气归根，则鹤胎龟息，绵绵不绝竭也。"（《长沙药解·卷一》）"茯苓利水燥土，泻饮消痰，善安悸动，最豁郁满。"（《长沙药解·卷四》）臣药当是陈皮与杏仁：陈皮入手太阴肺经，行气开胸；杏仁为肃降肺气之要药，最利胸膈，兼通络脉。佐药为贝母、五味子。芍药与甘草为使药，既有酸甘化阴之功，又有缓急（缓解病势之急，缓解药物之急）止痛之效。诸药相合，可达平肝和胃、开胸安悸之效。

　　心悸多为虚实相兼，辨证不仅要注意正虚一面，亦应重视邪实一面，并分清虚实之程度。正如上述患者，先安悸养身，再清肝解热，后调逆乱气机，中间佐温通心阳之品，究其根本，循序渐进，以达其效。

3. 心悸（病毒性心肌炎、心律失常）

宋某，男，32 岁，西安机矿仪表厂工人。以"阵发性心慌、气短、胸闷、胸痛 2 月余"为主诉，于 1978 年 10 月 4 日就诊。

患者 2 个月前因发热伴膝关节疼痛，考虑"感冒"，于当地医院给予对症治疗。近 2 个月来，自感心慌、气短、胸闷、胸痛，活动后加重，遂来诊。症见：精神差，阵发性心慌、气短、胸闷、胸痛。舌边尖红，舌体稍紫，苔薄白稍腻。查体：T37℃，P72 次 / 分，心律不齐。心电图示：①Ⅱ度房室传导阻滞；②多发性室性早搏；③多发性房性早搏。

西医诊断：病毒性心肌炎，心律失常。

中医诊断：心悸。

中医证型：气阴两虚。

治法：益气养阴，清热活血。

处方：五参汤加减。

丹参 15g	苦参 15g	玄参 10g	党参 10g
麦冬 15g	五味子 10g	石菖蒲 10g	远志 10g
琥珀 6g^{冲服}	瓜蒌 20g	薤白 15g	吴茱萸 6g

琥珀 6g^{冲服}　瓜蒌 20g　薤白 15g　吴茱萸 6g

7 剂，水煎，分早晚两次服。

二诊（1978 年 10 月 11 日）：诸症较前减轻。仅劳累后感心慌，气短，消失，纳眠可，舌淡、苔薄白，脉弦细弱。心电图示：窦性心律不齐伴多发室性、房性早搏。继上方 20 剂。

三诊（1978 年 11 月 1 日）：劳累后偶有心慌，余无不适。心电图示：窦性心律不齐。守上方 20 剂。

四诊（1978 年 11 月 22 日）：未诉明显不适，纳眠可，二便调。心电图示：窦性心律。

按语：五参丸出自《千金翼方·卷十二·养性服饵第二》，方由人参、苦参、沙参、丹参、玄参组成，具有益气养阴、清热活血之效，主治心虚热，不能饮食，食即呕逆，不欲闻人语。五参丸最初用于治疗肝病患者阴虚相火之证。本方也具有益心气、养心阴、清心热、除心烦、解心毒之功效，杨老师临床亦将其用于病毒性心肌炎、心律不齐。本案患者以"心悸、气短、胸闷、胸痛"为主症，辨病应为"心悸"，结合患者症状及舌脉特点，四诊合参，辨为气阴两虚证，治以益气养阴、清热活血为法。结合患者伴胸痛、苔腻等表现，考虑在气阴两虚基础上仍有痰浊痹阻之嫌，故杨老师拟生脉散合五参丸加减，辅之瓜蒌、薤白、石菖蒲等以祛痰开窍。服 21 剂后诸症基本消失，继续巩固治疗，直至心电图恢复正常，此为"效不更方"！

4. 胸痹（冠心病）

王某，女，47 岁，血压 100/75mmHg。以"间断性胸痛 1 年，加重 1 个月"为主诉，于 2019 年 11 月 16 日初诊。

患者 1 年前无明显诱因出现胸痛，呈间断性，伴气短，数秒后自行缓解，未予重视。1 个月前无明显诱因，再次出现上述症状并加重。现症见：胸痛伴背部放射痛，气短，呈间断性。口服丹参滴丸后有所缓解，乏力，胸口汗出，手足不温，纳可，夜休尚可，二便调。既往史：颈椎病 5 年余，经理疗后症状缓解；2016 年行右侧乳腺纤维瘤切除术，术后恢复可。月经史：15 岁初潮，每次行经 5 天，月经周期为 60～90 天。LMP（末次月经）2019 年 10 月 20 日，色黯，量可。家族史：母亲患冠心病。舌质黯，苔黄腻，脉弦。

西医诊断：冠心病。

中医诊断：胸痹。

中医证型：阴虚湿热，瘀热互结。

治法：清热生津，活血化瘀。

处方：甘露饮合桂枝茯苓丸加瓜蒌、泽兰。

| 地黄 24g | 熟地黄 15g | 茵陈 15g | 酒黄芩 12g |

焦栀子 12g	蜜枇杷叶 15g	石斛 15g	天冬 15g
麦冬 15g	甘草 6g	桂枝 10g	茯苓 15g
炒桃仁 10g	赤芍 12g	牡丹皮 15g	瓜蒌 15g
泽兰 10g			

7 剂，每日 1 剂，每剂 400mL，早晚分两次温服。

二诊（2019 年 11 月 30 日）：患者诉服药后，胸痛、气短未见，乏力，矢气多，手足不温，纳可，夜休可，大便正常，小便色黄。舌质黯，苔黄，脉弦。上方减瓜蒌、泽兰，加北沙参、太子参各 15g。

按语：《金匮要略》言"平人无寒热，短气不足以息者，实也"。其含义在于：貌似无病之人，突然发生胸部疼痛而呼吸短促，既无恶寒发热之表证，又不见"阳微"之虚象，则可能是痰饮或瘀血或宿食等有形实邪导致心胸气机失常，故曰"实也"。患者未诉诱因而发生胸闷痛，伴背部放射痛、气短、乏力，观其舌脉，四诊合参，其病机为足阳明胃经与手阳明大肠经热结，血中伏火，先传于肺，心复继之，再以瘀阻脉络，血行滞涩，瘀血不去，新血不生，留瘀日久，心气痹阻，瘀热互结，故有此证。治法：清热生津，活血化瘀。方药：首诊以甘露饮＋桂枝茯苓丸＋瓜蒌、泽兰。甘露饮出自《太平惠民和剂局方》，治胃中客热，脾胃湿热，瘀热在里，可清热养阴、行气利湿。观之病机同，故借其意，异病同治。再者，患者年龄 47 岁，《内经》中有"女子七七任脉虚，太冲脉衰少，天癸竭，地道不通"，患者处于月经紊乱之时，月经周期延长至 2～3 个月一行，留瘀日久，选《金匮要略》之桂枝茯苓丸，使瘀去血生，再加瓜蒌助桂枝以通脉助阳、泽兰以助活血化瘀。复诊患者诉胸痛、气短未见，矢气多，便知方药对证，气机已通，去上方之瓜蒌、泽兰，加麦冬、沙参、太子参以益气养阴生津，疗余下之缓疾。

综上可见，此胸痹辨证为瘀热互结，病机总以二阳热结与留瘀日久为主，治疗以清热生津、活血化瘀为则，方药以甘露饮与桂枝茯苓丸加减为主。

5. 胸痹血浊证（冠心病、高脂血症）

李某，男，45 岁，以"发作性胸闷痛 2 个月，加重 2 天"为主诉，于 2018 年 10 月 19 日就诊。

患者 2 个月前因劳累后出现胸闷痛，未予重视，休息后明显缓解。2 天前午饭后出现发作性胸闷痛，伴头部胀闷，来我院就诊。查心电图示：ST 段改变。现为求进一步中医诊治，遂来我处门诊。现症见：发作性胸闷痛，伴头部胀闷不适，无心慌、气短，乏力，偶有腹泻，左下肢偶有麻木。口淡，纳可，夜休可，二便正常。舌淡紫，苔黄腻，舌下络脉粗，右脉沉弦滑，左脉弦伏涩。既往史：患高脂血症 5 年，未予治疗。体格检查：血压 135/95mmHg。颈软，无抵抗，颈部未闻及血管异常杂音，颈静脉无充盈。双肺呼吸音清，未闻及干湿性啰音及胸膜摩擦音。心率 70 次 / 分，律齐，各瓣膜听诊区未闻及病理性杂音。心电图检查：ST 段改变（西安市中医院，2018-10-17）。

西医诊断：冠心病，高脂血症。

中医诊断：胸痹血浊证。

中医证型：胸阳不振，瘀血阻络。

治法：温阳通络，活血化瘀。

处方：瓜蒌薤白汤、冠心 II 号、血府逐瘀汤加金砂散加减。

瓜蒌 15g	薤白 10g	红花 6g	川芎 10g
赤芍 15g	丹参 15g	降香 12g	生地 10g
桃仁 10g	枳壳 9g	怀牛膝 15g	柴胡 15g
甘草 9g	桔梗 10g	茯苓 15g	鸡内金 15g
砂仁 6g^{后下}	炒薏苡仁 15g	豆蔻 6g^{后下}	

7 剂，水煎 400mL，分早晚两次各 200mL 温服。

二诊（2018 年 10 月 26 日）：患者诉服上方后胸痛缓解。仍有胸闷，左下肢麻木，乏力，纳可，夜休可，大便不成形、1 ～ 2 次 / 日，小便黄。舌淡紫，苔薄黄，舌下络脉粗，右脉沉弦滑，左脉沉细无力。患者舌苔脉象符合肝郁血瘀证的症状，当考虑疏肝解郁、活血化瘀，方药给予四逆散、冠心Ⅱ号加血府逐瘀汤及白檀香 6g、瓜蒌 15g、菖蒲 15g、柏子仁 10g、郁金 12g。

7 剂，水煎 400mL，分早晚两次各 200mL 温服。

服上方后，患者胸闷痛减轻，左下肢麻木缓解，乏力减轻。

按语：汉代张仲景总结胸痹病机为"阳微阴弦"，即上焦阳气不足，下焦阴寒内盛；症状为胸部闷痛，甚则胸痛彻背，喘息不得卧；其病性多为本虚标实，虚实夹杂；治疗先以祛邪为主，然后再予扶正，必要时可兼顾同治。此患者以胸部闷痛为主症，以实证为主。实证以瘀血、寒凝、痰浊、气滞痹阻胸阳多见，结合患者症状、舌脉，患者为痰浊痹阻，瘀血阻络，杨老师给予瓜蒌薤白汤、冠心Ⅱ号、血府逐瘀汤加金砂散。胸痹先治其标，患者胸痛为痰浊、血瘀痹阻心脉所致。痰浊痹阻，胸阳不展，给予瓜蒌薤白白酒汤可通阳泄浊、豁痰宣痹，于中焦可解腹泻之弊。观患者舌脉可知，患者瘀血阻络明显，给予冠心Ⅱ号、血府逐瘀汤以活血化瘀、通脉止痛。金砂散为杨老师自拟方，临床用于健脾化湿。患者有口淡、腹泻、苔腻等症，可知中焦脾胃运化失常。茯苓为君药，利水渗湿健脾；砂仁为臣药，化湿开胃，温脾止泻。佐药白豆蔻化湿，行气，温中，止呕；薏苡仁利水渗透湿，健脾止泻；砂仁与白豆蔻、薏苡仁相伍，可加强化湿健脾之功。使药鸡内金消食健胃，以助脾胃运化。二诊患者胸痛缓解，胸闷较为明显，考虑气滞心胸，故给予四逆散疏肝理气，合冠心Ⅱ号、血府逐瘀汤活血化瘀，佐白檀香、瓜蒌、菖蒲、柏子仁、郁金注重理气、祛湿、化痰。四逆散除疏肝解郁外，还兼以培土泻火，助理气健脾之效。

综上可见，此患者以实证为主，为痰浊、瘀血、气滞痹阻心胸，致胸阳不展，故治疗以祛邪为主，先清痰浊，后理气滞，活血化瘀贯穿始终，兼以健脾，使中焦气机通畅。

6. 遗尿（肝气虚弱，膀胱失约）

韩某，男，19 岁，陕西西安人，学生。以"尿床 16 年"为主诉，于 2004 年 1 月 22 日初诊。

患者自幼有尿床习惯，每遇劳累、惊吓病情加重，曾用多种办法治疗，效果不佳。刻下症：时有乏困，怕冷，胆小易惊，忧郁，纳可，大便调。舌质淡，苔薄白，脉沉细弱。平素体质差。

中医诊断：遗尿。

中医证型：肝气虚弱，膀胱失约。

治法：补肝益气，固肾缩泉。

处方：补肝颐气汤合缩泉丸加减。

柴胡 10g	升麻 10g	白芍 10g	合欢皮 15g
当归 10g	茯苓 15g	台乌 15g	生黄芪 15g
山萸肉 10g	益智仁 15g	郁金 8g	首乌藤 15g
山药 15g			

14 剂，水煎服 150mL，分早晚空腹温服，日 1 剂。

二诊（2004 年 2 月 8 日）：患者尿床次数减少，精神有所好转。上方加减服用 3 个月，尿床基本消失。效不更方，继续加减服用 3 个月，至 2004 年 7 月 14 日来诊。患者自述 2 个月来未再有尿床情况，胆子变大，精神好转。随访半年，无反复。

按语：肝者，将军之官，主疏泄，能"开鬼门，洁净府"，患者平素体质差，肝气虚，疏泄功能减退，开阖不利，门卫失灵而出现遗尿。加之患者体虚易被外惊所扰，"肝气虚则恐""恐则气下"，均为肝气虚表现。治疗重在补气升提，佐以固肾缩泉之品，故获痊愈。

补肝颐气汤由柴胡 10g，炒白芍 15g，升麻 15g，郁金 12g，当归 12g，生黄芪 15g，茯苓 15g，陈皮 12g，远志 15g，菖蒲 10g，首乌藤 15g，合欢皮 15g

组成。具有补肝益气作用。主治各种疾病证属肝气虚者。其中柴胡、升麻益气升提以升发肝气为君药。当归、黄芪益气养血以养肝之体，郁金、白芍理气养阴以柔肝之体，共为臣药。茯苓、陈皮健脾化痰，远志、首乌藤宁心安神共为佐药；合欢皮疏肝解郁为使药，引药入肝经。诸药合用，共奏益肝气、养肝体、柔肝阴之功。

7. 紫癜（过敏性紫斑、早期肝硬化）

冯某，男，48 岁，陕西西安人，干部。以"两下肢皮肤广泛性大片紫斑 40 天"为主诉，于 1980 年 8 月 16 日初诊。

患者 40 天前无明显原因，出现双下肢膝关节以下广泛性紫红色出血斑，两肋下胀疼，伴纳差，无力，经在西安市某医院服强的松治疗不效，服地塞米松能好转，停服后又发作，40 天来一直未能控制。患者有慢性肝炎病史 7 年，检查：形体消瘦，面色萎黄，双下肢布满红色紫斑，大者如拇指，小者如绿豆，未高出皮肤，触之不碍手，不痒，舌质红，苔白厚腻，脉弦数。肝大，肋下 3.5cm、质中，压痛（－）；脾大 1.0cm、质中，肝掌（＋）。血压 96/60mmHg。毛细血管脆性试验（＋）（1980 年 8 月 4 日，西安市某医院）。肝功能：体浊 10U，锌浊 17U，SGPT108，P644.30，GT3.4，AKP24，PCⅢ 1.7×10^5cps/mL。甲胎蛋白（－）。血小板计数 170×10^9/L。

西医诊断：过敏性紫斑，早期肝硬化。

中医诊断：紫癜。

中医证型：血热肝瘀，血溢肌腠。

处方：犀角地黄汤合三甲复脉汤加减。

水牛角 20g 先煎	阿胶 15g 烊化	生地黄 15g	藕节 20g
杭白芍 20g	茜草 15g	牡丹皮 10g	麦冬 15g
牡蛎 20g 先煎	龟板 20g 先煎	三七粉 3g 冲服	麻仁 10g

5 剂，水煎服，停地塞米松。

二诊（1980年8月21日）：上方共服5剂，紫斑已基本消失，下肢皮肤已无出血斑。从此，因肝病用三甲复脉汤60剂、柔肝补肾汤50剂后，肝功能逐渐好转，紫斑再未发作。

三诊（1981年1月31日）：患者复查肝功能已基本恢复正常，自己无异常不适。肝大1.5cm、质软，脾大1.0cm、质软，紫斑半年未发作。予滋水清肝饮巩固疗效，患者已恢复工作。

按语：本患者有多年早期肝硬化疾病，又感他邪，发为斑症，病情复杂，治疗棘手。但万变不离其宗，抓住问题主要矛盾，急则治标，缓则治本，或标本兼治，是取得疗效的根本。针对斑症这一急性病，在用犀角地黄汤治疗的同时，兼顾原发疾病，用三甲复脉汤治疗，标本兼治，斑症迅即告平。

8. 月经不调、便秘、脱发（肝郁血虚，冲任失调）

魏某，女，40岁，陕西西安人。以"月经推后频发4月余"为主诉，于2016年3月20日初诊。

患者4个月来月经不调，2个月行经1次，每次行经7～8天，量多，有血块，至今又1个月未至。头晕，易口吐涎沫，左肩膀疼痛，腰困，脱发明显，食纳可，大便干结，2～3日一行，易怒，情绪不佳。曾患"宫颈炎"，经治痊愈。舌淡苔白，脉弦细涩，右寸大。

中医诊断：月经不调，便秘，脱发。

中医证型：肝郁血虚，冲任失调。

处方：调肝汤加减。

山药15g	阿胶15g^{烊化}	巴戟天8g	生地黄20g
当归10g	甘草6g	制首乌12g	白芍15g
郁李仁15g	肉苁蓉15g	山萸肉15g	百合20g

14剂，水煎服，分早晚温服，日1剂。

二诊（2016年4月5日）：患者自述，服药后月经于昨日来潮，小腹隐痛，喜温喜按，腰酸，头晕减轻，二便调。上方加杜仲 15g，乌药 6g，郁金 15g。继服 14 剂，水煎服。

后在此方基础上随症加减，经调治 3 个月，患者月经周期正常，经色、经量尚正常，头晕偶有发生，脱发明显减轻，二便调。

按语： 古人云"人过四十而精气过半"，该患者年逾四十，以月经不调为主症，脉细弦涩，月经 2 个月行经一次。平素易怒，情绪差。辨证当属肝郁血虚，冲任失调。调肝汤出自《傅青主女科》，可治妇女"肾水不足，肝气不舒"，具有补益肾水、平调肝气作用。患者肩痛、腰痛、情绪不佳，加用百合汤养阴生津；同时加用首乌、肉苁蓉以补肾养血，润肠通便。经上述治疗，诸症渐平。

9. 月经前期（肝郁气结，冲任不调，郁热相火上扰）

俞某，女，24 岁以"月经先期频发 10 年余，加重 3 月余"为主诉，于 2018 年 7 月 10 日初诊。

患者诉 10 余年前自月经初潮至今，每次经期提前 5～10 天，经期 5 天，量可，无血块，无痛经，白带正常，因无特殊不适，故未给予药物治疗。3 个月前，因过食生冷，月经提前半个月，伴有痛经，小腹胀满，头晕，经期面部生红疹，经后症状减轻，平素性格急躁，胸闷气短，纳眠可，大便偏溏，小便尚可。本次月经 6 月 30 日来潮。舌淡紫，苔薄黄，边有齿痕，舌下络脉可，脉弦细关大。

中医诊断：月经先期。

中医证型：肝郁气结，冲任不调，郁热相火上扰。

治法：疏肝降火，调理冲任。

处方：解郁合欢汤加四物汤加乌紫解毒汤加减。

合欢皮 15g	佛手 10g	川芎 12g	蒲公英 20g
百合 20g	白芍 15g	香橼 10g	桑白皮 15g
桃仁 12g	砂仁 6g^{后下}	牡丹皮 10g	熟地黄 15g

乌梅 15g   火麻仁 10g   郁金 10g   当归 15g

紫草 15g   首乌 15g

7 剂，水煎 400mL，早晚分两次各 200mL 温服。

二诊（2018 年 7 月 17 日）：服用上方后，面部痘疹好转，精神可，头晕、困乏较前减轻。仍有盗汗，夜休噩梦纷纭，大便偏稀，小便尚可。舌红，苔薄黄，舌下络脉可，脉弦细、关大略数。此病确属肝郁相火内扰，调整治疗方案，拟解郁合欢汤合四物汤合化肝煎加减。

合欢皮 15g   白芍 15g   牡丹皮 10g   郁金 10g

佛手 10g   香橼 10g   熟地黄 15g   当归 15g

川芎 12g   砂仁 6g^后下   炒枣仁 20g   生牡蛎 15g^先煎

14 剂，水煎 400mL，早晚分两次各温服 200mL。

三诊（2018 年 7 月 31 日）：患者诉本次月经 7 月 29 日至，日期尚准，但仍有痛经，小腹胀痛，无血块；痘疹较上次明显好转，盗汗、多梦明显减轻，二便尚可；用药 1 个月后，心情明显好转，急躁减轻。舌红，苔薄黄，舌下可，脉弦细略紧。上方加丹参 15g，沉香曲 6g，降香 12g，龙眼肉 10g。14 剂，水煎 400mL，早晚分两次各温服 200mL。

按语：此病肝气郁结在上、寒凝血瘀在下，当于上方中稍加养血活血之品，使寒气瘀血顺势而下。服用上方后，患者诉近 2 个月的月经量由少变多，小腹胀满消失，自觉小腹温暖。后以解郁合欢汤合四物汤作为底方，观其脉证，随症加减治疗 3 月余，患者月经基本恢复正常，且性格较前明显温和，面部痘疹偶有发生，自觉皮肤较前白润。

10. 阴挺（子宫下垂、阴道炎）

张某，女，30 岁，陕西西安人，农民。以"确诊为子宫下垂 2 月余"为主诉，于 2004 年 1 月 18 日初诊。

患者平素家务及农活繁忙，2 个多月前自感活动时下身不便，似有物脱出，行走时摩擦疼痛。在当地医院行妇科检查，诊为子宫下垂Ⅱ度、阴道炎，要求卧床休息。为求中医治疗来本院门诊。就诊时，诉外阴部胀痛，活动时加重。症见：乏困，尤以双下肢为甚，双下肢略肿，纳可，大便干。月经周期正常，经量尚可，经色淡，无血块，经期5～7天。舌质淡，舌体胖，苔薄白，脉沉弱。

西医诊断：子宫下垂，阴道炎。

中医诊断：阴挺。

中医证型：肝气虚弱，中气下陷。

治法：补肝益气，升提固本，佐以活血调经。

处方：补肝颐气汤加减。

升麻 15g	白芍 10g	丹参 15g	当归 12g
生黄芪 20g	茯苓 15g	首乌藤 15g	益母草 15g
柴胡 10g	郁金 10g	合欢皮 15g	

14剂，水煎150mL，分早晚空腹温服，日1剂。

二诊（2004年2月1日）：外阴下坠症状稍有减轻，精神有所好转，双下肢水肿稍减轻，带下色白量多，上方加炒白果15g服用。

三诊（2004年7月18日）：上方继续加减服用5个月。患者2个月来减少活动量，外阴不适基本消失，月经周期恢复正常，浮肿明显好转。当地医院妇科复查提示：子宫下垂基本消失。随访半年，无反复。

按语： 阴器为肝经所过之处，肝主筋，肝气主升。"肝者罢极之本"，患者平素劳累过度，肝气虚弱，筋膜失养而弛长，系带松弛，肝经络属的阴器因此不能维系其正常位置而下垂。治疗以补肝益气、升提固本为法，佐以调经而病治愈。

11. 胞生痰核（左眼上睑霰粒肿并感染）

陈某，女，54岁，陕西省西安市人，农民，以"左上胞睑内包块半个月"

为主诉，于 2013 年 9 月 6 日初诊。

　　半个月前无明显诱因，见左眼上胞睑内出现包块，直径约 0.5cm，后逐渐长至直径约 3cm，质硬，边界清楚；包块局部皮肤发红，严重影响左眼闭合，不疼。在眼科诊为"左眼上睑霰粒肿并感染"，经抗感染等治疗，效果不明显，建议手术治疗。患者因惧怕手术，遂求中医治疗。伴口咽干，饮水不多，鼻干，眠差，烦躁，纳食尚可，二便调。舌质红，苔薄黄，脉沉弦细。患者有"慢性乙肝"病史，平素喜食肥甘厚腻之品。

　　西医诊断：左眼上睑霰粒肿并感染。

　　中医诊断：胞生痰核。

　　中医辨证：肝火上炎，痰热蕴结。

　　治法：清肝解毒散结。

　　处方：柴胡清肝散合升降散加减。

银柴胡 10g	胡黄连 6g	生地黄 10g	赤芍 10g
焦山栀 10g	连翘 15g	龙胆草 8g	青皮 10g
甘草 5g	僵蚕 10g	蝉蜕 6g	生大黄 8g 后下
片姜黄 10g	升麻 10g	生石膏 20g	蒲公英 15g
紫花地丁 15g	决明子 15g	密蒙花 6g	

　　7 剂，水煎服，每日 1 剂。

　　二诊（2013 年 9 月 13 日）：眼部包块较前明显缩小，受热则口咽干、鼻腔干，食纳、精神好，大便成形、日一行，月经正常，经期烦躁，腰痛，舌质稍红，苔薄黄稍腻，脉沉弦。处方如下：

银柴胡 10g	胡黄连 6g	焦山栀 10g	连翘 15g
生地黄 10g	赤芍 10g	甘草 5g	牡丹皮 10g
龙胆草 8g	青皮 10g	蒲公英 15g	凌霄花 10g
青葙子 10g	茜草 15g	泽兰叶 15g	

　　14 剂，水煎服，每日 1 剂。

三诊（2013年9月27日）：眼部包块基本消失，但局部皮肤仍稍红，口鼻干，偶有腰痛，余无明显不适，舌淡红，苔薄白稍腻，脉沉弦。柴胡清肝散加桃仁10g，茜草15g，丹参15g，合欢皮10g。7剂而愈。

按语： 现代医学治疗胞生痰核的方法有热疗、局部滴眼药水、物理治疗、囊内注射激素、手术等。特别是手术治疗，能迅速减轻患者眼部症状及体征，疗效确切，是目前治疗霰粒肿最有效的方法。胞生痰核尤以小儿好发，但小儿患者经常复发，行手术治疗不易配合，反复手术易导致患儿心理恐惧，增加家长心理负担。同时，手术治疗会增加一定危险性和医疗费用负担。中医中药治疗，疗效肯定，治疗方法简便，对症组合下药，共奏化痰散结之功，可使胞生痰核逐渐消退，并且可改善患者体质，治愈后不易复发，是一种较为理想的治疗方法，值得临床推广应用。

"柴胡清肝散"出自《医宗金鉴》卷五十二，由银柴胡、栀子（微炒）、连翘（去心）、生地黄、胡黄连、赤芍、龙胆草、青皮（炒）、甘草（生）组成。功能：清肝泻火。主治小儿肝疳。症见面目爪甲皆青，眼生眵泪，隐涩难睁，摇头揉目，合面睡卧，耳疮流脓，腹大青筋，身体羸瘦，燥渴烦急，粪青如苔。该患素有肝病，肝火内郁，加之恣食肥甘，蕴湿酿痰，痰热郁结，循经上乘，发为眼睑肿核，故用柴胡清肝散清肝热、泻郁火、散痰结、解郁毒。临床应用本方治疗小儿或成人杂病，因郁热相火循经上乘而致头面部疮疖疹毒等均有疗效。

12. 郁证（肝经郁热）

张某，女，45岁，以"悲伤欲哭1年余"为主诉，于2018年5月8日初诊。

患者4年前因其爱人肝癌去世，心情不畅，1年前出现明显的情绪低落，悲伤欲哭，于我院就诊，给予中药治疗，曾先后口服逍遥丸、百合地黄丸、黄连温胆汤等加减治疗，服药后情志较前有所好转，但仍有反复，为求进一步治疗，前来就诊。刻下症见：乏力，情志不畅，悲伤欲哭，时胆怯，无精打采，胃脘痞满，两侧胸胁下胀满，食欲欠佳，夜休差，多梦，小便正常，大便不成形。右脉沉弦，左脉沉弦、寸关大。舌红，苔薄黄腻，舌边尖红，有齿痕，舌下络脉粗。既往史：胆结石术后 10 年。

中医诊断：郁证。

中医证型：肝经郁热。

治法：疏肝解郁，散热安神。

处方：解郁合欢汤加安神定志汤加味。

合欢皮 15g	麦冬 10g	天冬 10g	白芍 15g
大青叶 10g	牡丹皮 10g	郁金 10g	佛手 10g
香橼 10g	白茅根 15g	茜草 15g	茯苓 15g
茯神 30g	党参 30g	远志 15g	石菖蒲 15g
龙齿 15g			

7 剂，水煎 300mL 分早晚空腹服，日 1 剂。

二诊：患者全身乏困、多梦较前好转，仍时想哭，但较前次数减少，仍胃脘痞满，口中异味，恶心，双侧胸胁下胀满不适，纳食一般，食欲差，多梦，小便灼热感明显，时感外阴瘙痒，白带偏黄，大便通畅偏黏滞。舌边尖红，有齿痕，苔薄黄稍腻，舌下络脉迂曲。脉沉细弦。继上方加瓜蒌仁 20g，降香 12g，甘松 12g，百合 20g。14 剂，水煎 300mL，分早晚空腹温服，日 1 剂。

三诊：上述症状均有所缓解，现觉遇事后易紧张胆怯，头晕，纳食一般，口淡无味，多梦较前改善，小腹抽痛不适，小便灼热感不明显、色偏黄，大便正常、1 次 / 日。舌边尖红，有齿痕，苔薄黄根腻，舌下络脉迂曲。右脉沉细、弦稍滑，左脉沉弦关大。予上方加茜草、川连、干姜、败酱草、降香、沉香曲、槟榔、山楂。具体方药如下：

合欢皮 15g	麦冬 10g	天冬 10g	白芍 15g
大青叶 10g	丹皮 10g	郁金 10g	佛手 10g
香橼 10g	白茅根 15g	茜草 15g	川连 8g

| 干姜 8g | 败酱草 20g | 降香 12g | 沉香曲 6g |
| 槟榔 12g | 山楂 12g | | |

14 剂，水煎 300mL，分早晚空腹温服，日 1 剂。

服上方 2 周，患者心情好转，未觉想哭，全身乏困、胃脘痞满、胸胁下胀满等症状渐愈。

按语：郁，《说文解字》解释为"木丛者"。本义为丛生的草木，引申出"积聚、积滞"义。后在《楚辞》中有"愿假簧以舒忧兮，志纡郁其难释"，其中"纡郁其难释"，即几经蕴结的苦闷、忧愁，难以化解消释。中医学关于"郁"的理论最早见于《内经》，认为情志的任何变动都可使机体失调，进而引起各种病变。后张仲景在《伤寒论》中提到"郁"时，曰"上焦怫郁，脏气相熏，口烂食龂也"。《金匮要略》中百合病、脏燥，以及被后世所称"梅核气"等均提及情志不畅，气机郁滞等相关病证。《丹溪心法·六郁》中提出"气血冲和，万病不生；一有怫郁，诸病生焉。故人身诸病，多生于郁"，并在《内经》理论基础上，综合六淫、七情等内外病因，创立了"气、血、痰、火、湿、食"的六郁学说。

关于郁证的治疗，《素问·六元正纪大论》说："木郁达之，火郁发之，土郁夺之，金郁泄之，水郁折之。"汉代张仲景《金匮要略》中对肝郁证提出"四逆散"以疏达肝郁，朱丹溪在《丹溪心法》中用芎术丸（越鞠丸）治六郁。

目前中医对于郁证的治疗，多以肝气郁结为核心，而以疏肝理气开郁为法。但该病服药时间一般较长，疏肝理气之剂近期疗效尚可，常服易耗气伤阴，久而气阴两虚，而用"相火学说"为指导辨治郁证，疗效显著。

杨老师认为，郁证的病变基础是"气火内郁，郁热相火"，主要以"内郁"为主，且有火郁迫阴之势，调治本证，应本"见微知著"的原则。张山雷《脏腑药式补正》曰："肝气乃病理之一大门，善调其肝，以治百病。"善调其肝，就是要运用疏肝、养肝、清肝的方法，使气火不致向伤阴方面转化，具体应依《内经》"木郁达之，火郁发之"的原则，综合疏、平、抑、调、柔各法，选用辛、酸、甘、苦、咸之类药味，自拟"解郁合欢汤"加减。方中以合欢皮为君，解郁安神，调肝木之横逆而不伤肝阴；白芍、佛手为臣，敛阴柔肝，解郁和中，防郁热伤阴；牡丹皮、茜草、天冬、麦冬、百合凉血养阴，防肝火；百合甘、微寒，归肺、心、胃经，滋阴润肺，强肺金以抑肝木；鸡内金甘、平，归脾、胃经，属土，"见肝之病，当先实脾"，实以防传变；香橼入肝经为使。诸药合用，共奏疏郁、平逆、清火养阴之效。

本案患者因爱人逝去，忧思成疾，肝气郁滞，伤及中焦，气机升降失常，郁久化热，耗伤阴血。杨老师给予解郁合欢汤调畅气机、顾护阴液，合安神定志丸健脾益气、养心安神，总以调肝脾、畅气机、安心神、解郁疾为原则。

13. 郁证（抑郁症）

康某，男，39 岁，陕西省西安市人，商人。以"情绪低落 2 年，加重 1 个月"为主诉，于 2014 年 8 月 19 日初诊。

患者 2 年前生气后出现情绪低落，易怒，一直未予重视。1 个月来，症状加重，易生闷气，易怒，做事没兴趣；睡眠差，不易入睡，梦多。自服补中益气丸、健脾丸、逍遥丸等无好转。发病以来小便黄、尿频，大便溏、日 3 次，头昏蒙，食纳尚可。既往无其他疾病史。体格检查：一般情况可，双侧巩膜未见黄染，甲状腺无肿大，腹软，肝脾肋下未及，双下肢不肿，神经系统无异常。舌质红、边有齿痕，苔白厚腻，舌下静脉迂曲。左脉沉细涩，右脉沉弦。

西医诊断：抑郁症。

中医诊断：郁证。

中医证型：湿热相火，脾虚湿盛。

治法：健脾清热，利湿通络。

处方：桃红化浊汤加金砂散加升降散加减。

桃仁 10g	红花 6g	香薷 10g	佩兰 15g
藿香 10g	茵陈 15g	薏苡仁 15g	白茅根 15g

青皮 10g	郁金 10g	茯苓 15g	板蓝根 15g
大枣 18g	鸡内金 15g	砂仁 8g^{后下}	豆蔻 15g
白僵蚕 6g	蝉蜕 3g	姜黄 9g	浙贝母 10g

7剂，水煎400mL，日1剂。

二诊：情绪、精神均较前明显好转，心情舒畅，仍觉疲乏，入睡困难，尿黄，大便3～4次/日，头晕。舌质红、边有齿痕，苔白厚腻，舌下脉络迂曲。左脉沉细涩，右脉沉弦。继服上方14剂愈。

按语： 本病属中医"郁证"范畴，然郁证病机多样，一般郁证为肝气自郁，疏肝即有较好疗效。本例患者乏困明显，舌苔厚腻，边有齿痕，病机当为土湿木郁，木郁土中所致。木郁日久，郁而化热，脾虚湿盛，湿热相火内生，缠绵难愈。故杨老师治疗应用自拟方剂"桃红化浊汤"，以藿香、佩兰、香薷芳香化浊以醒脾困，茵陈、白茅根、板蓝根清热利湿以清相火，薏苡仁、茯苓健脾化湿以健脾运，桃仁、红花疏通脉络以防瘀结。全方芳香化浊，辛开苦降。联合老师自拟金砂散健脾化湿以实脾。同时应用《伤寒温疫条辨》之升降散，方中白僵蚕清热解郁，散风除湿，化痰散结，解毒定惊，既能宣郁，又能透风湿于火热之外。蝉蜕宣肺开窍以清郁热；姜黄行气散结，破瘀逐血，消肿止痛；大黄攻下热结，泻火解毒，推陈致新，安和五脏。四药相伍，升清降浊，寒热并用，一升一降，内外通达，气血调畅，共同行气解郁、宣泄三焦火热之邪，使升降复常，实为切中病机之正治。

14. 郁证、遗精、汗证（肝郁肾虚，郁热相火上扰，营卫失和）

白某，男，38岁。以"情绪低落，遗精，易出汗12年"为主诉，于2019年10月15日初诊。

患者12年前出现情绪低落，遗精频繁，在多家医院治疗（具体不详），未见明显好转。1年前在某中医馆服中药治疗（具体不详），服药期间，症状好转，停药后症状反复。刻下症见：情绪低落，不愿与人接触，注意力分散，工作状态差，情绪不佳，严重时胃脘部疼痛。怕冷，易出汗，稍活动则大汗淋漓，时有烦躁。食纳可，入睡困难，二便调。舌紫苔白腻，舌体胖大，边有齿痕，尖红。左脉沉弦细，右脉寸数、沉细涩。

中医诊断：郁证，遗精，汗证。

中医证型：肝郁肾虚，郁热相火上扰，营卫失和。

治法：清肝解郁，降火止遗，调和营卫。

处方：解郁合欢汤加桂甘龙牡汤加封髓丹加减。

郁金 10g	合欢皮 10g	天冬 10g	麦冬 10g
茜草 10g	大青叶 10g	香橼 15g	佛手 15g
白芍 10g	牡丹皮 10g	白茅根 15g	桂枝 10g
炙甘草 5g	生牡蛎 30g^{先煎}	生龙骨 30g^{先煎}	黄柏 10g
砂仁 6g^{后下}	黄精 10g	锁阳 10g	

7剂，水煎服，日1剂。

二诊（2019年10月23日）：情绪低落明显好转，遗精、自汗等症状减轻，服药期间胃脘部未发生疼痛。自诉停药后，胃脘部稍有隐痛。现咳嗽，有痰，不易咳出，痰色白。纳眠可，二便调。舌黯紫，苔薄腻稍黄，舌下络脉可，脉沉细涩。上方加桑白皮15g，杏仁15g，百合15g。

14剂，水煎，日1剂，分早晚温服。

三诊（2019年11月10日）：心情舒畅，遗精、自汗较前减轻，胃脘部疼痛基本消失，偶有咳嗽。纳食可，眠可，二便调。舌黯红，苔略黄厚腻，舌下络脉可。脉弦细。方剂调整为解郁汤加桑杏汤去栀子加封髓丹加生龙骨、生牡蛎、黄精、锁阳各20g，加女贞子、芡实各15g。10剂，水煎服，日1剂。

1个月后随访，情绪较前大有好转，与人沟通未有抵抗感，症状均有改善。

按语：郁证是由于原本肝火旺，或体质素弱引起气机郁滞，肝失疏泄，脾失健运，心失所养，脏腑阴阳气血失调，以心情抑郁、情绪不宁、胸部满闷、胁肋胀痛，或易怒易哭或咽中如有异物梗塞等为主要临床表现的一类病证。根据其临床表现及情志内伤的致病特点，主要见于西医学的焦虑症、抑郁症、癔症、神经衰弱、更年期综合征及反应性精神病等。朱丹溪创立了"气、血、痰、火、湿、食"的六郁学说，认为气郁为诸郁之本源，为后世医家治疗郁证提供了依据。本病病因病机多源于肝，肝主疏泄，功能正常方使全身气机疏通畅达。

杨老师认为，情志失调，所欲不遂，郁怒不解，忧愁所伤，肝郁气滞，郁久化热，郁热相火内生，灼伤阴津。此患情绪低落已 12 年，肝郁气滞日久化热，郁热相火上扰，故时有烦躁、胃脘不适、难以入眠；肝郁日久化热伤肾阴，故频繁早泄；相火内生，灼伤阴津，营卫不和，故自汗出。

本案基本病机为肝气郁结，日久化火伤阴而发病。治以解郁合欢汤疏肝郁，平肝逆，清肝火，养肝阴。气畅肝疏而火无以郁，合封髓丹上、中、下并补，心火既济，则心肾相交。黄元御《伤寒悬解》云："火劫发汗，是为火逆。火逆之证，下之亡其里阳，又复烧针发汗，亡其表阳，神气离根，因而烦躁不安，故合用桂枝甘草龙骨牡蛎汤。方中桂枝、甘草疏乙木而培中脘，龙骨、牡蛎敛神气而除烦躁也。"又以锁阳、黄精顾护肾阴以防相火过盛伤阴精。全方紧扣病机，遣方选药，则疾病愈。

15. 水疝（双侧）[鞘膜积液（双侧）]

郑某，男，1 岁 11 个月。以"发现双侧阴囊肿大半年余"为主诉，于 2015 年 9 月 18 日初诊。

患者于 1 岁 3 个月时，家长突然发现其右侧阴囊肿大，纳食、二便及睡眠正常，精神如常。B 超示：双侧睾丸鞘膜积液，以右侧为重，遂来诊。刻下症见：双侧阴囊肿大以右侧明显，纳差，夜眠可，二便调。既往无特殊病史。查体：一般情况可，舌淡红，苔薄白，食指络脉红紫，双侧阴囊大、质偏硬。B 超（儿童医院 2015 年 9 月 11 日）示：双侧睾丸鞘膜积液。

西医诊断：鞘膜积液（双侧）。

中医诊断：水疝（双侧）。

中医证型：肾虚寒湿。

治法：温肾散寒，化气行水。

处方：正元汤合五苓散合荔核散加减。

党参 5g	茯苓 5g	白术 5g	炙甘草 5g
黄芪 5g	山药 8g	猪苓 5g	茯苓 5g
泽泻 5g	桂枝 5g	荔枝核 5g	沉香 1g^{后下}
小茴香 5g	川楝子 2g	车前子 8g^{包煎}	

7 剂，每日 1 剂，水煎，早晚分两次温服。

二诊（2015 年 9 月 26 日）：服药后，右侧阴囊较前缩小，左侧较前增大，眠差，易哭闹。舌边尖红，苔白，指纹红紫。处方：补阳还五汤合五苓散合荔核散加减。

黄芪 5g	桃仁 3g	红花 3g	当归 8g
川芎 5g	白芍 5g	猪苓 5g	茯苓 5g
泽泻 5g	桂枝 5g	荔枝核 5g	沉香 1g^{后下}
小茴香 5g	川楝子 2g	路路通 5g	车前子 8g^{包煎}

14 剂，每日 1 剂，水煎，早晚分两次温服。

1 个月后随访，诉服药后阴囊肿胀消失。

按语： 水疝是睾丸或精索鞘膜积液引起阴囊或精索部囊形肿物的一种疾病。其特点是阴囊无痛无热、皮色正常、内有囊性感的卵圆形肿物。《外科正宗》云："又有一种水疝，皮色光亮，无红无热，肿痛有时，内有聚水，宜用针从便处引去水气则安。"水疝可分为先天性水疝与继发性水疝两种：前者多见于婴儿，也称偏坠；后者多见于成人。本病相当于西医的睾丸鞘膜积液或精索鞘膜积液。肾主水，脾运化水湿。先天肾气不足或肾阳虚衰，水液不能蒸腾气化；或脾阳虚冷，运化乏力，水湿潴留，导致局部水液的正常分泌与吸收功能失调，是产生水疝的基本病因。

本案患者为婴幼儿，婴儿先天不足，或肾子下降后通道闭合不良、先天异常，水液易于下趋，集注睾丸而成水疝。辨证应属肾虚寒湿。治以温肾散寒，化气行水。选用利水渗湿、温阳化水之五苓散，同时配以正元汤益气健脾、大补元气。正元汤源自虞天益《制药秘旨》，由四君子汤加黄芪、山药组成，该方治疗元气亏虚证。二方合用，在温阳利水的基础上使脾运化水湿功能得健，同时气能行津，大补元气有助于水湿得运。本病病位在足厥阴肝经循经之所，荔核散中诸药多归属于肝经，故用其引药至病所，同时通阳化滞，散寒消结。方中加入利尿通淋之车前子，使邪有出路。二诊时，患者一侧阴囊明显缩小，治疗有效。但此时距发病已近1年之久，久病多虚多瘀，故将正元汤改为补阳还五汤以增强益气活血之效。本案紧扣不同阶段病机特点遣方选药，则疾病愈。

16. 腹痛（气机阻滞，阴阳失调）

刘某，男，17岁，学生。以"间断发作性腹痛7年余"为主诉，于2019年12月14日初诊。

患者近7年来，每于冬末春初及夏末秋初即出现腹部针刺样疼痛，疼痛难忍，伴头晕、恶心、呕吐，持续1周左右自行缓解，多因食生冷水果后发作。二便正常。曾在多家医院以"急性胃炎、胆囊炎"等为诊断，对症治疗，1周左右病情好转。1周前，患者于进食苹果后腹痛再次发作，性质同前，伴恶心、呕吐。于某医院以"急性胃炎"治疗，疗效欠佳，为求中医治疗来诊。刻下症见：腹部针刺样疼痛，恶心、呕吐，纳差，夜休欠佳，二便基本正常。查体：形体消瘦，面色萎黄，呈急性痛苦面容，大汗淋漓，不时干呕。左上腹压痛。

中医诊断：腹痛。

中医证型：气机阻滞，阴阳失调。

治法：调畅气机，和解阴阳。

处方：大柴胡汤加减。

柴胡 10g	枳实 10g	黄芩 10g	法半夏 10g
白芍 10g	川大黄 6g	厚朴 10g	党参 10g

生姜3片　　　　　　大枣3枚

7剂，日1剂，水煎服，分早晚温服。

二诊（2019年12月22日）：患者诉上方服2剂，腹痛减轻，7剂，腹痛基本消失，无干呕。继上方，去川大黄，加佛手10g。5剂，日1剂，水煎服，分早晚温服。

三诊（2019年12月28日）：腹痛完全消失，未诉任何不适。嘱患者来年立春后来诊，提早用药防治。

四诊（2020年2月15日）：患者无腹痛等不适，立春后10天，遵医嘱来诊。给予大柴胡汤加减，拟用一诊方，厚朴改为8g，春季未发作。后期随访该患者再未发病。

按语： 腹痛首见于《内经》，是指以胃脘以下、耻骨毛际以上部位发生疼痛为主要表现的一种脾胃肠病证。《内经》已提出寒邪、热邪客于肠胃可引起腹痛，如《素问·举痛论》曰"寒气客于肠胃之间，膜原之下，血不得散，小络引急，故痛……热气留于小肠，肠中痛，瘅热焦渴，则坚干不得出，故痛而闭不通矣"，并提出腹痛的发生与脾胃大小肠等脏腑有关。《金匮要略·腹满寒疝宿食病脉证治》对腹痛的病因病机和症状论述颇详，并提出了虚证和实证的辨证要点，如谓："病者腹满，按之不痛为虚，痛者为实，可下之。舌黄未下者，下之黄自去。"腹痛的治疗，以"通"为大法进行辨证论治：实则泻之，虚则补之，热者寒之，寒者热之，滞者通之，瘀者散之。《医学真传·腹痛》谓："夫通则不痛，理也。但通之之法，各有不同。调气以和血，调血以和气通也；下逆者使之上行，中结者使之旁达，亦通也；虚者助之使通，寒者温之使通，无非通之之法也。若必以下泄为通，则妄矣。"大柴胡汤出自《金匮要略》，主治少阳阳明合病。本案患者多于季节交替时发病，结合患者症状及发病特点，杨老师认为，本病病机应为气机阻滞，阴阳失调。治疗上用大柴胡汤调畅气机，和解阴阳，则疗效卓著。

17. 湿疹（肝郁脾虚湿盛）

张某，男，40岁。以"前胸、左肩部皮肤发红、瘙痒2周余"为主诉，于2018年6月13日初诊。

患者13日前无明显诱因而出现前胸部及左肩部皮肤泛红，瘙痒不适，抓痕显著。为求进一步中医诊治，来我院门诊就诊。刻下症见：前胸部及左肩部皮肤泛红，瘙痒不适，抓痕显著。自诉季节更替时，上述症状反复发作，自行外抹皮炎平，2次/日，未见明显改善。纳眠可，大便2次/日、不成形，小便色偏黄。舌质黯红泛紫，苔薄白腻，舌中裂纹，边有齿痕。舌下络脉迂曲明显。脉沉弦稍滑。既往乙肝肝硬化病史25年。

中医诊断：湿疹。

中医证型：肝郁脾虚湿盛。

治法：疏肝解郁，健脾除湿。

处方：三香汤加乌紫四皮汤加味。

瓜蒌皮 9g	桔梗 9g	黑山栀 6g	枳壳 6g
郁金 6g	香豆豉 6g	降香末 9g	乌梅 15g
紫草 12g	紫花地丁 15g	蒲公英 15g	炒薏苡仁 15g
土茯苓 15g	莪术 10g	栀子 12g	大黄 6g
白鲜皮 10g	地骨皮 10g	牡丹皮 10g	桑白皮 10g
鸡内金 10g	鳖甲 15g^{先煎}	桃仁 6g	

7剂，水煎300mL，分早晚空腹服，日1剂。

二诊（2018年6月21日）：前胸部及左肩部皮肤泛红、瘙痒不适症状减轻，咽干，纳眠可，小便色偏黄，大便每日2次、不成形。舌黯红泛紫，苔薄黄腻，舌中裂纹，边有齿痕，舌下络脉迂曲明显；脉沉弦稍滑。方拟桃化汤去红花、香薷，加乌紫四皮汤加鸡内金10g，鳖甲15g，茜草10g。14剂，日1剂，水煎，分早晚温服。

三诊（2018年7月4日）：前胸部及左肩部皮肤泛红、瘙痒不适症状进一步减轻，泛红面积缩小，咽干，纳眠可，小便色偏黄，大便不成形、2次/日。舌黯红泛紫，苔薄黄腻，舌中裂纹，边有齿痕，舌下络脉迂曲明显；脉沉弦稍滑。继上方去藿香、桑白皮加炒薏苡仁24g。14剂，水煎300mL，分早晚空腹服，日1剂。

四诊（2018年7月18日）：前胸部及左肩部皮肤泛红、瘙痒不适消失，腹部皮肤稍有泛红，但无瘙痒。患者一直坚持服药治疗，继续守法守方，以桃红化浊汤加减治疗。7剂，水煎300mL，分早晚空腹服，日1剂。

1周后随访，患者已无明显症状，病情未有反复。

按语： 患者肝病日久，肝郁脾虚，长夏多湿，湿邪日久化热，湿热蕴结于内，熏蒸肌肤，发为湿疹。先予三香汤加乌紫解毒汤，后患者舌苔、脉象改善不显著，湿热难消，遂改用桃红化浊汤清热利湿，芳香化浊，活血化瘀，凉血解毒。考虑天气炎热，时贪凉及广泛使用空调，极易使火邪伏匿于肺，且患者瘙痒，有红疹，前胸尤甚。前方加桑白皮泻肺中伏火，甘寒清热而不伤阴；地骨皮甘淡性寒，可凉血退蒸；牡丹皮入血分，助莪术除血分湿热之毒；白鲜皮解毒止痒，清热燥湿。

三香汤出自吴鞠通《温病条辨》："湿热受自口鼻，由募原直走中道，不饥不食，机窍不灵，三香汤主之。三香汤中瓜蒌皮、桔梗、枳壳微苦微辛开上，山栀清三焦热，香豉、郁金、降香化中上之秽浊而开郁。"本方具有清热化湿，芳香开郁之效；主治湿热受自口鼻，由募原直走中道，不饥不食，机窍不灵。方中瓜蒌皮、桔梗、枳壳微苦微辛以开上；山栀轻浮微苦以清热；香豉、郁金、降香，即为"三香"，可化秽浊而开郁。诸药共奏宣散湿热、化浊开郁之效。上焦受邪，用药轻清，给邪以出路，辛开苦降亦是条达气机之理。本方不仅可治肺胃郁热，临床凡属肝、胆、肺、胃郁热所致的多种病证，都可酌选本方。将其加减化裁，可应用于消化性溃疡、慢性胃炎、肝炎、胆囊炎、消化不良、小儿厌食症、胃食管反流性咳喘、心脑血管等疾病。

"桃红化浊汤"乃杨老师经验方。方中藿香、佩兰芳香化湿以醒脾；茵陈、白茅根、板蓝根清热利湿以清相火；薏苡仁、茯苓化湿以助脾运；青皮、郁金疏肝解郁；桃仁、红花疏肝通络以逐瘀，兼作引经。酌情加些丝瓜络行瘀通络，石菖蒲清心开窍，标本兼治。全方可使湿热化清，肝络通利，相火清，心神安，心悸自平。

乌紫四皮汤乃杨老师运用其"肝主肌腠"理论的自拟方。肝主腠理。肝体阴而用阳，主疏泄，能疏调气机、疏导卫气。而卫气能"温分肉，充皮肤，肥腠理，司开阖者也"，故能固密腠理，调节腠理开阖。另外，肝藏血，其血热肉充肤，淡渗皮毛，能够营养腠理，而腠理又为血气所注，是津液出入之门户。所以，肝之体（藏肝血），可充养腠理；肝之用（主疏泄），可调其开阖。此方是在乌紫解毒汤的基础上，加白鲜皮、桑白皮、地骨皮、牡丹皮。乌紫解毒汤以乌梅、紫草为君：乌梅入血分，可消胬肉，排死肉，收敛疮毒；紫草还能清热凉血。紫花地丁、蒲公英为臣，可清热解毒。土茯苓、薏苡仁、莪术为佐：薏苡仁、土茯苓入脾，利湿解毒，健脾以祛湿邪之源头；莪术可直入血分，化湿毒，扫荡血分瘀毒。栀子、大黄共为使药，以清泻三焦相火，给邪以出路。全方共奏清泻相火、解毒活血祛瘀之效。

18. 湿疹（血虚风燥）

李某，女，39岁。以"眼睑及唇角两周瘙痒、皮疹9月余"为主诉，于2019年12月17日初诊。

患者9个月前无明显诱因出现眼睑、唇角两周瘙痒、皮疹，先后于西安某医院就诊，经治疗（具体药物及检查不详），效果不明显。现为求进一步中医诊治，来我院门诊就诊。现症见：眼睑及唇角两周瘙痒、皮疹，有血痂，少量抓痕，可见皮屑，皮损处颜色黯淡，色素沉着，双侧胫骨前稍痒，纳眠可，大便稍干、排出不畅，小便调。舌黯红，苔薄白腻，脉沉弦细、关稍大。既往史：2019年6月行胆囊摘除术。其余无特殊。

中医诊断：湿疹。

中医证型：血虚风燥。

治法：养血祛风，清热利湿。

处方：四逆散加乌紫解毒汤加龙骨、牡蛎、鸡内金。

醋北柴胡 10g	麸炒枳实 10g	炒白芍 10g	炙甘草 5g
炒鸡内金 10g	砂仁 6g^{后下}	茯苓 15g	豆蔻 10g
炒薏苡仁 30g	乌梅 15g	紫草 15g	土茯苓 20g
醋莪术 6g	生龙骨 30g^{先煎}	生牡蛎 30g^{先煎}	

二诊：眼睑及唇角两周瘙痒消失，皮疹、血痂、抓痕已愈，小块皮损处颜色仍有些许黯淡。未诉其他明显异常。纳眠可，大便情况转好，小便调。

1个月后随访，皮疹、瘙痒未再复发。

按语：湿疹是指皮损多种，形态各异，总有瘙痒、糜烂、流滋、结痂等皮肤疾患。一般可分为急性、亚急性和慢性三类。本病具有多形态损害、对称分布、自觉瘙痒、反复发作、易演变成慢性等特点。发于面部者，多见有淡红色的斑片，上覆细薄的鳞屑。该患者以眼睑及唇角两周瘙痒、皮疹9月余，有血痂、皮屑、皮损处颜色沉着等主要临床表现，故可诊断该病属"湿疮"。患者发病时间已有9月余，病程较长，中间反复发作，西医治疗效果不佳，皮损颜色黯淡，色素沉着，血痂，少量抓痕，可见脱屑，故此证型为血虚风燥证。

乌紫解毒汤为杨老师经验方，以乌梅、紫草为君，可消臀肉，排死肉，收敛疮毒；紫草清热凉血。紫花地丁、蒲公英为臣，可清热解毒。薏苡仁、土茯苓入阳明经，利湿解毒，健脾以祛湿邪之源头；莪术入肝，为血中气药，化湿毒，扫荡血分瘀毒。三者共为佐药。栀子、大黄共为使药，以清泻三焦相火，给邪以出路。全方共奏清热解毒祛湿、活血祛瘀消痤之效。

四逆散出自《伤寒论》。方中柴胡入肝胆经，升发阳气，疏肝解郁，透邪外出，为君药。白芍敛阴，养血柔肝，为臣药；与柴胡合用，以补养肝血，条达肝气，可使柴胡升散而无耗伤阴血之弊。佐以枳实理气解郁，泄热破结；与柴胡为伍，一升一降，增舒畅气机之功，并奏升清降浊之效；与白芍配伍，又能理气和血，使气血调和。甘草调和诸药，益脾和中；与白芍配伍，则酸甘化阴，缓急止痛，为佐使药。诸药使邪去郁解，气血调畅，清阳得伸，四逆自愈。

19. 湿疹、胁痛（刺激性皮炎、慢性乙型病毒性肝炎）

郭某，男，40岁，以"枕部头皮红疹伴溃烂、瘙痒2日余"为主诉，于2017年10月31日初诊。

患者2天前无明显诱因出现头枕部皮肤红疹，伴溃烂、瘙痒，于某医院就诊。考虑为刺激性皮炎，予以夫西地酸乳膏、盐酸非索非那定片治疗，症状未见明显好转。现为求进一步中医诊治，来我院门诊就诊。现症见：头枕部皮肤红疹，瘙痒明显，小片皮肤溃烂，偶有右胁刺痛，纳可，夜休可，二便调。舌质黯，苔薄白，舌中有裂纹，脉沉弦涩。既往有乙肝病史25年。平素情绪不畅，烦躁易怒，喜食肥甘厚味。

西医诊断：刺激性皮炎，慢性乙型病毒性肝炎。

中医诊断：湿疹，胁痛。

中医证型：肝郁气滞血瘀。

治法：疏肝理气，活血祛瘀。

处方：疏化汤加乌紫解毒汤加白鲜皮、百合。

柴胡 10g	炒白芍 10g	枳实 10g	炙甘草 6g
丹参 15g	香橼 15g	青皮 10g	郁金 10g
鸡内金 15g	鳖甲 10g^先煎	茜草 15g	海螵蛸 15g
乌梅 15g	紫草 12g	紫花地丁 15g	蒲公英 15g
炒薏苡仁 15g	土茯苓 15g	莪术 10g	栀子 12g
大黄 6g	白鲜皮 15g	百合 20g	

7剂，水煎，日1剂，分早晚温服。

二诊（2017年11月7日）：服上方后，头部皮疹瘙痒较前好转，溃脓渗出情况较前减轻，偶有右胁不适，纳眠可，二便调。舌脉同前。继上方加牡丹皮12g。14 剂，水煎，日 1 剂，分早晚温服。

二诊后，头枕部皮疹明显好转，未见溃脓、瘙痒，右胁疼痛不显。继以疏肝理气、活血祛瘀为大法。上方加减治疗 1 月余，头部皮疹基本消失，嘱患者保持心情愉悦，忌食辛辣刺激及肥甘厚味之品。

按语： 杨老师认为，本病多由进食肥甘厚腻，加之情志不畅，伤及肝脾，脾胃运化失职，痰浊内生，肝气疏泄失常，升降失职，痰浊气阻，久而成瘀，痰瘀互结。瘀久化热，热毒阻络，客于肌肤而发湿疹；肝病日久，肝气郁结，气机不畅，则气血津液不能正常运达周身，日久血瘀，阻于脏腑经络致病而导致右胁刺痛。患者乙肝病史长，偶有右胁刺痛，舌苔紫黯，脉象沉弦涩，故归属于"胁痛"范畴。自拟疏肝化瘀汤，疏解肝气之郁，化通肝血之瘀，使瘀去新生。配以乌紫解毒汤，清热解毒，凉血祛瘀。全方使气机得畅，肝络得通，瘀血痰浊得去，热毒得消，肌肤得愈。

20. 头痛、湿疹（营卫失调，气机阻滞）

徐某，女，32 岁。以"恶风、头痛 6 年，颈、腰部皮疹半年余"为主诉，于 2020 年 5 月 12 日初诊。

患者于 6 年前无明显诱因出现恶风、头痛，未予以重视。其间恶风症状时轻时重，反复发作。半年前，颈后及腰部出现皮疹，时有瘙痒。现为求中医治疗，遂来诊。症见：恶风、头痛，颈部及腰部湿疹、瘙痒，自觉晨起双手、眼睑肿胀。纳食可，夜休可，二便基本正常。平素月经不规律，经量少，痛经。舌质红，苔薄白，舌下络脉粗紫。脉细濡弦弱涩。

中医诊断：头痛，湿疹。

中医证型：营卫失调，气机阻滞。

治法：调和营卫，宣通气机。

处方：川芎茶调散合桂枝汤加乌梅、白鲜皮。

桂枝 10g	白芍 10g	炙甘草 6g	川芎 10g
荆芥 10g	防风 10g	细辛 3g	白芷 10g
薄荷 10g	羌活 10g	乌梅 15g	白鲜皮 15g

7 剂，日 1 剂，水煎，分早晚温服。

二诊（2020 年 5 月 19 日）：恶风，面部、双手肿胀较前改善明显，头痛消失，皮肤湿疹、瘙痒较前稍有改善，睡眠转好但仍眠浅，纳食可，大便基本成形、质偏软，小便调。舌质淡黯、尖有小瘀点，苔薄白，舌下络脉尚可，脉沉弦细弱。继上方，加银柴胡 10g，14 剂。

二诊后，头痛、恶风基本消失，诸症均减，继续以上方加减治疗 14 剂停药。

按语：本案患者为青年女性，恶风、头痛 6 年，结合患者脉细弱，考虑素体气血亏虚，进而营卫失调，风寒之邪侵袭清窍而发头痛；日久风寒之邪郁闭肌表，气机运行郁滞，津液运行不畅，则湿邪产生，风寒湿邪浸淫肌肤则发湿疮，而见皮疹、瘙痒之症。中医证型应辨为营卫失调，气机阻滞。治以桂枝汤解表散寒，调和营卫；川芎茶调散疏风止痛。同时加乌梅味酸敛肺气，入足厥阴肝经，泻风木降冲逆，敛肝体之阴血使其不致外越，肌肤充养；白鲜皮，《本草原始》云其"入肺经，故能去风，入小肠经，故能去湿。夫风湿既除，则血气自活而热亦去。治一切疥癞、恶风、疥癣、杨梅、诸疮热毒"。二药合用有自拟乌百四皮汤之义，乌百四皮汤本为治疗阴虚肺热之皮肤瘙痒症方。二诊时皮疹、瘙痒仍存，加入银柴胡清热凉血。诸药合用，则营卫调和，气机通畅，风、寒、湿之邪自除，疾病得愈。

21. 盗汗、自汗、绝经后诸症（气阴两虚夹湿）

米某，女，51 岁。以"盗汗 2 年余"为主诉，于 2017 年 12 月 12 日初诊。

患者 2 年前始觉盗汗严重，醒后沾湿衣被，汗出明显，夜卧或活动后尤甚。其间未予诊治。症状仍反复出现，为求进一步中医治疗，遂来我院门诊。现症见：盗汗、自汗，乏力，烦躁，畏寒，小腹及双膝冷痛，足跟肿；伴两颞部头痛时作，右胁下胀满不适。纳食可，睡眠一般，大小便正常。舌质黯淡，苔黄厚腻，体胖大、边有齿痕，舌下络脉伞状分支，脉沉细涩。月经史：49岁绝经。

中医诊断：盗汗，自汗，绝经后诸症。

中医证型：气阴两虚夹湿。

治法：滋阴益气，敛阴止汗，调和阴阳，健脾祛湿。

处方：当归六黄汤合金砂散、牡蛎散加桂枝、芍药。

当归 12g	熟地黄 15g	生地黄 15g	酒黄芩 10g
黄连 6g	炙黄芪 20g	黄柏 6g	鸡内金 15g
砂仁 6g^{后下}	茯苓 15g	炒薏苡仁 15g	豆蔻 10g
浮小麦 15g	麻黄根 6g	桂枝 8g	炒白芍 15g

14剂，水煎服，日1剂。

二诊（2017年12月29日）：盗汗次数减少，汗出明显减轻，两颞部头痛好转，右胁下胀满不适。双膝及小腹遇冷痛，足跟肿。纳可，夜休一般，大小便调。舌质黯淡，苔稍黄厚腻，体胖大、边有齿痕，舌下络脉稍粗，脉沉弦。方拟四逆散合桂甘龙牡汤加砂仁6g（后下），鸡内金、浮小麦各15g。14剂，水煎服，日1剂。

按语：汗证是指人体阴阳失调，营卫不和而引起的以汗液外泄为主要临床表现的病证。汗证有自汗、盗汗、冷汗、大汗、脱汗、手足汗、局部汗、半身汗等之分。《素问·评热论》云："人所以汗出者，皆生于谷，谷生于精。"《三因极一病证方论·自汗证治》云："无问昏醒，浸浸自出者，名曰自汗；或睡着汗出，即名盗汗，或云寝汗。若其饮食劳役，负重涉远，登顿疾走。因动汗出，非自汗也。"书中对自汗、盗汗及生理性汗出做了明确的鉴别。《丹溪心法·盗汗》言："盗汗属血虚、阴虚。"《丹溪心法·自汗》言："自汗属气虚、血虚、湿、阳虚、痰。"根据其临床表现，该病例属盗汗、自汗范畴。盗汗属阴虚内热，肾阴亏虚不能上济心火，则心火独亢，迫津外泄而盗汗；虚火上炎，故见烦躁。卫气虚，卫外不固，腠理疏松，津液外泄则自汗；汗出过多，心阴不足，心阳不潜，虚热内生，阴津外泄则汗出、夜卧尤甚，乏力，畏寒，小腹及双膝冷痛。舌质黯淡，苔黄厚腻均为湿热表现。综上可见，本案应以阴虚火旺为主，兼有气虚、脾湿。当以滋阴降火为主，与益气敛阴、健脾祛湿共同为法治疗。当归六黄汤乃治疗阴虚火旺盗汗之常用方；牡蛎散乃治疗卫外不固，阴伤心阳不潜之盗汗、自汗常用方。金砂散乃杨老师自拟方，健脾祛湿。桂枝、白芍调和阴阳，营卫同治，散中有收，汗中寓补。二诊后，患者自诉盗汗、自汗等症状已有明显好转，但右胁下仍胀满、足跟肿、双膝及小腹冷痛，属阳虚气滞。故使用四逆散使肝疏泄有度，阳气舒而阴气布，气血津液调和；再合桂甘龙牡汤镇惊安神，通阳止汗；浮小麦加强收敛止汗之功。诸药既能使气机通畅，又能交通心肾，从而使腠理开阖有度。

22. 淋证——石淋（肝脾气郁，砂石阻络）

孙某，女，23 岁。以"排尿不畅 2 天，加重 1 天"为主诉，于 2019 年 12 月 19 日初诊。

2 天前，患者无明显诱因出现排尿不畅、小便色黄，未予重视。1 天前自觉上述症状加重，可见血尿，遂就诊于当地医院，行泌尿系 B 超提示：双肾结晶盐沉积，左肾结石，左肾轻度积水。给予对症治疗，症状稍缓解。为求中医诊治来诊。现症见：排尿不畅，小便黄，可见血尿；全身困乏无力，纳眠可，大便调。舌质淡红，苔白腻，脉沉弦滑、关大尺涩。

中医诊断：淋证（石淋）。

中医证型：肝脾气郁，砂石阻络。

治法：疏肝理脾，通淋排石。

处方：四逆散加三金加石韦、桃仁。

醋北柴胡 10g	麸炒枳实 10g	炒白芍 10g	炙甘草 5g
炒鸡内金 10g	海金沙 10g	金钱草 10g	炒桃仁 10g

石韦 10g

14 剂，日 1 剂，水煎，分早晚温服。

二诊：病史同前，排尿不畅、小便色黄、血尿等较前明显缓解，乏力仍存，纳眠可，大便调。辅助检查：泌尿系 B 超示双肾结石盐沉积，其他未见明显异常。继上方加醋郁金 10g，怀牛膝 15g，炒王不留行 10g。7 剂，日 1 剂，水煎，分早晚温服。

按语：本案因患者正处考研阶段，压力大，焦虑，加之久坐、少饮水而导致肝脾气郁，水路不通，邪浊久居，熬化为石，阻滞尿道，导致排尿不畅。舌质淡红，苔白腻，脉沉弦滑、关大尺涩，均为肝脾气郁，砂石阻络之象，归属于中医"淋证"范畴。其基本病机为肝脾气郁，砂石阻络。故以四逆散疏肝理脾，透邪解郁，以治其本。正如黄元御言："寒水侮辱，四肢厥逆……土湿木遏而小便不利……皆土郁而木贼也，宜四逆散。甘草、枳实培土而泄木，柴胡、芍药疏木而清风也。"同时加三金（炒鸡内金、海金沙、金钱草）以利水渗湿，化坚消石治其标。石韦归肺、膀胱经，利尿通淋，凉血止血，给邪以出路，多用于湿热淋证、石淋、血淋等。患者可见血尿，考虑砂石损伤血络，加入桃仁以活血祛瘀。二诊时患者结石已消，双肾可见结石盐沉积（是结石发生的前期表现），故继以原方加减巩固疗效。同时加入郁金行气活血、凉血化瘀，并与三金同用以加强通淋排石之功；怀牛膝引药下行，亦可通淋；王不留行活血通经、利尿通淋。三药合用以增强利尿通淋、排石化瘀止血之功。

23. 腰痛（腰椎间盘突出症并骨质增生）

单某，女，72 岁。以"腰痛 20 年余，加重 10 天"为主诉，于 2019 年 12 月 23 日初诊。

20 余年前，患者劳累后出现腰痛，未予重视。2 年前，自觉症状加重，于当地医院就诊，诊断为"腰椎间盘突出并骨质增生"，给予口服药物治疗（具体不详），症状稍减。10 天前，无明显诱因自觉右侧腰部疼痛，呈阵发性，休息后自行缓解，夜休、体位改变时疼痛加重。为求中医诊治遂来诊。现症见：腰痛，口苦，情绪急躁，纳可，眠差，小便频，大便调。舌质黯，苔黄厚腻，脉沉弦细。既往：高血压病 10 余年，规律服用降压药（具体不详），今日测血压 134/80mmHg；糖尿病 10 余年，未定期监测血糖，未治疗。

西医诊断：腰椎间盘突出症并骨质增生。

中医诊断：腰痛。

中医证型：肝郁气滞，肾虚血瘀。

治法：疏肝行气补肾，化瘀止痛。

处方：四逆散合金铃子散合活络效灵丹加减。

醋北柴胡 10g	麸炒枳实 10g	白芍 10g	炙甘草 5g
醋延胡索 10g	醋川楝子 10g	丹参 15g	乳香 6g
没药 6g	当归 10g	烫狗脊 10g	盐菟丝子 20g
怀牛膝 15g	石斛 15g		

7 剂，日 1 剂，水煎，分早晚温服。

二诊：腰痛症状较前明显缓解，纳可，睡眠较前好转，大便每日 2 次，尿频，舌脉同前。继上方加覆盆子、片姜黄各 10g。7 剂，日 1 剂，水煎，分早晚温服。

2020 年 1 月 16 日因他病复诊，自诉腰痛未再发作。

按语：《素问·脉要精微论》云"腰者，肾之府，转摇不能，肾将惫矣"。古代医家认为，治腰从肾，方其本治，却少从肝治。杨老师认为，腰痛并非单纯骨病，乃为筋骨合病，而肾主骨，肝主筋，故需筋骨同治，显效非常。患者体胖，平素性情急躁，不喜活动，坐姿日久伤筋骨，故有腰痛、口苦等症状，加之病程日久，结合舌脉特点，其基本病机应为肝郁气滞，肾虚血瘀。治疗选用四逆散合金铃子散合活络效灵丹加减。四逆散有理气疏肝之功效，治其本；加金铃子散、活络效灵丹治其标。标本兼顾，药到病除。

二、住院病历

1. 黄疸——阳黄（乙型病毒性肝炎，急性、黄疸型）

袁某，男，30 岁，陕西宁强县人，农民。入院日期：2011 年 7 月 15 日。

[主诉] 身、目、尿黄，伴乏力、纳差 1 周。

[现病史] 患者 1 周前因劳累出现身、目、尿黄，乏力，厌油腻，纳食差，于陕西某医院住院。查血常规 WBC3.78×10⁹/L；乙肝六项：HBsAg（+），HBeAg（+），HBcAb（+），HBV–Presl（+）。肝功能：ALT1880U/L，AST960U/L，TBIL140.8μmoL/L，DBIL116.3μmoL/L；肝纤维化：HA668.54ng/mL，CG>4000μg/dL，IV98.26ng/mL。诊断为"急性乙型肝炎"，给予保肝降酶，支持对症治疗 4 天，自觉症状未有明显改善，为求进一步诊疗，特来我院住院治疗。

[入院症见] 身、目、尿黄，乏力困倦，纳食差，厌油腻，偶有恶心，无呕吐，夜休可，大便偏干，每日 1 次。

[查体] 血压 100/70mmHg，神志清，精神差，全身皮肤及巩膜重度黄染。未见肝掌及蜘蛛痣。肝区叩击痛（+），移动性浊音（-），双下肢未见凹陷性水肿。舌质黯，苔黄腻，脉弦滑。

[入院检查] 血常规：WBC3.70×10⁹/L。肝功能：TBIL271.1μmol/L，DBIL152.4μmo/L，IBIL118.7μmol/L，Tp65.9g/L，A/G40.5/25.4，ALT834U/L，AST267U/L，AKP176U/L，GGT168U/L。铁蛋白 503.30ng/mL。乙肝六项：HBsAg（+），HBeAg（+），HBcAb（+），HBcAb–IgM（+）。HBV–DNA：9.60×10⁴IU/mL。凝血四项：PT（凝血酶原时间）14.80 秒，PT%67.90%，INR1.2。腹部 B 超提示：

①胆囊壁毛糙，液腔呈缝隙样；②脾稍大，副脾。肾功能、电解质、心电图检查，未见明显异常。

[入院诊断] 中医诊断：黄疸（阳黄，湿重于热）。西医诊断：乙型病毒性肝炎（急性黄疸型）。

入院后西医予保肝解毒降酶、抗病毒对症支持等治疗，静滴还原型谷胱甘肽、复方甘草酸苷，口服替比夫定片抗病毒治疗。中医静滴丹参注射液活血化瘀、清开灵注射液清热解毒；中药汤剂以清热利湿、利胆退黄为法，方以茵陈四苓汤加三金加减。治疗3天后，身、目、尿黄稍有减退，大便每日2～3次，但仍感乏力，厌油腻，纳食差，稍感恶心，于2011年7月19日请杨老师会诊，予以指导中医辨证及治疗。

杨老师查看患者后，指出：目前患者身、目、尿黄尚未减退，舌红绛，苔黄腻，脉弦滑数、关大；证属阳黄，为谷疸病。湿热壅阻中焦，肝胆疏泄不畅，胆汁不循常道，外溢肌肤发为黄疸；若热伤肝血，进入血热相火阶段，则为病情进一步发展。因此，在治疗中注意控制"血分伏邪"和"肝经血热"，截断病势。治疗上应加大清利湿热的力度，兼以凉血解毒。选"茵陈蒿汤加栀子柏皮汤合茜兰汤"加减。方中茵陈、栀子、大黄、黄柏清热利湿，通利三焦，泄热逐瘀，通利大便；茜草、紫草咸凉入血，配伍大剂量板蓝根、败酱草清热解毒破瘀血；白芍理气平肝；用三金（郁金、鸡内金、大剂量金钱草）通利胆道，使肝胆气机通畅，有助于胆汁正常代谢。具体用药如下：

茵陈 50g	栀子 20g	大黄 15g^{后下}	黄柏 20g
茜草 20g	紫草 20g	败酱草 30g	炒白芍 30g
板蓝根 50g	郁金 12g	鸡内金 15g	金钱草 50g

水煎，分早晚空服，日1剂。

服上方10剂后，患者身、目、尿黄明显减退，精神好转，乏困减轻，纳可，大便每日3～4次、为糊状便。舌质黯红，苔微黄腻，脉弦滑。复查血常规：WBC4.47×10^9/L，RBC4.47×10^{12}/L，HGB141g/L，PLT229.40×10^9/L；HBV-

DNA<1×10³IU/mL。肝功能：TBIL72.4μmol/L，DBIL30.5μmol/L，IBIL41.9μmol/L，A/G40.0/23.8，ALT99U/L，AST52U/L，AKP128U/L，GGT92U/L。患者肝功能明显好转，病毒复制控制，考虑患者危险期已过，现在处于恢复过程。后期黄疸消退较慢，与前期肝功能损害严重、肝炎肝纤维化有关，需继续坚持治疗。鉴于病情稳定且较前好转，药量酌减。中药继续应用上方，酌加健脾利湿药，具体如下：

茵陈 30g	栀子 10g	大黄 15g ^{后下}	盐黄柏 10g
茜草 20g	紫草 10g	败酱草 30g	炒白芍 30g
板蓝根 30g	郁金 12g	鸡内金 15g	金钱草 30g
茯苓 15g	炒薏苡仁 15g		

水煎，分早、中、晚空腹服，日1剂。

又服上方5剂后，患者身、目、尿黄不显，纳可，大便正常，每日2～3次。但发现双手掌及口唇出现红色疱疹，瘙痒。舌质黯红，苔微黄略，脉弦滑。遂于2011年8月12日再请杨老师会诊。

杨老师查看患者后，指出：患者处于疾病恢复期，黄疸消退较慢，依据其出现皮疹瘙痒，此为湿热之邪入血，肝经血热发于肌表。现阶段仍需利湿退黄，并加强祛湿解毒之功。在上方基础上，加乌紫、土茯苓、虎杖、郁李仁，具体如下：

茵陈 30g	生栀子 10g	大黄 15g ^{后下}	盐黄柏 10g
茜草 20g	紫草 10g	炒白芍 30g	乌梅 15g
板蓝根 30g	郁金 12g	鸡内金 15g	金钱草 30g
郁李仁 15g	炒薏苡仁 15g	虎杖 15g	土茯苓 30g

水煎，分早晚空腹服，日1剂。

上方服4剂后，患者手掌及口唇疱疹消退，身、目、尿黄不显，纳可，夜休可，大便可。大便正常，每日2～3次。复查肝功能：TBIL37.8μmol/L，DBIL14.5μmol/L，IBIL23.3μmol/L，A/G40.0/24.1，ALT35U/L，AST29U/L，

AKP93U/L，GGT62U/L。患者经治疗，黄疸消退，肝功能基本正常，于 2011 年 8 月 16 日出院。嘱其出院后继续口服替比夫定抗病毒及水飞蓟宾保肝治疗，勿擅自停药，定期复诊。避风寒，畅情志，慎饮食。

【体会】本病属于中医的黄疸病范畴，证属阳黄，为谷疸病。《金匮要略·黄疸病脉证并治》云："谷气不消，胃中苦浊，浊气下流，小便不通……身体尽黄，命曰谷疸"。可见，谷疸的临床特征与西医学的黄疸型肝炎相吻合。《金匮要略》"诸病黄家，但利其小便""脾色必黄，瘀热以行"与《伤寒论》"瘀热在里，身必发黄"的论述，揭示了黄疸病病理因素有湿热、气滞、血瘀，治疗当清热利湿为引领。杨老师认为，黄疸病变常由气及血，由实转虚，多由脾胃累及肝胆。而病毒性肝炎所致黄疸的病变特点多为毒侵、气郁、血阻、正虚四个方面，这四者相互联系，相互影响，共同决定本病的发生、发展和转归。杨老师根据对病毒性肝病进展的认识、归纳，提出了郁热相火、血热相火、湿热相火、瘀热相火的治疗法则，均可应用于本病不同阶段的治疗。

2. 黄疸——阳黄（急性中毒性黄疸型肝炎）

季某，女，58 岁，陕西省华阴人，农场工人。入院日期：2013 年 9 月 10 日。

［主诉］身、目、尿黄 1 周。

［现病史］患者 1 周前曾长时间在农田喷洒农药作业，其间未采取有效防护措施。后突感胃脘堵闷，恶心，尿黄，伴乏困，2 天后迅速出现全身黄染，于当地医院检查肝功能：TBIL328μmol/L，DBIL185.6μmol/L，IBIL142.5μmol/L，ALT1266U/L，AST1769U/L，AKP322U/L，GGT122U/L，A/G=38/32=1.2；乙肝表面抗体阳性；上腹部 CT：脂肪肝，胆囊炎。为进一步明确诊断及治疗，遂收住入院。入院后，询问得知患者半年前因右膝关节疼痛，曾口服"藏药"及"自制药酒"（成分不详）4 个月，停药 2 个月。否认其他药物、毒物接触史。

［入院症见］身黄、目黄，小便浓茶色。纳食差，乏困，胃脘胀闷，恶心，周身燥热，无胁痛、瘙痒，无发热，无鼻衄、齿衄等。夜休可，大便每日 1 次、

颜色正常、偏干，舌质红，苔黄腻，脉弦数、两关大稍滑。

[查体] 全身皮肤、双侧巩膜明显黄染，未见肝掌及蜘蛛痣。腹部平软，全腹无压痛及反跳痛，肝、脾肋下未及，肝区叩击痛（＋），移动性浊音（－）。

[入院检查] 血常规：WBC7.88×10⁹/L，RBC5.01×10¹²/L，HGB105g/L，PLT399×10⁹/L，NEUT%71.40%。肝功能：TBIL604.1μmol/L，DBIL322.9μmol/L，ALB35.1g/L，GLO22.0g/L，A/G1.60，ALT756U/L，AST1090U/L，CHE3778U/L，GGT60U/L，TBA94.6μmol/L。血脂：TG2.14mmol/L。凝血：APTT31.50秒，TT22.40秒，INR1.60，PT18.90秒，PT%51%。甲胎蛋白84.45ng/mL，铁蛋白586.72ng/mL↑。丙肝抗体定量0.05S/CO。乙肝六项：表面抗体（＋）。空腹肾功能、电解质无异常。

[入院诊断] 中医诊断：黄疸（阳黄，湿热蕴结）。西医诊断：①急性中毒性黄疸型肝炎；②脂肪肝；③胆囊炎。

患者急性起病，近期有农药接触史，高度怀疑急性中毒性肝炎。患者病情较重，嘱清淡、营养饮食，严格卧床休息，并制定系统的中西医结合治疗方案。西医给予保肝、降酶、预防感染、营养支持治疗，静滴还原型谷胱甘肽、异甘草酸镁注射液等以保肝，静滴头孢哌酮/舒巴坦预防感染以减轻肝脏炎症，间断输注血浆以改善肝功能。中医辨证为"黄疸""阳黄""急黄"范畴。湿热、毒邪为其致病因素，壅阻中焦，脾胃运化失职，熏蒸肝胆，郁而不达，肝失疏泄，胆汁外溢，浸淫肌肤、巩膜，致身目发黄。治疗以清热利湿、利胆退黄为法，方以蒿芩清胆汤合茵陈蒿汤加减。具体用药如下：

青蒿 30g	酒黄芩 12g	姜半夏 10g	茯苓 15g
陈皮 10g	枳实 10g	竹茹 15g	郁金 15g
鸡内金 15g	金钱草 30g	白茅根 30g	生大黄 15g
茵陈 30g	焦栀子 15g		

水煎至400mL，分多次、少量频服，每日1.5剂。

服上方3剂后，患者胃脘胀闷、恶心缓解，纳食增加，但仍身、目、尿黄，周身燥热，心烦不安，大便通畅。舌质红，苔黄腻，脉弦数、两关大稍滑。为求进一步明确中医治疗方案，遂请杨老师会诊。

杨老师详阅病历，查看患者后，指出：患者已排除常见病毒性肝炎，考虑西医诊断为中毒性肝炎。肝功能胆红素、转氨酶明显升高，凝血功能差，恐有重型肝炎倾向，病情凶险，需要积极治疗。他分析指出：患者为阳黄，瘀热、湿热明显。湿热、毒邪易入营血，肝经血热上炎易发鼻衄、齿衄，内陷心营则发周身燥热、心烦不安，甚者神昏谵语。因此，患者目前处于急性期，治疗于前法的基础上，加大清热利湿、利胆退黄的力度，并佐以清营凉血，给病邪以出路，截断病势。仍用上方，将青蒿、金钱草各加量至50g；加地锦草30g，虎杖20g以清热解毒利湿；加水牛角30g^{先煎}，茜草20g，大青叶15g，板蓝根30g，赤芍20g以凉血散瘀解毒。嘱患者保持二便通畅，使湿热毒邪有出路。水煎400mL，分多次、少量频服，日1.5剂。

上方加减共服用15剂，患者症状逐渐减轻，黄疸已明显减退，周身燥热、心烦不安消失，改用日1剂，日服3次。续服14剂后，面色晦滞，轻度黄染。诉晨起口苦，胃脘稍不适，纳食可，小便淡黄。舌红，苔白厚腻，脉沉弦、两关大。复查肝功能：TBIL74.8μmol/L，DBIL35.9μmol/L，IBIL38.9μmol/L，GGT63U/L，A/G=38.1/22.4=1.7。腹部B超：肝、胆、胰、脾、双肾未见明显异常。患者病情好转，黄疸减退，为求疾病彻底恢复，再次请杨老师会诊。

杨老师第二次会诊时指出：目前热迫营血之象消退，湿热征象减轻，病情由急性期转为恢复期。此时为肝胆湿热夹瘀，湿热、毒邪尚未彻底去除，瘀血征象显现。治疗则随病势递减，由苦寒清热转为以化湿通利为主，选用"桃红化浊汤"加减。具体用药如下：

炒桃仁 10g	茜草 15g	虎杖 15g	金钱草 30g
郁金 15g	赤芍 15g	红花 6g	佩兰 15g
广藿香 10g	茵陈 15g	板蓝根 15g	鸡内金 15g
醋鳖甲 15g^{先煎}	白茅根 30g	青皮 10g	茯苓 15g

炒薏苡仁 15g

水煎至 400mL，早晚分服，每日 1 剂。

服上方 5 剂后，患者症状基本消失。再查肝功能：TB55.9μmol/L，DB24.9μmol/L，IB31.0μmol/L，ALT12U/L，AST24U/L，GGT50U/L，A/G=38.2/22.5=1.7。出院时，以上方加丹参 15g，带药 15 剂。随访 2 个月，症状完全消失，肝功能恢复正常。

【体会】本案是由于患者在喷洒农药时，不慎吸入大量有害物质而导致的急性重型肝炎，病情较急。在中医正确辨证论治之下，患者由危转安，充分说明中医药是可以胜任急危重症治疗的。初期根据患者症状、病史及舌脉可知少阳胆腑湿热郁结，邪热入血，肝胆气机不疏而横逆脾胃。治疗以清肝胆湿热、退黄止呕、清营凉血，故立方茵陈蒿汤合蒿芩清胆汤加水牛角、茜草、大青叶、板蓝根、赤芍。茵陈蒿汤为治阳明湿热相火之黄疸要方，苦寒直折，服之见效。但应注意，黄疸退后，不可过用，防苦寒败胃。蒿芩清胆汤治疗少阳三焦湿遏热郁，气机不畅，清胆利湿，为和解胆经之良方。在肝胆病治疗中常用，是治疗湿热相火的常用方。少阳三焦实乃相火联系五脏六腑的通道，湿热相火羁留三焦，可通过膜腠、玄府、孔窍，侵犯任何脏腑，导致疾病。故用本方清热除湿，使湿热相火，上下分消之。后期热退，湿与瘀合，湿热缠绵，如油入面，胶结难分，黄疸迟难完全消退，转用桃红化浊汤。桃红化浊汤为杨老师治疗肝胆湿热型肝病的经验方，以芳香化浊、辛开苦降为法，利湿不伤阴，清热不助湿。方中藿香、佩兰、香薷芳香化浊以醒脾困；茵陈、白茅根、板蓝根清热利湿以清相火；薏苡仁、茯苓健脾化湿以助脾运；化湿之中稍佐桃仁、红花疏通肝络以防瘀结，兼作引经以清血分湿热。该方方义正是仲景黄疸"瘀热以行"病机理论的体现。杨老师在带教中常言："治危重病要有胆有识，治慢性病要守法守方。"该患者病机辨证准确，选方用药精当，用量不拘常法，重拳出击，力挽患者于危难，临床取得显著疗效。

3. 胁痛、头痛（高血压病 2 级、慢性乙型病毒性肝炎）

黄某，女，53 岁，已婚，陕西高陵人。入院日期：2016 年 7 月 12 日。

[主诉] 间断右胁隐痛不适、乏力 7 年，间断性头胀痛 4 年、加重 10 天。

[现病史] 患者 7 年前因劳累感右胁不适，乏力，尿黄，查 HBV–IgM（＋），肝功能异常，在我科住院，予保肝、皮下注射胸腺肽 α1 及口服中药治疗，病情好转出院。2013 年 1 月，因上述症状反复，伴胃脘不适、头部胀痛，再次在我科住院，查肝功能异常，乙肝 DNA 定量 1.0×10^5IU/mL，胃镜提示慢性萎缩性胃炎伴疣状增生，胃角溃疡（A1 期）。诊断为"慢乙肝（中度）、胃溃疡、高血压病 1 级"，予保肝、抑酸、对症治疗，考虑有肝硬化倾向，加服恩替卡韦分散片抗病毒，症状好转后出院。后间断在门诊随访治疗，并数次在我科住院，复查肝功能稳定、病毒控制。患者 10 天前因生气出现一过性晕厥，时间持续约 1 小时，当时意识不清，伴有四肢抽搐、呕吐等。经"120"送入唐城某医院治疗，予吸氧、营养支持治疗后，患者神志逐渐转清。查头颅 CT 未见异常。此后患者两胁胀痛、头胀痛加重，伴乏力、纳差。今为求系统治疗，来我科住院治疗。

[入院症见] 时感两胁胀痛不适，头痛以双侧颞部胀痛为主，伴乏力、食纳差，无恶心、呕吐等。大便 1 ～ 2 日 1 次、排便不畅，小便可，夜休差。10 天来，体重减少约 5kg。舌质黯红、边有瘀斑，苔白腻，脉弦细。

[既往史] 4 年前劳累后出现间断性头胀痛，以两侧颞部为甚，就诊于西安某医院，查血压 150/100mmHg。2013 年 10 月，在我科诊断为"高血压病 2 级"，患者拒用降压西药，以中药为主治疗。

[家族史] 父亲因肝癌去世，母亲体健，两个弟弟均患乙肝。

[查体] 血压 121/95mmHg，神志清，精神差，面色晦暗，形体适中，全身皮肤及巩膜未见明显黄染，腹软，全腹无明显压痛，肝、脾肋下未及，肝区叩击痛（＋），移动性浊音（－），双下肢未见凹陷性水肿。

[入院检查] 肝功能：TBIL39.5μmol/L，DBIL8.2μmol/L，IBIL31.3μmol/L，A/G=44.3/24=1.85，CHE6541U/L，CHOL5.17mmol/L，TBA1.5μmol/L。乙肝六项定量：HBsAg423.85IU/mL，HBeAb0.01S/CO，HBcAb10.59S/CO。尿常规：pH4.5，PRO10.3g/L。血常规正常。甲状腺功能（简称甲功）：TSH6.34μIU/mL↑。肿瘤系列指标：Ferritin、SCC、AFP、CEA 未见异常。肾功能、电解质、血脂、血糖未见明显异常。无创肝纤维化：肝脏硬度 10.6kPa，脂肪含量 247db/m。24 小时动态血压监测：最高收缩压 187mmHg，最高舒张压 121mmHg，且 70% 时间血压均高于正常。腹部 B 超未见明显异常。心电图：67 次 / 分，窦性节律，电轴不偏，大致正常心电图。

[入院诊断] 中医诊断：胁痛（肝气郁滞）；头痛（肝阳上亢）。西医诊断：①慢性乙型病毒性肝炎（中度）；②高血压病 2 级（中危）。

入院经中西医综合治疗后，症状可稍缓解。近来因生气感头痛、两胁胀痛不适再次加重，伴乏力、纳差。遂请杨老师会诊，指导辨证治疗。

杨老师详阅病历、诊查该患者后，指出：该患者有慢性肝病，加之性格急躁、敏感、容易生气，自述不受控制，生气后头部胀痛明显。从这些症状可以看出病位在肝。长期的慢性肝病史，使得肝用、肝体失常，即肝的疏泄不足，升发条达之性失常，肝之精血受损；女性绝经之后，任脉虚，太冲脉衰，天癸竭，肝阴常常不足；反复生气，导致肝气长期郁滞，郁而化火，伤及肝肾之阴。肝脏内寄相火，肝阴亏耗，肝气郁滞、情绪激烈变动使得相火妄动，肝阳上亢，肝气上逆，气血并走于上，而致头部胀痛；重者逆而不顺，阴阳不相顺，气血逆乱，则发气厥（突然昏倒）。由此可见，病理基础有肝阴不足，肝阳上亢，肝郁气滞。患者虽经"120"急症治疗后神志转清，但肝阳上亢之象仍在，现头两侧及两胁胀痛加重，伴乏力、纳差，舌质黯红、边有瘀斑，苔白腻，脉弦细。治疗当选用张锡纯镇肝息风汤为主，平肝潜阳息风。具体方药如下：

天冬 15g	炒白芍 15g	生牡蛎 15g^{先煎}	茵陈 15g
煅赭石 20g^{先煎}	醋龟甲 15g^{先煎}	生龙骨 20g^{先煎}	怀牛膝 15g

党参 15g	桑叶 15g	炒决明子 20g	生山楂 15g
夏枯草 15g	炒桃仁 12g	生麦芽 15g	炙甘草 6g
郁李仁 15g	瓜蒌 15g		

5 剂，水煎 400mL，早晚分服，日 1 剂。

服上方 5 剂后，患者症状较前好转，遂于上方基础上加天麻、钩藤以增平肝息风之力，继服 5 剂。共服 10 剂后，患者诉头部胀痛明显减轻，食欲好转，偶感两胁胀痛不适，睡眠改善，小便可，大便稍干，日 1 次。舌质黯红，苔白略厚，舌下脉络迂曲，脉弦细。出院前为进一步巩固治疗，再次请杨老师会诊。

患者诉头痛明显减轻，食欲、情绪明显好转，偶感两胁胀痛不适，双足趾发凉。杨老师分析：经治疗，肝阳上亢之象不显，至双足趾发凉乃是肝气郁滞、气郁不达而致。接下来主要针对肝郁气滞、相火妄动的问题，选用疏肝化瘀汤合桑明汤加荷叶以疏肝、清肝。具体用药如下：

醋北柴胡 10g	白芍 15g	炙甘草 6g	炒青皮 10g
麸炒枳实 15g	香橼 15g	炒鸡内金 15g	醋鳖甲 15g[先煎]
桑叶 15g	菊花 15g	炒决明子 20g	瓜蒌 15g
郁李仁 20g	荷叶 15g		

10 剂，水煎 400mL，分早晚空腹服，日 1 剂。

患者出院 1 个月后来门诊复诊，诉其头部胀痛消失，情绪明显好转，两胁胀痛较前减轻，要求继续中药调理。

【体会】杨老师结合舌脉，分析出患者病机为肝阴不足，相火妄动，肝阳上亢，肝气郁滞。首诊首选张锡纯镇肝息风汤，使肝阳得潜，肝风得息。方中用龙骨、牡蛎、龟甲、白芍镇息肝风；赭石降上逆之气；天冬清肺滋阴，使肺气得降，肝肾之阴得养。生麦芽、茵陈顺肝木之性，使肝郁得疏。再合用自拟桑明汤以菊花、夏枯草、桑叶清上炎之肝火，平上亢之肝阳。杨老师告诫，此时若不及时重镇潜阳，后期则易动风、动血，相火妄动，木火炽盛，肝风内动，夹气血上冲于头面部，轻者发为头晕、鼻衄，重者则发为内中风、晕厥、出血等。用药 10 剂，患者诸症大减，遂后续予自拟疏肝化瘀汤合桑明合剂以疏肝化瘀，条达肝气。对于此类患者，若肝阳上亢、肝气郁滞得以解决，后期杨老师则常用一贯煎或自拟柔肝补肾汤来补肝肾之阴，使相火得潜，肝体得实，肝用得常。

4. 胁痛、痢疾（慢性乙型肝炎、慢性活动性结肠炎等）

王某，男，40 岁，江苏徐州人。入院日期：2014 年 12 月 2 日。

[主诉] 间断右胁隐痛不适 17 年，反复腹痛、脓血便 7 年，加重 1 个月。

[现病史] 患者 1997 年偶有右胁隐痛不适，查肝功能异常，乙肝标志物 HBsAg（+）、HBeAg（+）、HBcAb（+），行保肝降酶治疗后好转。2001 ~ 2004 年 3 次出现肝功能异常，均行保肝治疗后好转。2007 年出现腹痛、脓血便，在某三甲医院检查肠镜示溃疡性结肠炎，行中药口服及灌肠治疗，病情控制良好。此后因饮食、情绪、劳累等反复出现右胁隐痛、腹痛、脓血便，间断在杨老师门诊口服中药治疗，病情相对稳定。复查乙肝标志物 HBsAg（+）、HBcAb（+），肝功能正常、病毒定量正常；上腹部 B 超示胆囊息肉。1 个月前因情绪不佳、饮食未注意出现便前腹痛、大便带血，遂来我科住院治疗。

[入院症见] 偶有右胁胀痛；便前腹痛，有里急后重感，大便每日 4 ~ 5 次，带血，色鲜红，间杂黄白相间黏液；烦躁易怒，食纳一般，夜休一般、易醒、多梦，小便调。舌体胖大，舌红，苔薄黄腻，舌下络脉迂曲，脉弦稍数、两关尺大。

[既往史] 银屑病病史 30 多年，曾服用多种西药治疗，停药多年，病情相对稳定，春夏容易反复，自行缓解。有"慢性胆囊炎、胆囊息肉"病史 7 年。

[查体] 患者神志清，精神稍差，面色略晦，形体偏瘦。全身皮肤、巩膜无明显黄染。可见肝掌，未见蜘蛛痣。腹部平软，未见腹壁静脉曲张，左下腹散在压痛，无反跳痛，肝界正常，肋下未及，脾肋下未及，莫菲征（−）。肝区叩击痛（−），双肾区叩击痛（−），移动性浊音（−），双下肢无水肿。

[入院检查]粪便常规示血便。粪便隐血试验（＋）。肝功能：ALB39.7g/L，CHOL2.61mmol/L。HBV-DNA<10^3IU/mL。无创肝纤维扫描：CAP170db/m，E6.2kPa，F0期。血常规：WBC4.11×10^9/L，RBC3.89×10^{12}/L，HGB124.00g/L，PLT136.00×10^9/L，NEUT%75.40%。肾功能、电解质、尿液分析及肿瘤系列检查，均未见异常。上腹部B超：胆囊息肉（5mm）；肝、胰、脾、双肾声像图未见明显异常。

[入院诊断]中医诊断：胁痛（肝郁脾虚）；痢疾（湿热蕴结）。西医诊断：①慢性乙型病毒性肝炎（轻度）；②慢性溃疡性结肠炎（活动期）；③胆囊息肉；④银屑病。

入院后，以中医辨证治疗为主，以疏肝健脾、利湿解毒、行气活血等为法，静滴黄芪注射液以益气健脾。患者病程较长，反复发作，特请杨老师会诊，指导中医辨证及治疗。

患者诉近期工作不顺，情绪不佳，饮食辛辣油腻，右胁胀痛；腹痛反复且较前加重，便前腹痛，便后痛减，有里急后重感，大便每日4～5次、带血、色鲜红、间杂黄白相间黏液；烦躁易怒，无饥饿感，夜休一般，易醒，多梦，小便调。舌体胖大，舌红，苔薄黄腻，舌下络脉迂曲，脉弦稍数、两关尺大。杨老师分析后，指出：患者腹痛，大便里急后重、带血且间杂黄白相间黏液，诊断为"肠澼"（又称"痢疾"）是无疑的。辨证来看，舌红苔薄黄腻，脉弦稍数，大便带血、色鲜红，提示湿热之征象明显。患者便前腹痛，便后缓解，右胁胀痛，情绪不佳，饮食辛辣油腻，食欲不佳，苔薄黄腻，可知有肝脾不和、饮食积滞之表现。因此，饮食、情志二者交感而发病，导致肝郁气滞，饮食积滞，湿热蕴积，肝之疏泄、脾胃之升降失常而致中焦气机不畅，肠腑不通，易生湿热夹杂食积；湿热食积内壅肠腑，更使肠中气机壅阻，传导失司，气滞其处则凝，血流其处则泣，脂络受伤而成肠澼，《素问·太阴阳明论》中就讲："饮食不节，起居不时，阴受之……阴受之则入五脏……入五脏则䐜满闭塞，下为飧泄，久为肠澼。"总之，其病机为肝脾不和，郁怒所伤，肝气犯脾，气滞血涩，饮食难化，日久胶结，可渐成下痢赤白黏冻；加之忧虑伤于脾、胃，运化失职，日饮水谷，不能运化，停积肠胃之中。治疗首当清热利湿，消积导滞，疏肝健脾。方选枳实导滞汤、痛泻要方合四逆散加减。具体用药如下：

枳实 15g   生大黄 8g   黄连 5g   黄芩 10g

炒神曲 15g   炒白术 15g   茯苓 15g   泽泻 15g

柴胡 10g   炒白芍 20g   炙甘草 6g   陈皮 12g

防风 8g   赤石脂 25g   白头翁 20g   吴茱萸 6g

水煎 400mL，分早晚空腹温服，日 1 剂。

服上方 5 剂后，患者诉便血消失，便前腹痛及里急后重感明显减轻。昨日大便 1～2 次，量多不成形，仍间杂黄白相间黏液。食纳可。舌红，苔黄略腻，脉弦稍细、关尺大。辅助检查：粪便细菌培养未见异常。再次请杨老师会诊。

杨老师指出：患者溃疡性结肠炎黏液、脓血较多，处于急性期，故治疗首先需清除黏液、脓血。服 5 剂后，便血消失，黏液减少，现从症状、舌象、脉象看，邪已去半，于上方撤大黄泻热通腑之力，改用火麻仁 15g 润肠通便。

续服 4 剂后，患者大便里急后重感消失，便前轻微腹痛，大便每日 1～2 次、间杂少量黏液，食纳可。杨老师查房后表示：患者目前大便量多，次数减少，仍存在黏液，故在上方的基础上加败酱草 30g 消痈排脓，加桉叶 5g 清热解毒。

服上方 3 剂，患者诉目前大便黏液较前明显减少，偶有便前轻微腹痛，纳可，眠可，小便调。出院前为巩固疗效，再次请杨老师会诊。杨老师查看患者舌质淡稍黯，苔根黄腻，脉细缓、关尺弦，指出：目前看患者胃肠湿热之症较前显著减轻，但尚未完全祛除，后续仍以清热利湿、疏肝健脾、消积导滞为主。因病势已衰其大半，故当逐渐减去苦寒泻下之力，于上方去黄芩、泽泻、桉叶，取《金匮要略》薏苡附子败酱散排脓消肿之意，加炒薏苡仁 30g，去附子，换用高良姜 8g 散寒湿以反佐连、翁之苦寒，并添桔梗 12g 以加大排脓作用。具体如下：

麸炒枳实 15g	黄连 5g	炒神曲 15g	茯苓 15g
炒白术 15g	醋北柴胡 10g	炒白芍 20g	炙甘草 6g
陈皮 12g	防风 8g	赤石脂 25g	白头翁 20g
制吴茱萸 6g	炒火麻仁 15g	北败酱草 30g	炒薏苡仁 30g
桔梗 12g	高良姜 8g		

10 剂，水煎 400mL，分早晚空腹温服，日 1 剂。

出院时，嘱其避风寒，畅情志，清淡易消化饮食，注意休息。1 个月后门诊复诊，右胁隐痛、腹痛、大便间杂黏液均已消失。

【体会】本病属于中医的"胁痛"和"肠澼"（又称"痢疾""赤沃"）范畴，病位在肝、脾、肠。病理因素有湿热、食积、气滞、脾虚等。《素问·至真要大论》云："少阴之胜……腹满痛，溏泄，传为赤沃。"本案患者有肝病基础，症见间断右胁胀痛日久。肝用失常，气机郁滞，横逆犯胃，久之土虚而木乘，循环往复而致肝、脾、胃三脏气机升降失调，湿热、食积蕴结肠腑，肠中气机壅阻，腐浊相搏，里急后重，下痢脓血黏液。杨老师以枳实导滞汤消导化积、清热、祛湿治疗，解决湿热食积的问题。方中以枳实合三黄泻心汤涤荡浊邪积滞，取通因通用之法，以曲、术、茯、泽消食健脾利湿，取消补之法，使邪去而不伤正；以四逆散加痛泻要方调和肝脾，解决肝脾不和，气机失常，脾虚肝旺的问题。临床中针对此类病证，杨老师常以四逆散合痛泻要方加桔梗、白头翁组成自拟方"通澼汤"。方中四逆散疏肝理脾，透邪解郁；痛泻要方补脾泻肝；桔梗开宣肺气，开肺气而化肠滞；白头翁清肠，可治热毒血痢；枳实、白芍、桔梗、甘草实为《金匮要略》之排脓散、排脓汤组合也；用吴茱萸合黄连成左金丸，以清肝经之郁热；佐以赤石脂，对于久泻久痢之人以防泻下太过。三方合用化裁，共奏清热祛湿、疏肝、健脾、通腑之功，使中焦气机通畅，升降有序，下焦邪去腑通，气血调和。对于湿热泻痢、淋证、热毒所致的咽喉肿痛等，杨老师常用桉叶以清热解毒、祛湿。现代药理研究表明，50% 细桉叶煎液对金黄色葡萄球菌、肺炎双球菌、乙型链球菌有较强的抑菌作用；但因其叶中含挥发油，对呼吸及消化道黏膜有刺激，故不宜多用，汤剂每日以 5g 左右为宜。

5. 胁痛［慢性乙型肝炎（中度）、脂肪肝、高血压病 3 级］

崔某，女，55 岁，西安人。入院日期：2018 年 3 月 20 日。

［主诉］发现乙肝标志物阳性 32 年，间断右胁疼痛 7 年。

［现病史］患者 32 年前因产前体检，发现乙肝六项 HBsAg、HBeAg、HBcAb 阳性，未重视治疗。2000 年查 B 超，提示"脾大"，肝功能、肝纤维指标异常。2005 年 B 超提示"脂肪肝"，间断在我院门诊服用中药治疗，后 HBeAg 转阴。7 年前，因熬夜劳累出现右胁持续隐痛不适，2011 年 9 月在我院复查肝功能、血脂正常，腹部 B 超提示"肝光点稍增粗，脾稍大"，HBV-DNA<10^3IU/mL。在我科住院治疗，经口服中药配合西医保肝等治疗 8 天，症状减轻出院。后仍间断在我院专家门诊口服中药治疗，劳累及情绪不畅后感右胁疼痛加重，治疗后可缓解。此后每年不定期在我科住院，全面复查，行保肝、抗纤维化治疗。近期患者因情志不畅出现右胁痛、腹胀，今为系统复查及进一步治疗再次要求住院。

［入院症见］右胁隐痛不适，稍腹胀，乏力，纳食差，口干，口苦，小便正常，大便 2～3 日一行，夜休差。舌质黯红，苔白腻，脉弦细。

［既往史］患者 2011 年 3 月查血压最高 190/110mmHg，间断服非洛地平缓释片控制血压在 120/80mmHg 左右。有"心律失常"病史，2014 年 8 月 5 日因心慌加重、频发室早，在某医院住院治疗，诊断为"心律失常、冠心病、不稳定性心绞痛、高血压病 3 级"，给予抗血小板、稳定斑块、调脂、扩血管、活血化瘀等治疗。后在我院口服参松养心胶囊治疗一段时间，症状缓解后未再服药。2005 年，因"胆结石"行胆囊切除手术，否认输血史。

［家族史］其母亲因肝癌去世，兄长因乙肝、肝癌去世。

　　[查体]神志清，精神可，形体肥胖，唇色稍黯，皮肤、巩膜无黄染。无肝掌，未见蜘蛛痣。腹形丰满，腹壁静脉未见，全腹无压痛及反跳痛，肝、脾肋下未及，肝区、双肾区无叩痛；移动性浊音阴性，无双下肢水肿。

　　[入院检查]血常规：WBC4.43×10^9/L，RBC4.80×10^{12}/L，HGB137.0g/L，PLT94.0×10^9/L。血脂：TG1.85mmol/L，CHOL5.49mmol/L。糖化血红蛋白测定：HBAlc6.10%。乙肝六项：HBsAg138.98IU/mL，HBsAb0.47mIU/mL，HBeAg0.31S/CO，HBeAb0.05S/CO，HBcAb9.42S/CO。肿瘤四项普查均正常，肝功能、肾功能、电解质、凝血指标未见明显异常。心电图：①窦性心律，电轴不偏，诊断为窦性心动过缓；②心律不齐。胸片：双肺纹理增重。腹部B超：轻度脂肪肝、胆囊切除术后，胰、脾、双肾声像图未见明显异常。肝纤维无创检测：E12.1kPa，肝纤维化分期F2～F3，CAP347db/m，脂肪肝含量>67%。

　　[入院诊断]中医诊断：胁痛（肝经郁热）。西医诊断：①慢性乙型病毒性肝炎（中度）；②脂肪肝；③高血压病3级（高危）；④胆囊切除术后。

　　入院后，西医予保肝调脂、控制血压等对症治疗，并嘱积极调整饮食结构，如低盐低脂、清淡易消化饮食，加强有氧运动。避风寒，畅情志，保持大便通畅。中医以疏肝解郁、清热化痰等为法，方以疏肝化瘀汤、三香汤合桑明汤加减。具体方药如下：

醋柴胡 10g	炒白芍 15g	炒枳壳 10g	炙甘草 6g
炒青皮 10g	醋郁金 10g	香橼 15g	炒鸡内金 15g
醋鳖甲 15g^{先煎}	茯苓 15g	瓜蒌皮 10g	桔梗 10g
焦栀子 6g	降香 10g	桑叶 15g	菊花 8g
炒决明子 15g	夏枯草 15g		

水煎300mL，分早晚空腹服，日1剂。

　　服上方4剂后，患者诉右胁隐痛、腹胀、口干、口苦略减，仍觉乏力，纳食差，大便干，夜休较前好转。舌质黯红，苔白略腻，脉弦细。为提高疗效，请杨老师会诊，指导中医辨证及治疗。

杨老师详阅病历及查看患者后，指出：患者乙肝携带但病情稳定，不需要抗病毒治疗，目前以治疗脂肪肝为主。但患者查长期形体肥胖，脂肪肝时间较长，乙肝、脂肪肝双重因素会加速病情进展，增加了治疗难度，需要积极治疗。该患者多因饮食失当，劳逸失和，忧思恼怒，情志所伤，加之有乙肝基础疾病，使肝失条达，疏泄不利，气机郁滞，横逆犯脾，肝郁脾虚，日久化热，热伏血分，肝经血热，热耗阴津，热瘀互结于肝，致膏脂输布转化失常，停于肝脏。故而最主要的病机为肝经血热，浊瘀脉络。本证病位在肝及血脉，治疗当从肝论治，紧抓"热""瘀"病机。治疗上要以疏肝郁、清肝热、化浊降脂为主。前方给以疏肝化瘀汤、三香汤合桑明汤加减是对证的。现上焦痰热不显，去三香汤，加生山楂、沉香曲、降香以消积化痰，加怀牛膝、豨莶草以通肝络，加郁李仁润肠通便给浊邪以出路。具体用药如下：

醋北柴胡 10g	炒白芍 15g	麸炒枳壳 10g	炙甘草 6g
丹参 15g	香橼 15g	醋青皮 10g	醋郁金 12g
醋鳖甲 15g^{先煎}	炒鸡内金 15g	牡丹皮 12g	焦栀子 10g
桑叶 15g	菊花 8g	炒决明子 15g	夏枯草 10g
生山楂 15g	怀牛膝 15g	降香 10g	沉香曲 10g
豨莶草 15g	郁李仁 15g		

水煎 300mL，分早晚空腹服，日 1 剂。

上方服用 5 剂后，患者右胁不适、腹胀改善，乏力好转，稍感口苦，小便正常，大便通畅。体重无明显变化，血压正常。

【体会】脂肪肝是仅次于病毒性肝病的第二大肝病，临床可分为酒精性和非酒精性脂肪性肝病。随着人们生活观念的改变，非酒精性脂肪性肝病已占到脂肪肝的大多数。其发病与肥胖、糖耐量异常、血脂血压升高等密切相关。本病轻度可无临床症状，进一步发展而成为脂肪性肝炎、肝纤维化，经过早期治疗后常可发生逆转而恢复正常。本例患者属于乙肝病毒携带者，脂肪肝十多年，有乙肝家族史。来诊时，肝纤维无创检测：E12.1kPa，CAP347db/m，且血脂升高。结合本患者特点，肝郁脾虚，肝经郁热，痰瘀互结之象明显。故以疏肝化瘀汤合桑明汤为主，疏肝健脾，清肝化浊。初诊则加《温病条辨》三香汤，以清上焦湿热；二诊时湿热去，杨老师则加强化浊降脂通络之力，10 余天治疗，病情明显好转。疏肝化瘀汤是杨老师仿《医林改错》法，用四逆散加青金丹香饮理气活血，并加鸡内金以消食健胃。桑明汤则是杨老师针对脂肪肝常见的肝经郁热证而自拟的经验方。方中决明子归肝经、大肠经，《本草正》谓其"味微苦微甘，性平，微凉"，《药性论》云其"利五脏，除肝家热"，能清肝泄浊、润肠通便，为君。山楂，丹溪言："山楂，大能克化饮食。"《日用本草》曰其"化食积，行结气，健胃宽膈，消血痞气块"。故山楂能开胃消食、化滞消积、活血散瘀、化痰行气，为消油腻肉食积滞之要药，为臣。佐以怀牛膝补肝肾，强筋骨，逐瘀通经，引血下行；夏枯草清肝火，散郁结，降血压；桑叶疏散风热，清肺润燥，平抑肝阳，清肝明目，凉血止血。菊花既清肝明目、疏肝达气，又取桑、菊发散之性作为引经之用。此外，由于脂肪肝患者大便多易黏滞不畅，故杨老师多用降香、沉香曲、郁李仁既降大肠之气而畅便，还可以使大肠多余油脂排出体外而降低血脂。

6. 胁痛（慢性乙型肝炎、原发性胆汁性肝硬化、未分化结缔组织病）

孙某，男，45 岁，陕西延安人。入院日期：2017 年 10 月 10 日。

[主诉] 间断右胁隐痛 10 余年，加重伴双膝、双踝关节疼痛 1 个月。

[现病史] 患者 10 年前体检时发现肝功能异常，乙肝标志物阳性，偶有右胁隐痛不适，于当地医院就诊，间断予以中药口服治疗（具体不详）。1 个月前因"急性附睾炎"于当地医院予先锋霉素等治疗，出现双膝、双踝关节疼痛不适，右胁隐痛加重。查肝功能：ALT128U/L，AST87U/L，GGT139U/L；乙肝两对半：HBsAg13791.74IU/mL，HBsAb0.65mIU/mL，HBeAg0.30S/CO，HBeAb0.01S/CO，HBcAb10.82S/CO。患者为求进一步治疗，经门诊收入院。

[入院症见] 右胁隐痛不适，稍感乏力，双膝、双踝关节酸痛拘胀不适，稍

有下肢怕冷，无红肿，无腹胀、腹痛，纳可，无口干、口苦，阴囊部稍有胀感不适，小便色正常、量可，大便调。舌质紫黯，苔白稍厚，脉弦关大。

[查体] 中年男性，神志清楚，精神可，面色略晦，全身皮肤、巩膜无黄染。腹形丰满，腹壁静脉未见，全腹无压痛及反跳痛，肝肋下未触及，脾肋下未触及，肝区叩击痛（−）。

[入院检查] 肝功能：ALT128U/L，AST87U/L，GGT139U/L。乙肝六项定量：HBsAg13791.74IU/mL，HBsAb0.65mIU/mL，HBeAg0.30S/CO，HBeAb0.01S/CO，HBcAb10.82S/CO。HBV−DNA$1.19×10^5$IU/mL。肝抗原谱：LC−1弱阳性（+），M2阳性（+），ANA阳性（+），ANA细胞核浆颗粒型，khk1∶100。风湿三项：CRP2.21mg/dL，ASO80.50IU/mL，RF1840.00IU/mL↑。抗环瓜氨酸肽抗体检测：CCP0.60U/mL。腹部B超：肝右叶所见较强回声，考虑血管瘤。胆、胰、脾、双肾大小图形未见异常。上腹部CT：①肝顶高密度致密影考虑为钙化灶；②胆囊壁稍厚。C13呼气实验：31.2dpm，阳性。肝纤维无创检测：E6.3kPa（F0F1），CAP191db/m。胃镜：慢性浅表性胃炎。血、尿、粪常规，甲胎蛋白，空腹血糖，凝血六项均未见明显异常。双踝关节X线片：双踝关节骨质未见明显异常。

[入院诊断] 中医诊断：胁痛（气滞血瘀）。西医诊断：①慢性乙型病毒性肝炎（中度）；②自身免疫性肝病；③幽门螺杆菌感染、慢性浅表性胃炎；④未分化结缔组织病。

西医予以抗病毒、保肝、对症治疗；中医辨证治疗以疏肝健脾、活血通络、通痹止痛等为法，方以疏肝化瘀汤加减，配合静滴丹红注射液活血化瘀。并嘱按时服药，定期复查，不可自行停服抗病毒药；避风寒，畅情志，低盐低脂饮食，禁酒，注意休息。中药具体如下：

醋北柴胡 10g	炒白芍 15g	麸炒枳壳 12g	炙甘草 6g
丹参 15g	香橼 15g	醋郁金 12g	炒鸡内金 15g
醋鳖甲 15g^{先煎}	茯苓 15g	当归 15g	独活 10g

怀牛膝 15g　　　　　鸡血藤 15g

3 剂，水煎 400mL，分早晚空腹服，日 1 剂。

给予中西医综合治疗 10 日后，患者右胁隐痛好转，右侧膝关节酸痛拘胀及阴囊部胀感消失，左侧踝关节疼痛减轻。但右踝关节仍疼痛，发展至脚面疼痛。舌质黯稍紫，舌白稍厚，脉弦关大。遂于 2017 年 10 月 20 日请杨老师会诊，指导中医辨证及治疗。

杨老师详阅病历、查看患者后，指出：该患者乙肝病史 20 余年，时有右胁隐痛 10 余年，并根据辅助检查，西医诊断为慢性乙型病毒性肝炎、原发性胆汁性肝硬化、幽门螺杆菌感染、慢性浅表性胃炎、未分化结缔组织病。中医辨证要抓主症，找到病性病位，然后选方用药，这样才能得到可靠的临床疗效。该患者主症有右胁隐痛，双膝、双踝关节酸痛拘胀，兼症有稍有乏力、阴囊部稍有胀感。《灵枢·经脉》中讲"肝足厥阴之脉，起于大指丛毛之际，上循足跗上廉，去内踝一寸，上踝八寸，交出太阴之后，上腘内廉，循股阴，入毛中，过阴器，抵小腹，夹胃、属肝、络胆，上贯膈，布胁肋……"右胁、膝、踝关节及阴囊部就是厥肝经循行所过之处，加之皆以胀痛为主、脉弦，可以得出总的病机为肝郁气滞，气机不畅。病位在肝，再结合舌质稍紫，间断右胁隐痛之症 10 余年兼有乏力，可知还有瘀血阻络、肝肾不足。因此，前方所用的疏肝化瘀汤思路是对的，患者症状也有所缓解；接下来继续在疏肝化瘀的基础上，加石斛、怀牛膝、炒桑寄生、独活、降香，即疏肝化瘀汤合健步汤加减。健步汤是芍药甘草汤加丹参、石斛、怀牛膝组合而来，《朱氏集验方》把芍药甘草汤称之为"去杖汤"。芍药、甘草酸甘化阴，养血柔筋，缓急解痉，对于肝血亏虚，经脉拘挛的疼痛，效果显著；石斛、牛膝、桑寄生合用，可补肝肾，强筋骨；佐以独活、降香疏通下焦之痹阻。具体如下：

醋北柴胡 10g	炒白芍 30g	麸炒枳壳 12g	炙甘草 10g
丹参 15g	香橼 15g	炒青皮 10g	醋郁金 12g
炒鸡内金 15g	醋鳖甲 15g[先煎]	怀牛膝 15g	石斛 15g

独活 12g　　　　　炒桑寄生 15g　　　降香 10g

5 剂，水煎 300mL，分早晚空腹服，日 1 剂。

服上方 7 剂，患者右胁隐痛明显缓解，双侧膝关节、左侧踝关节酸痛拘胀及阴囊部胀感消失，右踝关节脚面疼痛缓解。复查肝功能：ALT36U/L，AST26U/L，AKP131U/L，GGT117U/L↑，转氨酶降至正常范围。出院后，患者坚持门诊服药，由上方略微加减，共服药 30 剂后，症状消失。2 个月后，复查风湿三项、肝抗原谱全部转阴。

【体会】本病属于中医胁痛范畴，病位主要在肝，病理因素以气滞血瘀为主，兼有肝肾不足。主要病位分散在右胁、阴囊、双膝关节、双踝关节及脚面，西医诊断为类风湿关节炎。中医辨证紧扣病机及主症特点，根据足厥阴肝经的经脉走向，经足内侧而过踝，过阴器，布胁肋，可知病机为肝郁气滞，气机失畅，瘀阻肝络。临床中慢性肝病患者，大多肝气不畅，不能推动气血运行，血不行则为瘀，更加可以佐证疏肝行气化瘀是正确的治疗方案。杨老师以疏肝化瘀汤加健步汤化裁。疏肝化瘀汤是杨老师的经验方，全方由四逆散加青金丹香饮加减而成，四逆散疏肝理气，调畅气机，青皮、香橼疏肝行气，郁金行气凉血，丹参养血活血；鸡内金、鳖甲以消食健胃，养阴软坚。加用健步汤养血柔筋，补肝肾之不足，兼以化瘀。另加独活、桑寄生，取《备急千金要方》独活寄生汤之意。独活辛散苦燥，善祛骨节风寒湿邪痹痛；桑寄生能补肝肾，壮筋骨，祛风湿；降香活血散瘀，止血定痛，降气辟秽。

本案就是杨老师从肝论治杂病的典型案例。肝主气机，在体合筋，人体之筋有赖于肝血的滋养，正如《素问·经脉别论》中说："食气入胃，散精于肝，淫气于筋。"《素问·平人气象论》中说："脏真散于肝，肝藏筋膜之气也。"若肝气郁滞或气虚血弱，筋脉不得养，则发筋病。杨老师认为，人体经络相贯，遍布全身，形成了一个纵横交错的复杂网络，经络网络有规律地循行和复杂的联络交会，并在气机运动的推动下，把人体五脏六腑、四肢百骸等组织紧密地联结成统一的有机整体，保证了人体生命活动的正常进行。而足厥阴肝经更为肝气所主，若肝之气血郁滞不通或肝之气血不足等都不能保证这条经脉正常的运转，因而治疗上可气滞者行气、血虚者补血、血瘀者化瘀等，只要投药得当，则效如桴鼓。

7. 胁痛、眩晕、鼻衄（脂肪肝、高血压病 3 级、鼻出血）

孙某，男，50 岁，汉族，工人，已婚，陕西省西安市高陵区人。入院日期：2019 年 3 月 4 日。

［主诉］间断右胁隐痛、头晕 10 余年，间断性鼻出血半年加重 1 周。

［现病史］患者 10 余年前因饮食不慎，出现右胁隐痛。查 B 超提示脂肪肝、胆囊炎，经治疗（具体不详）后症状缓解。此后每于进食韭菜、鸡蛋等右胁疼痛加重，但未予重视。患者 10 余年前感头晕，诊断为高血压，血压最高 190/110mmHg，一直口服左旋氨氯地平每次 2.5mg、贝那普利每次 10mg 进行降压治疗，现血压控制在 130/90mmHg 左右。半年前，无明显诱因出现鼻痛、鼻衄，在某医院治疗，诊断为鼻出血，先后予以焊缝手术治疗 4 次，症状缓解。患者近 1 周来再次出现少量鼻出血，伴头晕、右胁隐痛加重，遂来我科门诊就诊，口服中药治疗，症状稍有缓解，今为求系统诊治遂住院治疗。

［入院症见］右胁隐痛；时有鼻出血，近 1 周出血 2 次，量少；头晕，偶有心慌、胸闷，颈肩部疼痛不适，食纳尚可，偶感口干，大小便正常。舌黯红，苔黄腻，舌下络脉粗紫，脉弦长数、两关大。

［既往史］近半年来，空腹血糖升高，波动在 6.9 ～ 7.3mmol/L，餐后 2 小时血糖为 7.9 ～ 8.3mmol/L，未予重视及治疗。

［个人史］饮酒 20 余年，每月饮酒 3 ～ 4 次，每次 2 ～ 3 两白酒，目前戒酒 1 年。吸烟 20 余年，每日 1 ～ 2 支。

［查体］血压 136/94mmHg。中年男性，神志清，精神尚可，面色晦暗。腹平坦，全腹无压痛，无反跳痛及肌紧张，肝脾肋下未及，移动性浊音（－），肝区叩击痛（－）。

[入院检查] 肝功能：ALT45U/L↑。血脂：CHOL5.44mmol/L↑。血常规、凝血系列、血脂血流变、肿瘤系列、肾功能、电解质、糖化血红蛋白、心电图、心脏超声等检查，均未见明显异常。无创肝纤维化：肝脏硬度6.3kPa，属F0～F1期，脂肪含量223db/m。腹部B超：中度脂肪肝，肝囊肿，胆囊息肉，胆囊壁毛糙；胰、脾、双肾未见异常。头颅及颈椎MRI示：颅脑MRI未见明显异常，颈椎退行性改变，C4～C5、C5～C6椎间盘突出，C3～C4、C6～C7椎间盘膨出；颈部血管彩超：左侧颈总动脉膨大部软斑形成。

[入院诊断] 中医诊断：胁痛（肝胆湿热），眩晕（肝阳上亢），鼻衄（肝风动血）。西医诊断：①高血压病3级（高危险组）；②脂肪肝；③胆囊炎；④肝囊肿；⑤胆囊息肉；⑥空腹血糖受损；⑦颈椎病。

入院后，西医给予保肝对症治疗，静滴多烯磷脂酰胆碱注射液以保肝。中医治疗以清利肝胆湿热为法，静滴清开灵注射液。为进一步明确中医辨证及治疗，入院后第一天请杨老师会诊。

杨老师查看患者后，指出：患者主症为胁痛、头晕、间断性鼻出血，兼有心慌、胸闷、颈肩部疼痛等症；详问患者，诉平时除大量饮酒外，还喜食肥甘厚腻之物，情绪急躁易怒，血压最高达190/110mmHg，头晕时偶伴有双下肢踩棉感。《内经》云"酒性苦热"，《本草纲目》曰"酒甘辛，大热有毒"。中医认为，酒气剽悍，少量饮酒有助于运行气血，但过量饮酒，湿热酒毒之邪进入人体，脾胃首当其冲，湿热蕴结于中焦，脾胃运化功能失调，气机升降失常，致脾土壅滞；土壅木郁，肝失疏泄条达，气血运行受阻，郁而化热，日久入血，导致血分瘀热；肝藏血，瘀热日久，灼伤肝阴。丹溪曰人体"阳有余阴不足"，再加上性情易怒，更致肝阴亏耗，下耗肾水，出现阴不潜阳，而致风阳上扰，多属上实下虚。上实为肝阳肝火上扰，气血并走于上；下虚为肝肾之阴亏损，致水不涵木而表现为肝阳偏盛，相火妄动、上炎。如《景岳全书》所言："相火者，水中之火也，静而守位则为阳气，炽而无制则为龙雷，而涸泽燎原，无所不至。"相火妄动，肝木失和，风自肝起，夹气血上冲于头面、官窍，则出现头晕、鼻衄；相火郁阻于上，则表现为颈肩部疼痛、心慌、胸闷。因此，中医可辨证为肝胆湿热，肝阳上亢。病位主要在肝、脾、肾，兼及胆、胃。本病属本虚（肝肾阴虚）标实（肝郁、湿热、血热）。因此，治疗上首当镇肝息风，兼清热利湿、凉血止血，方选张锡纯镇肝息风汤加减。具体方药如下：

怀牛膝 30g	生赭石 20g	生龙骨 20g^{先煎}	生牡蛎 20g^{先煎}
醋龟甲 12g^{先煎}	炒白芍 15g	炒麦芽 10g	茵陈 30g
甘草 6g	藕节 15g	茜草 20g	焦栀子 12g
白茅根 15g	辛夷 6g^{包煎}	仙鹤草 15g	盐泽泻 15g
金钱草 15g			

9 剂，水煎 300mL，分早晚空腹服，日 1 剂。

服上方 9 剂后，患者诉近几日未出现鼻衄，头晕、颈项强痛及双下肢踩棉花感明显减轻，右胁胀痛不适减轻，略有口干、烦躁感。测血压 130/90mmHg。为巩固疗效，再次请杨老师会诊。查其舌脉，相火妄动，肝阳上亢之势较前平息，酌加滋补肝肾之阴之力以求治病求本，遂继用镇肝息风汤合二至丸加减。具体方药如下：

怀牛膝 30g	生赭石 20g^{先煎}	生龙骨 20g^{先煎}	生牡蛎 20g^{先煎}
醋龟甲 12g^{先煎}	炒白芍 15g	炒麦芽 10g	茵陈 30g
甘草 6g	藕节 15g	茜草 20g	焦栀子 12g
仙鹤草 15g	盐泽泻 15g	金钱草 15g	酒女贞子 15g
墨旱莲 15g			

4 剂，每日 1 剂，分早晚温服。

服上方后，于 2019 年 3 月 14 日查房，鼻出血近 10 天未出现，头晕、颈肩部不适感减轻，病情好转出院。出院时，以上方加茯苓 15g，砂仁 6g，带药 4 剂。后门诊随访，续用上方 2 月余，患者自述鼻衄未再出现。

【体会】本案患者属于中医"胁痛""眩晕""鼻衄"等范畴，然病机皆为肝胆湿热，肝阳上亢。初期因长期大量饮酒，成为湿热相火之势，未及时治疗，日久转为瘀热相火，热灼肝阴、肾阴，肝肾不足之人，肝气多不能收敛，而有上冲之弊，阴不潜阳，肝阳上亢，形成相火妄动上炎之势。肝气恣横，疏泄不利，素性多怒，其肝气更易暴发，更助肝气上逆，故见头晕、鼻衄等症。如此杨老师以敛冲、镇冲之药为主，兼以清利湿热、凉血止血之药佐之。后期湿热渐退，再辅以滋阴之品，故以镇肝息风、滋阴潜阳为法，以镇肝息风汤加减，服药 13 剂，诸症消失。纵观此案，鼻衄为肝气疏泄不利，日久化热，耗伤肝阴，相火上炎，肝木失和，风自肝起的表现。而复深究病之本源，用龙骨、牡蛎、龟板、赭石、芍药以镇息肝风，玄参、天冬以滋阴以柔润肝木。加生麦芽、茵陈以舒肝郁。用藕节、茜草、焦栀子、仙鹤草凉血止血。其中栀子苦寒清降，能清泻三焦火邪、泻心火而除烦，亦能凉血止血；仙鹤草收敛止血。加少许辛夷引药上入鼻窍，盐泽泻、金钱草以利湿热，酒女贞子、墨旱莲以滋肝阴。诸药相合，终使相火得以制约涵养，动而中节。

8. 胁痛（脂肪性肝炎、幽门螺杆菌感染）

相某，男，35 岁，汉族，西安市人，专业技术人员。入院日期：2018 年 7 月 3 日。

[主诉] 反复肝功能异常 13 年，加重伴右胁不适 1 个月。

[现病史] 患者 2005 年体检时，发现肝功能异常，于多家医院诊治，服用水飞蓟宾胶囊、甘草酸二铵肠溶胶囊及联苯双酯等治疗，停药后很快转氨酶反弹，效果不佳。2017 年 11 月复查肝功能：ALT123U/L，AST60U/L，γ-GGT79U/L。腹部 B 超提示脂肪肝。后间断于我科门诊，口服中药配合双环醇等保肝降酶治疗，效果仍不理想。2018 年 5 月下旬复查肝功能，转氨酶又明显升高，且伴目黄、尿黄，遂于我科住院。经肝穿，术后病理诊断：考虑非酒精性脂肪性肝炎（NASH），炎症分级 G2S1。上腹部彩超：中度脂肪肝。予以保肝降酶及中医辨证治疗后，目黄、尿黄减退，肝功能较前改善出院。出院 1 个月后，复查肝功能：ALT133U/L ↑，AST127U/L ↑，DBIL16.8μmol/L ↑，TBIL26.4μmol/L ↑，

GGT323U/L ↑，TBA13.20μmol/l ↑。近 1 个月感觉右胁不适，胃脘胀满，乏力，稍有口干、口苦，食欲不振，纳食一般，睡眠可，小便稍黄染，大便正常，近 1 个月来体重下降 7.5kg。遂要求再次住院治疗。

［既往史］5 年前发现血压稍高，最高 140/90mmHg，未用药。否认肝炎、结核等传染病史。否认外伤史，20 年前曾行颈部手术，术中输血一次（具体不详）。

［个人史］生于本地，居住及工作环境良好，10 多年前在部队期间曾饮酒量多。近几年偶尔饮酒。现已戒酒 1 年，吸烟史 5 年，1 包 / 天。平素喜食肥甘、厚腻、辛辣之品。

［家族史］其父亲患有高血压病、脂肪肝，母亲患 2 型糖尿病。

［查体］精神可，面色略晦，唇色稍黯。全身皮肤及巩膜无黄染，未见肝掌及蜘蛛痣。腹平质软，腹型肥胖。舌质黯红，苔白腻，脉沉弦涩。

［入院检查］肝功能：TBIL29.3μmol/L，DBIL20.6μmol/L，ALT107U/L，AST260U/L，AKP132U/L，GGT219U/L，A/G=43.4/29.2，TC2.66mmol/L，CHE6004U/L，TBA18.8μmol/L。血脂：HDL0.59mmol/L。血常规、肾功能、电解质、凝血、肿瘤标志物、糖化血红蛋白均未见明显异常；碳 13 呼气实验阳性（33.9DOB 值）。无创肝纤维化：E2 9.9kPa，F4 期；CAP188db/m，脂肪变 <11%。腹部彩超提示：轻度脂肪肝，肝内钙化斑，胆、胰腺、脾肾未见异常。

［入院诊断］中医诊断：胁痛（肝郁脾虚）。西医诊断：脂肪性肝炎，幽门螺杆菌感染。

入院后，西医治疗予静滴多烯磷脂酰胆碱、复方甘草酸苷，口服双环醇保肝抗炎。中医依据辨证以疏肝健脾、清热利湿为法，汤药以柴平汤合半夏泻心汤化裁。拟方：

醋北柴胡 12g	厚朴 10g	陈皮 12g	炒鸡内金 15g
醋鳖甲 15g^{先煎}	醋郁金 15g	金钱草 20g	酒黄芩 9g
法半夏 10g	炒苍术 15g	川芎 15g	草果 8g^{后下}

党参 15g　　　　　　　甘草 5g　　　　　生姜 6g

水煎 400mL 分早晚空腹服，日 1 剂。

服药 4 剂后，患者诉胃脘胀满及口干、口苦减轻，食欲较前略有好转，但仍右胁不适，乏力，纳食一般，睡眠及二便调。遂于 7 月 6 日请杨老师会诊，指导治疗方案。

杨老师详阅病历、查询患者后，指出：患者形体偏胖，口唇偏黯；舌质红，舌体宽，边尖红，有瘀点，苔白腻，边有齿痕，舌下络脉增粗，脉沉弦两关稍革。患者为青年男性，多年前有大量饮酒史，喜食肥甘厚腻。病理报告提示非酒精性脂肪肝，但根据患者舌脉、症状及饮酒史。从中医辨证分析，患者少年纵酒，"酒为水谷之液，血亦水谷之液，酒入中焦，必求同类，故直走入血"，故而表现为血分瘀热。肝藏血，瘀热日久，热伤血络，肝体受损，下耗肾水，故而久病出现肝肾阴虚。患者虽形体较胖，但实为本虚（脾虚、肝肾阴虚）标实（郁热、痰瘀、湿热）之证。治疗当滋养肝体，清肝凉血，化瘀利湿，疏肝健脾。方选参灵颐肝汤加桑明汤，加用枳椇子、红豆蔻解酒毒，金钱草、鸡内金、砂仁利湿消积以防湿热壅塞中焦，鳖甲、龟甲软坚。具体方药如下：

党参 15g　　　　麦冬 15g　　　　醋五味子 15g　　　生地黄 15g

北沙参 15g　　　枸杞子 10g　　　当归 12g　　　　蜜百合 20g

茜草 15g　　　　紫草 15g　　　　板蓝根 15g　　　醋鳖甲 15g[先煎]

炒鸡内金 15g　　金钱草 20g　　　佛手 10g　　　　炒白芍 15g

桑叶 10g　　　　菊花 10g　　　　炒决明子 15g　　夏枯草 10g

生山楂 15g　　　怀牛膝 15g　　　醋龟甲 15g[先煎]　砂仁 6g[后下]

枳椇子 20g　　　红豆蔻 15g

水煎 400mL，分早晚空腹服，日 1 剂。

上方服用 6 剂后，患者自感食欲好转，口干、口苦消失，右胁不适减轻，睡眠及二便调。继服上方，至 7 月 18 日，患者诸症均明显缓解。复查肝功能：ALT54U/L↑，AST50U/L↑，DBIL11.8μmol/L↑，TBIL19.6μmol/L↑，

GGT232U/L↑，TBA14.70μmol/l↑，A/G1.94。患者症状及肝功能较前明显好转，要求出院，嘱其出院后：①注意控制体重，清淡饮食，保持适当的运动；②继续门诊随诊，口服中药及保肝药物巩固疗效；③定期复查肝功能、B超及无创肝纤维化等。

【体会】脂肪肝是仅次于病毒性肝炎的第二大肝病，其发病与肥胖、糖耐量异常、血脂、血压升高等密切相关。本病轻度可无临床症状，重者可引起脂肪性肝炎，甚至肝硬化等改变。其治疗一般采用饮食、运动、降脂，辅以保肝治疗，但效果往往不明显。本案虽然穿刺病理提示为非酒精性脂肪肝，但杨老师根据患者饮酒史及症状舌脉等，认为该患者与脂肪性肝炎引起的黄疸与既往大量饮酒有关，过度嗜酒导致体内湿热内生，酒有辛热之性，日久肝肾之阴耗散。在治疗时，除传统清热利湿治法外，还应当以滋养肝肾之阴为主，故以可滋养肝肾的参灵颐肝汤合治疗脂肪肝经验方桑明汤化裁，佐以鳖甲化瘀通络、软坚散结，以鸡内金、砂仁、佛手健脾疏肝。此外，所用枳椇子、红豆蔻为杨老师治疗酒毒的常用药对，两者协同，共入足太阴脾经，使解酒之力更甚。杨老师认为，酒精性脂肪肝的第一阶段是酒伤肝脾，脾失健运，湿浊内生，郁而化热，热在气分兼及入血，从而使痰瘀热结于肝络而发病，病机主要以肝经郁热为主。治疗郁热甚者，常以自拟桑明合剂疏肝清热、消积化痰、活血通络；湿热甚者，常用自拟桃红化浊汤清热利湿、活血通络、疏肝健脾。第二阶段，若肝经郁热未及时治疗，热伏血分日久，热耗肝阴，也可累及肾阴，治疗用自拟参灵益肝汤益气养阴、凉血散瘀。总之，本病病位常涉及肝、血脉、脾胃等脏腑，临床治疗当从肝脏出发，兼顾他脏，分清病情阶段，合理遣方用药，可获佳效。

9. 胁痛、白疕（中度脂肪肝、焦虑性抑郁症、银屑病）

孙某，女，76岁，陕西西安人。入院日期：2018年10月11日。

［主诉］脂肪肝病史10年，双足皮肤增生、瘙痒4个月，右胁疼痛不适1个月。

［现病史］患者4个月前发现双足皮肤增生、瘙痒，在某医院皮肤科诊断为"牛皮癣"，外涂及口服中药治疗后，症状减轻，停药1个月后症状反复。10年前体检发现脂肪肝，未重视及治疗。近1个月来，间断有右胁疼痛不适。体检查腹部超声，提示脂肪肝。肝脏硬度超声提示，肝纤维化分期F2～F3。现为进一步治疗，经门诊收入院。

［入院症见］间断右胁部胀痛，情绪不佳时明显，双足对称性皮肤增生、脱屑、瘙痒。食纳尚可，夜休可，二便调。舌质黯红，苔薄白，舌下有迂曲，脉弦滑。

［既往史］患者9年前情绪低落、失眠，外院诊断为"焦虑性抑郁症"，后长期口服黛力新治疗，现情绪低落，睡眠一般。发现高血压病病史10多年，血压最高达160/90mmHg，现服用施慧达，平素血压控制在145/80mmHg；糖尿病病史1年，空腹血糖6.8mmol/L，餐后2小时血糖12mmol/L，服用二甲双胍片，2次/日。监测血糖，控制在空腹6.2mmol/L，早餐后2小时8.7mmol/L。

［查体］血压145/75mmHg。神志清楚，精神可，面色略偏黯，形体偏胖。腹部稍丰满，未见腹壁静脉曲张，全腹无压痛及反跳痛，肝肋下未及，脾肋下未及，肝区叩击痛（±），移动性浊音（–），双下肢无水肿。双足掌面可见对称性分布的深褐色皮损，表皮增生，上覆鳞屑。

［入院检查］肝功能：TBIL12.9μmol/L，ALT30U/L，AST32U/L，AKP65U/L，GGT55U/L，A/G=48.0/32.0。肾功能六项：UCr2463μmol/L，UUA1016.30μmol/L。尿液分析：蛋白（±）；肾早损：nag13.10U/L，ma84.00mg/L。血脂：TG2.38mmol/L。血糖：6.55mmol/L。糖化血红蛋白5.9%。心电图：窦性心律不齐。腹部B超：脂肪肝，胆、胰、脾未见异常。肝脏硬度超声：E10.9kPa，肝纤维化分期F2～F3；CAP值263db/m，34%<脂肪含量<67%。乙肝六项：表面抗体阳性；丙肝抗体定量阴性。肝抗原谱系列：ANA阳性，核颗粒型，滴度1：100。血常规、消化道肿瘤标志物系列、电解质、凝血均未见明显异常。24小时尿蛋白定量正常（102.24）。C13呼气试验阳性（检测值9.2）。

[入院诊断]中医诊断：胁痛（肝郁脾虚），白疕（湿热蕴积）。西医诊断：脂肪肝（中度），银屑病，焦虑性抑郁症，2型糖尿病，高血压病2级（极高危）。

治疗上以中医治疗为主，辨证以清热利湿、活血通络为法，静滴丹红注射液以活血化瘀。西医以保肝、调脂、降糖对症治疗，配合运动疗法以协助脂肪肝治疗。嘱患者饮食上低盐低脂清淡饮食；坚持适度有氧运动，每周3次，每次30分钟；控制体重，控制血压血糖，并定期监测血糖、血压。入院第二天，请杨老师会诊，指导中医辨证及治疗。

杨老师详细查阅病历及查看患者，分析指出：根据患者症状表现及舌脉，诊断为胁痛、白疕。辨证为肝郁脾虚，湿热蕴积。患者长期情绪低落，易生闷气，平时饮食喜好肥甘油腻，则病机：一方面是肝气郁滞，气机疏泄不畅，影响脾胃运化；另一方面又有过食肥甘，加重脾胃运化负荷，不能运化膏脂。总之，肝郁脾虚，内生痰湿，湿邪中阻，日久化热，湿热蕴积，外不能宣，内不能利导，阻于肌表而发为白疕。肝为枢，主疏泄，主气机的运行，疏导卫气，卫气卫护腠理，调节腠理开阖；肝藏血，肝血热肉充肤，淡渗皮毛，营养腠理。腠理为气血、津液、荣卫、精神出入流行之道路门户，贵开阖有度，贵调畅。因此，肝只有开阖有度，腠理调畅，才能保证气血、津液、荣卫、精神正常的升降出入运行。若肝失疏泄，湿热蕴积，导致腠理闭郁，势必影响精神、荣卫、血气、津液的正常运行，形成气滞、血瘀、湿阻、郁火等不同的病理变化，这些病理变化外现于皮肤，就会产生诸如皮肤瘙痒、湿疮、痘疹等病理表现。治疗当疏肝化瘀，利湿解毒。以疏化汤为底方，解决肝失疏泄的问题。肝失疏泄为本，白疕为腠理疾病之标，标本同治，以疏化汤联合乌紫汤及四皮汤。具体用药如下：

醋北柴胡 10g	炒枳壳 12g	炒白芍 15g	炙甘草 6g
醋青皮 12g	醋郁金 10g	丹参 15g	香橼 15g
炒鸡内金 15g	醋鳖甲 15g先煎	乌梅 10g	紫草 10g
土茯苓 15g	炒薏苡仁 20g	醋莪术 10g	白鲜皮 15g

牡丹皮 15g   地骨皮 10g   蜜桑白皮 10g

水煎 400mL，分早晚空腹服，日 1 剂。

服上方 5 剂后，患者诉右胁不适较前减轻，双足底皮肤脱屑、瘙痒有所缓解，偶有口干；纳休可，二便畅。舌质黯，苔略厚、黄白相间，脉弦滑。继续于上方加天花粉 12g，苦参 15g 以加强祛湿之功，并兼以生津。

上方服用 10 剂后，患者诉右胁部疼痛明显减轻，双足底皮肤瘙痒及增生逐渐消退，纳寐可，二便正常。监测血压、空腹及餐后血糖，均控制在正常范围。鉴于脂肪肝治疗非短期速效可图，需在服用中药治疗症状及改善体质的基础上，配合长期的饮食结构的调整、适当的运动方可奏效。出院时嘱患者：①饮食应继续以低热量、高蛋白、低脂肪、高维生素为主，继续坚持有氧运动，控制体重。②配合口服中药。③避风寒，畅情志，慎饮食，适起居，保持大便通畅。④门诊定期复查。

出院后，患者于门诊以上方加减，服药 20 剂，并用药渣泡脚。2 个月后门诊随访，皮屑彻底消失，右胁胀痛不明显，情绪好转，自述黛力新逐渐减量。

【体会】本病属于中医的胁痛、白疕范畴，病位在肝、脾、肌腠。胁痛由情志及饮食因素引起，导致肝郁气滞、脾失健运、湿热蕴积。白疕由湿热外溢肌肤所致，治疗以疏肝化瘀汤疏肝理气、活血化瘀，以乌紫汤合四皮汤清热解毒、凉血祛湿。其中乌梅可引药入肝经，消胬肉，收敛疮毒；紫草清热凉血；紫花地丁、蒲公英、薏苡仁清热解毒；薏苡仁、土茯苓利湿解毒，健脾以祛湿邪之源头；莪术入肝，扫荡血分瘀毒；白鲜皮、牡丹皮、地骨皮、桑白皮清热凉血，祛风止痒。肝病患者证属湿热蕴积者，常见皮肤瘙痒、湿疮、痤疹等病证，杨老师崇高士宗提出的"肝主腠理"理论，高士宗在其《医学真传》中多处阐述了腠理由肝所主的观点："皮毛而外，肺气主之；皮毛之内，肝血主之""人身通体皮毛，太阳之气所主也。皮毛之内，肌腠之间，则有热肉充肤之血，厥阴之气所主也。"高氏认为腠理是络脉所网络之处，络脉有孙络、横络之分，其血来源于胞中血海，血海又为冲任脉所主，冲任脉之血又为肝所主，其血有热肉充肤、淡渗皮毛之功，故清代谢玉琼《麻科活人全书》云："盖人身通体毫毛之气，肺所主也。毫毛之内，腠理之外，则秉胞中之血，热肉充肤，淡渗皮毛，肝所主也。"可见，若肝郁气滞，脾失健运，易生湿热，湿热毒邪由肝入血，则易外现于皮毛。此种情况下，除清热除湿之外，更要着眼解决肝失疏泄的问题，疏肝化瘀与乌紫四皮汤联合，标本兼治，方可一劳永逸。

10. 胁痛（非酒精性脂肪肝）

李某，男，63岁，已婚，西安市碑林区人，离退休人员。入院日期：2018年1月9日。

[主诉] 右胁部不适及右前胸憋闷、右侧阴囊部胀痛1个月。

[现病史] 患者自诉1个月前，因劳累后开始出现右胁部不适，右前胸憋闷，以晚间休息时尤为明显，影响睡眠；右侧阴囊部胀痛，胃脘部胀满不适，于饭后明显，伴口干、鼻干、盗汗。未系统诊治。今为求进一步系统诊治，遂来我院住院治疗。

[入院症见] 右胁部有胀感，偶有隐痛不适，右侧阴囊部胀痛，右前胸憋闷不适，夜间常被憋醒。晨起口干、口稍苦，易乏困、出汗，纳食一般，时感腹胀；睡眠浅，梦多易醒，盗汗；大便偏干、1～2天一行，小便正常。舌质紫，苔白滑，舌下络脉粗紫，脉弦细。

[既往史] 10年前因"睾丸癌"行"左侧睾丸切除术"，术中有输血史，曾化疗3次。7年前行"心脏支架手术"，术后长期口服阿司匹林肠溶片、倍他乐克、瑞舒伐他汀钙片，自诉病情控制尚可。近2年多次体检，查腹部彩超示"脂肪肝"。3个月前因胃脘胀满疼痛，于西安某医院查胃镜示"糜烂性胃炎"，服用胶体酒石酸铋胶囊治疗。有吸烟史30年，10支/天，偶饮酒。

[查体] 神志清，精神可，形体适中，语声正常，口唇稍黯，未见肝掌、蜘蛛痣。腹软，腹壁静脉未见曲张，全腹无压痛、无反跳痛，未触及包块，肝、脾肋下未及，肝区叩击痛（-），移动性浊音（-），双下肢水肿（-）。左侧睾丸

缺如；右侧阴囊略肿胀，有触痛。

［入院检查］外生殖器超声：右侧睾丸大，血流信号丰富，考虑弥漫性改变，右侧睾丸头囊肿。（2018-01-09 第四军大学唐都医院）

［入院诊断］中医诊断：胁痛，子痰（肝肾阴虚，瘀血阻滞）。西医诊断：非酒精性脂肪肝，冠状动脉粥样硬化性心脏病心脏支架术后（心功能Ⅱ级），睾丸癌（左侧睾丸切除术后），糜烂性胃炎。

入院后，我院给予对症综合治疗，患者右胁不适、胃胀及右前胸憋闷不适明显好转。但仍右侧阴囊部胀痛，晨起口干、口苦，乏困、出汗，纳食一般，盗汗，大便偏干。查泌尿系彩超，提示睾丸低回声团块，进一步查性激素指标异常，并于该医院再次复查彩超，提示右侧附睾囊肿（多发），未见低回声团块。咨询后，西医认为无特效治疗办法，患者要求中药治疗。为进一步明确中医辨证及治疗，请杨老师会诊。

杨老师在查阅病例、详查患者后，指出：患者舌质紫有瘀点，苔白滑稍腻、片状黄厚，舌下络脉增粗发紫，脉弦，结合症状、体征，考虑久病、劳累加之焦虑伤肝，肝郁脾虚，肝郁日久，郁久化火，子盗母气，肝阴自伤，下伤肾阴，肝肾阴虚，肾失气化，水液运化失常。《灵枢·经脉》曰："肝足厥阴之脉……循股阴，入毛中，过阴器，抵小腹，夹胃、属肝、络胆""肾足少阴脉……上股骨内后廉，贯脊属肾，络膀胱。"由此可知，病位在肝、肾。患者右胁部及阴囊部胀痛、口干、口苦、眠浅、盗汗、大便干，乃肝经郁滞，化火伤阴之象。治疗则当滋肝肾之阴、疏肝经之滞，以柔肝补肾汤、荔核散、五苓散化裁。具体用药如下：

沙参 15g	麦冬 15g	当归 12g	生地黄 15g
枸杞子 15g	白芍 15g	鸡内金 15g	醋鳖甲 15g^{先煎}
桂枝 8g	白术 15g	茯苓 15g	猪苓 10g
泽泻 15g	荔枝核 10g	重楼 15g	白花蛇舌草 30g
酒黄精 15g	小茴香 10g	醋青皮 10g	阿胶 5g^{烊化}

水煎400mL，日1剂，分早晚饭前温服。

服上方7剂后，患者右胁部不适、右侧阴囊部胀痛缓解，未诉前胸憋闷，活动后无心慌气短。仍觉口干、鼻干，易出汗，纳食好转，无腹胀，夜休可，二便正常。为巩固疗效，再次请杨老师会诊。

杨老师查看患者后，指出：该患者选柔肝补肾汤是从病机出发，以养阴柔肝之品滋阴补肾，柔肝通络。肝肾同源，正常时肾水滋养肝木，肝气疏泄条达。若相火旺而肾水亏，水不涵木则肝失条达而肝气郁滞。足厥阴肝经循行经过阴器，而肝气郁滞可致睾丸脉络不通，则见瘀结，形成囊肿、肿块。治疗原则仍同前，于上方加大白芍用量至20g以柔肝敛阴，再加火麻仁12g润肠通便。

续服5剂，患者右胁部不适消失，右侧阴囊部胀痛明显减轻。乏困、口干、鼻干改善，出汗减少，纳食可，夜休佳，二便调。

【体会】对于下焦红肿热痛，通常都辨证为足厥阴肝经湿热下注，气血郁阻，日久血败肉腐，多用龙胆泻肝汤治疗，极少从虚证论治。本案患者右胁不适、胸部憋闷均是气滞之象，因足厥阴肝经绕阴器，分布于胁肋部，且《灵枢·经脉》认为"足厥阴……其病气逆则睾肿卒疝"，故阴囊部肿痛须从肝论治。杨老师结合患者病史及舌脉，认为患者劳累过度伤肝，肝郁不疏，克伐脾土，导致脾虚湿滞，水液运化无力，且气郁化火，耗伤肝肾之阴，肝郁气滞及肝肾阴亏皆可致瘀，加之阴虚则火旺，二者相加导致血败肉腐，其标为热毒，其根为肝肾阴虚。治疗当以滋养肝肾之阴、疏肝健脾、行气止痛为主，佐以清热解毒。故以柔肝补肾汤、五苓散、荔核散相合治疗此病。柔肝补肾汤为杨老师针对各种原因导致的慢性肝炎、肝硬化证属肝肾阴虚，瘀血阻络者的常用方。此方用地、归、杞、胶、精滋养肝肾阴血，配以沙参、麦冬滋养肺胃津液，阴津充沛，则上源液丰，肝血有养；佐以鳖甲、鸡内金化瘀通络；以芍药为使，柔肝养阴，引药归肝。五苓散通利下焦水湿，以助水液气化。荔核散以荔枝核、小茴香、青皮疏肝经之气滞。男性前阴病与肝肾二脏关系密切，《灵枢·经脉》

记载："肝足厥阴之脉……其病气逆则睾肿卒疝。"清代医家邹岳主张"外科必本于内，知乎内以求乎外"，根据师学及临床心得，并按部位划分：阴囊属肝，肾子（睾丸）属肾。杨老师治疗该患者，可以说抓住了问题的实质，遣方用药紧扣病机，故效果明显。

11. 胁痛、胸痹 [肝囊肿（多发）、冠心病（稳定性心绞痛、心律失常、心房纤颤）、高血压病 3 级（极高危组）]

张某，男，75 岁，河南济源人，离退休人员。入院日期：2018 年 2 月 26 日。

[主诉] 右胁胀痛间断发作 8 年，加重 1 个月，伴胸部闷痛。

[现病史] 8 年前，患者自感偶有右胁胀痛、刺痛，查上腹部彩超示"肝多发囊肿"，未予治疗。5 年前，右胁胀痛加重，复查肝囊肿较前增大、增多，最大者 78mm×90mm，遂于某医院行"肝巨大囊肿穿刺引流术"。此后定期复查，肝囊肿仍多发，但未增大，患者仍间断感觉右胁胀痛。近 1 个月来，上述症状加重伴胸部闷痛，为求进一步治疗，要求来我科住院。

[入院症见] 间断右胁胀痛，时感胸闷、胸部刺痛，心悸、乏力，活动后气短、气喘、头晕明显，胃脘胀满、反酸，失眠。纳食尚可，大便 1～2 日 1 次、偏干，小便频、排尿不尽，夜休较差，舌质淡紫有瘀点，白腻滑、中根部黄腻，舌下络脉迂曲，脉沉弦细涩。

既往有高血压病史 35 年，现口服苯磺酸氨氯地平片 5mg，血压控制在 140/（75～90）mmHg。冠心病病史 20 多年，心律失常（不稳定性房颤）病史 12 年，2008 年发生脑出血，住院予以止血、颅脑锥孔引流，治疗后症状缓解。2009 年突发脑梗死，后经治疗好转，遗留走路不稳、呛咳等轻微后遗症。

[查体] 血压 136/102mmHg。全身皮肤、双侧巩膜无黄染。无肝掌、蜘蛛痣。口唇轻度紫绀。腹平软，未见腹壁静脉曲张，全腹无压痛，肝肋下未及，脾肋下未及，肝区叩击痛（+），移动性浊音（-），双下肢无水肿。

[入院检查] 肝功能：IBIL15.0μmol/L，DBIL7.6μmol/L↑，TBIL22.6μmol/L↑。

凝血：INR1.30 ↑，PT14.92 秒 ↑，PT%60.04% ↓。肾功能：UA483μmol/L ↑。B 型尿钠肽检测：322.10pg/mL ↑。电解质：K3.4mmol/L ↓，CA2.19mmol/L ↓。血常规、肿瘤标志物（CEA、AFP、CA19-9）未见明显异常。乙肝表面抗体定量 790.3IU/mL，阳性，其余阴性；丙肝抗体阴性。心电图：异位心律，电轴左偏，心房纤颤，ST-T 改变。心脏超声：①升主动脉内径及主动脉窦内径增宽；②左房增大；③主动脉瓣退行性改变；④左室收缩功能正常；⑤主动脉瓣少量反流，二尖瓣、三尖瓣、肺动脉瓣微量反流；⑥心律不齐。胃镜示：反流性食管炎，胃部糜烂。腹部彩超：轻度脂肪肝，多发性肝囊肿。胸部 CT：①双肺下叶间质增生，双肺下叶结节影；②主动脉及冠脉壁钙化灶；③肝多发囊肿。

[入院诊断]中医诊断：胁痛（肝郁气滞），胸痹（心脉瘀阻），心悸（气阴两虚）。西医诊断：①肝囊肿（多发）；②冠心病、稳定性心绞痛、心律失常、心房纤颤；③高血压病 3 级（极高危组）；④脑梗死后遗症期；⑤腰椎间盘突出症；⑥前列腺增生伴钙化。

入院后，西医治疗以保肝、扩管、调脂、降压、对症为则，静滴钾镁极化液纠正低钾血症。继续口服氨氯地平片控制血压，口服阿司林、阿托伐他汀钙片预防血栓，口服单硝酸异山梨酯缓释胶囊改善心绞痛，同时口服兰索拉唑抑酸护胃促进糜烂修复。考虑患者年老，病程较长，且既往基础病较多，病情复杂，于入院第二天请杨老师会诊，指导中医辨证用药。

杨老师查阅病历，详查该患者后分析：患者舌质淡紫有瘀点，舌体有齿痕，苔白腻滑、中根部黄腻，舌下络脉迂曲，络脉旁可见瘀血点；脉沉弦细涩，左寸大、关革。结合症状，可知病位在心、肝；患者右胁胀痛并且偶有刺痛感，情绪不畅时明显，显为肝气郁结、气滞血瘀之象；肝藏血，心主血，肝有辅心行血的作用，肝气郁滞则影响心主血脉的功能，胸部闷胀刺痛则为心脉瘀阻；加之患者年老久病体虚，则表现为心悸、乏力，活动后气短、气喘、头晕明显；肝气横逆犯胃，中焦气机不畅，则表现胃脘胀满、反酸。因此，病机为肝气郁结，气滞血瘀，心脉瘀阻，兼有气虚。治疗当疏肝化瘀、活血通脉，兼以益气养阴。方选疏肝化瘀汤加生脉散合冠心Ⅱ号，再加火麻仁润肠通便、石菖蒲芳化湿浊。具体用药如下：

醋北柴胡 9g	白芍 12g	炒枳实 10g	炙甘草 6g
醋青皮 10g	醋郁金 15g	丹参 15g	香橼 15g
炒鸡内金 15g	醋鳖甲 15g^{先煎}	降香 8g	赤芍 15g
红花 6g	党参 15g	麦冬 15g	醋五味子 10g
炒火麻仁 10g	石菖蒲 15g	川芎 15g	

水煎服，每日 1 剂，分早晚空腹服用。

患者服上方 7 剂后，症状均明显缓解，继服 7 剂，患者诉右胁胀痛基本消失，精神好转，体力增加，走路较前稳健有力，头昏、胸闷、心悸症状均较前有明显改善。纳食可，二便通畅，夜休好。

【体会】本案患者初次右胁疼痛，超声检查示肝囊肿，行穿刺引流不久后肝囊肿再次增多、增大；中医认为，该患者右胁胀痛、胸部闷胀刺痛，属中医胁痛、胸痹等范畴。病机在于肝气郁滞，气滞血瘀，心血瘀阻。治疗重点亦在调畅郁滞之气机。黄元御重视气机，认为："人之六气，不病则不变，凡一经病，则一经之气见。""手厥阴，火也，木气畅遂，则厥阴心主从令而化风，木气抑郁，则厥阴心主自现其本气。"肝脾肾左升，心胆胃右降，故该病总与气机相关：木气不畅，升降失职，心脉瘀阻。方用疏肝化瘀汤加生脉散合冠心Ⅱ号化裁。疏肝化瘀汤为杨老师治疗肝气郁滞的常用方，仿《医林改错》法，用"四逆散"加"青金丹香饮"理气活血；并加鸡内金、鳖甲以消食健胃，养阴软坚。冠心Ⅱ号由川芎、赤芍、红花、降香、丹参等组成，是 20 世纪 70 年代北京市防治冠心病协作组拟定的治疗"胸痹""心痛"的代表方，可活血化瘀、通络止痛。生脉散中人参、麦冬、五味子一补一润一敛，益气养阴，使气复津生，气充脉复，《医方集解》云："人有将死脉绝者，服此能复生之，其功甚大。"三方合用，共奏疏肝化瘀、益气通脉之效。该病例表明了运用相火气机学说、使用经典处方、理清气机升降、准确辨证论治的治疗思路，可在临床中取得较好的疗效。

12. 积聚（乙型肝炎肝硬化、抑郁症）

戴某，男，43岁，工人，已婚，陕西省宝鸡市人。入院日期：2016年6月30日。

[主诉] 腹胀纳差、乏力、胁下积块13年，加重半年。

[现病史] 患者于2003年出现纳差、乏困，于西安某医院住院治疗，诊断为"乙肝肝硬化代偿期"，予皮下注射干扰素治疗1年，HBV-DNA小于检测值，乙肝六项e抗体出现，后停用干扰素。其间因白细胞、血小板减少，应用升白药（具体不详）。此后患者未再系统检查，其间因纳差、腹胀、乏力，于当地间断口服中药调理，症状有所缓解。2010年6月，患者因闻及所在单位有人因乙肝并肝癌去世，思想压力大，未经检查自服恩替卡韦至今，分别于2013年、2015年两次因胃脘部胀满、纳差加重，在西京医院住院治疗，症状缓解。其间查乙肝六项：HBsAg（+）、HBcAb（+）；HBV-DNA<1000IU/mL。肝功能正常。胃镜提示慢性浅表性胃炎；B超提示肝硬化，脾大。出院后，继续口服恩替卡韦分散片，每天1次，每次0.5mg；胸腺肽肠溶片，每次5～30mg，一日1～3次，治疗至今。今年5月复查，乙肝六项：HBsAg（+）、HBsAb（+）、HBcAb（+）；肝功能中胆红素略高。上腹部B超示胆囊息肉0.9cm。3个月前患者乏力、胃胀，偶有腹泻，于当地间断行中医治疗，症状未见好转，遂来住院治疗。

[入院症见] 乏力、纳差、胃脘部胀满不适，饭后加重，时有恶心、欲呕感，偶有反酸，咽部有异物感，偶有牙龈少量出血。半年来体重减少5kg，情绪不佳；夜休差、多梦，怕冷，大便日2次，溏便，小便色黄。舌淡紫，舌体胖边有齿痕，苔白稍厚腻，舌下络脉粗，脉弦细长。

[既往史] 患者"慢乙肝"病史25年。"反流性食道炎、慢性浅表性胃炎"

病史半年，曾服用胃黏膜保护、胃动力药（具体不详）。抑郁症病史 1 年，现口服米氮平 15mg（每日 1 次）、地西泮 2.5mg（隔两日 1 次）。2015 年肠镜示肠息肉（良性），予手术切除。

[入院检查] 无创肝纤维：8.3kPa，属 F2 期。胃镜：反流性食道炎、慢性浅表性胃炎。腹部 B 超：脾略大（4.5cm×14.1cm），脾静脉 1.0cm。乙肝六项：HBsAg35.19IU/mL，HBsAb17.55mIU/L，HBcAb0.01S/CO；肝功能正常。

[查体] 血压 101/78mmHg。神志清，精神差，体型消瘦，营养不良，面色略黯。皮肤、巩膜未见黄染。双侧肝掌（+），未见蜘蛛痣。腹部平坦，腹壁静脉未见，肝区叩击痛（－），移动性浊音（－）。全腹无压痛及反跳痛，肝肋下未及，脾肋下 3 ～ 4cm，质地Ⅱ度，无触痛。双下肢无水肿。

[入院诊断] 中医诊断：积聚（肝胃不和）。西医诊断：乙肝肝硬化，抑郁症，反流性食管炎，慢性浅表性胃炎，胆囊息肉，肠息肉术后。

入院后治疗，西医以保肝、抗病毒、抗抑郁、营养支持对症治疗，口服恩替卡韦片抗病毒，续服米氮平抗抑郁治疗，静滴复方氨基酸注射液营养支持治疗。中医辨证治疗，以疏肝理气、活血化瘀为法，方选疏肝化瘀汤合三才汤加减。患者诉口服上述汤药 5 剂后，腹胀减轻后再次加重，并出现大便次数增多，为黄色糊状便。为明确中医辨证，指导治疗。遂请杨老师会诊。

杨老师查阅病历，详查患者后，指出：患者脘腹胀满，纳少不欲食，情绪低落，睡眠差。舌淡尖红，舌体宽胖、有齿痕，苔白腻、水嫩微黄，舌下络脉粗紫，外观呈串珠状。脉沉弦，关滞稍革。病机为肝气郁滞，肝胃不和。方选四逆散合推气散加解郁汤加减，具体如下：

醋北柴胡 10g	麸炒枳实 10g	炒白芍 15g	炙甘草 6g
桔梗 15g	陈皮 12g	桂枝 8g	醋郁金 12g
降香 10g	瓜蒌 15g	焦栀子 12g	炒鸡内金 15g
合欢皮 15g	首乌藤 15g	佛手 15g	茜草 15g
化橘红 15g	砂仁 8g^{后下}	大枣 18g	

3剂，水煎300mL，分早晚空腹服，日1剂。

患者上方服用3剂，腹胀减轻，喜温喜按，大便次数增多、日4～5次、黄色糊状便；仍乏力，纳差，情绪低落，愁苦不乐，睡眠差。

杨老师第二次会诊，指出：患者长期情志不舒，肝气郁结，且久病，胃肠基础情况较差，脾胃正气虚弱，兼服用抗抑郁药物损伤脾胃；加之正值长夏时节，多暑湿之邪为病，困遏脾阳，致肝胃不和，脾胃升清降浊失调，湿浊中阻，故见胃痞、纳呆、便溏等症状以及舌质淡黯、舌体胖大、边有齿痕，苔白腻，舌下脉络增粗、分支明显，脉沉细尺弱。结合患者症状、舌脉及正值夏至，诊断为疰夏病。病机为肝胃不和，肝脾失调，湿浊中阻，中焦气机紊乱，脾阳不升。本病病位在肝、脾、胃，治疗上以健脾益气、疏肝和胃、化湿祛浊为法，方选东垣升阳益胃汤加减。具体如下：

党参15g	黄芪20g	炒白术15g	当归12g
麦冬15g	醋五味子15g	化橘红15g	陈皮12g
焦神曲15g	粉葛15g	麸炒苍术15g	醋北柴胡12g
炒白芍15g	炙甘草6g	干姜8g	大枣18g
炒鸡内金15g	茯苓15g	砂仁8g^{后下}	荜茇10g
升麻10g	盐泽泻12g	羌活8g	防风8g

水煎300mL，分早晚空腹服，日1剂。

服用上药4剂后，患者脘腹胀感较前明显减轻，食欲及睡眠较前好转，但饭后仍感胃胀，情绪好转，渐露笑脸，二便正常。

再次请杨老师会诊，巩固疗效。杨老师指出：该患者体质虚弱，不能耐受长夏暑湿，且长期情绪不佳，致使湿邪困阻脾胃、肝脾失和。因此，在健脾升阳、调和肝脾之时兼顾祛湿浊之邪；用药当循"湿邪不去，动之以风"，可与芳香化湿健脾药物中，佐加风药以助湿去。上方去麦冬、五味子；佐加荷叶15g，豆蔻12g以化湿和胃。

服用上方7剂后，患者脘腹胀满进一步减轻，进食量明显增加，睡眠好转，已停硝西泮。晨起恶心、干呕感消失，大便正常。出院以上方略微加减带药7剂。嘱其避风寒，畅情志，清淡易消化饮食，继续口服恩替卡韦分散片抗病毒治疗；门诊随诊，定期复查。2个月后随访，患者脘腹胀满消失，纳食正常，睡眠一般，情绪较前明显改善，逐步递减米氮平用量。

【体会】本案为乙肝肝硬化患者，自2003年以来乏力、纳差反复，其间西京医院给予抗病毒、保肝等西医治疗。查乙肝病毒、肝功能、肝脏超声指标稳定，但乏力、腹胀、纳差仍尚未改善。入院时情绪低落，体型消瘦，面色略黯，纳差，脘腹胀满，此为肝脾不调。加之患者自觉精神压力大、咽部有异物感，时有恶心、呃逆，睡眠差，舌黯淡，苔薄白，脉弦细长，显为土壅木郁，气机郁滞，脾胃升降失调。初诊着重以疏理肝气兼以益气为法，疗效不显。杨老师会诊，诊断为疰夏病。病机属肝胃不和，肝脾失调，脾虚湿盛，中焦气机紊乱，脾阳不升。正值长夏季节多暑多湿，阻碍脾阳，且患者慢性肝病日久，肝体亏虚致肝气郁滞，肝郁脾虚，脾阳不升，而致疰夏。如《杂病源流犀烛·暑病源流》曰："疰夏，脾胃薄弱病也。然虽由脾胃薄弱，亦必因胃有湿热及留饮所致。昔人谓瘦发于夏，即名疰夏。"治疗上以"治中阳理四旁"为原则。方选李东垣之升阳益胃汤加减。第三、四次会诊，症状改善明显，续用升阳益胃汤随症稍有化裁。升阳益胃汤出自东垣所著《内外伤辨惑论》，原方主治脾胃虚弱，怠惰嗜卧，时值秋燥令行，湿热方退，体重节痛，口苦舌干，心不思食，食不知味，大便不调，小便频数；兼见肺病，洒淅恶寒，惨惨不乐，乃阳气不伸也。方名虽为益胃，实则治脾。脾胃乃气机升降之中枢。治则当遵李氏"以辛甘温之剂补其中而升其阳，甘寒以泻其火则愈矣"。方中以六君子汤加黄芪健脾益气以培其本；防风、柴胡、羌活、独活升举清阳之气，且诸风药还可除湿；白术、半夏、茯苓、泽泻渗湿而降浊阴；白芍酸收敛阴而和营，并能防诸风药辛散太过。全方主要针对中焦升降失调而设，补中有散，发中有收，升中有降，使正气足、升降谐、阳气生，自然身健病瘥。

13. 积聚、头痛（乙型肝炎肝硬化、头痛）

段某，女，54 岁。入院日期：2016 年 6 月 13 日。

[主诉] 间断右胁痛 9 年、头痛 2 年，加重半个月。

[现病史] 患者 9 年前因间断右胁疼痛，查乙肝标志物阳性（具体不详），肝功能正常，乙肝 DNA 定量偏高（具体不详）。2014 年 12 月中旬，因右胁疼痛加重，到唐都医院查 B 超及上腹部 CT，均考虑"肝硬化改变"，HBsAg40322.94IU/mL，乙肝病毒定量 $3.01×10^8$IU/mL，于 2015 年 3 月开始服用恩替卡韦分散片抗病毒治疗，后复查乙肝病毒得到控制。患者间断性头痛 2 年。半个月前因受凉出现头痛、右胁痛加重，自服头痛粉，效不佳，遂来院求治。

[入院症见] 右胁隐痛，头痛，头部沉重如裹，胸闷，偶有胃胀、反酸，双目困涩，口干不喜饮，食纳少，怕冷，易出汗，夜休差，小便色黄，1 周未解大便，平素大便偏干，3 日 1 次。舌质黯紫，苔白腻滑；脉沉细。

[查体] 神志清楚，精神可，面色晦暗，可见肝掌。颜面、上臂见蜘蛛痣，眼眶周围发黯，口唇色黯。腹平软，肝、脾肋下未及。

[入院检查] 肝功能：TBIL34.8μmol/L ↑，DBIL12.3μmol/L ↑，IBIL22.5μmol/L ↑，ALT76U/L ↑，AST42U/L ↑。凝血：PT13.92 秒↑，PT%76.04% ↓，INR1.15 ↑。血常规、血脂、电解质、肾功能检查均未见异常。腹部 B 超：肝囊肿（多发，最大 23mm×18mm，门静脉 12mm）。头颅 CT：未见明显异常。

[入院诊断] 中医诊断：积聚（肝脾血瘀），头痛（风寒头痛）。西医诊断：乙型肝炎肝硬化，肝囊肿，头痛。

入院后，西医予保肝、抗病毒、对症等治疗；中医辨证为风寒头痛，以疏风散寒止痛为法，口服中药选用川芎茶调散化裁。头痛稍减轻，为明确中医辨证及治疗，遂于 6 月 18 日请杨老师会诊。

杨老师听取病情汇报后，详查患者，指出：患者自诉头部如湿绵裹缚沉重感，颈胸部自觉有烦热、郁堵感，反酸，偶有胃胀，怕冷明显，易汗出，小便量少色黄，平素大便黏滞排解不畅。结合舌质黯紫、苔白厚腻、脉弦细涩等症状特点，初期外感风寒仅为发病诱因，本质乃湿盛夹郁化火。患者有慢性肝病基础，日久致肝用失常，肝气疏泄不及，失于条达，进而横乘脾土，则脾运失健，易致湿阻中焦。正如唐容川所言："木之性主于疏泄，食气入胃，全赖肝木之气以疏泄之，而水谷乃化。设肝之清阳不升，则不能疏泄水谷，渗泻中满之证在所难免。"肝郁脾虚，日久易生湿、生瘀。头乃精明之府，为诸阳之会，中焦不运，酿生湿热，清阳不升，浊阴不降，导致中焦胀满，产生反酸、恶心、便秘等症状；清阳不升，浊阴上犯头面，则表现为头痛沉重。治疗当以除湿健脾、健运中焦、恢复脾升胃降之气机升降功能为主，应以桃红化浊汤合清震汤加减。升麻、荷叶、蝉蜕助清阳上升，升散浊邪；藿香、佩兰、香薷芳香化浊以醒脾困；茵陈、白茅根、板蓝根清热利湿；薏苡仁、茯苓、苍术健脾化湿以助脾运；桃仁疏通肝络以防瘀结；郁李仁通便以助邪出。具体方药如下：

炒桃仁 10g	佩兰 15g	广藿香 10g	香薷 15g
茯苓 15g	炒薏苡仁 15g	炒青皮 10g	醋郁金 12g
茵陈 15g	板蓝根 15g	白茅根 15g	麸炒苍术 15g
升麻 10g	荷叶 20g	醋北柴胡 12g	郁李仁 15g
蝉蜕 8g			

水煎 300mL，分早晚空腹服，日 1 剂。

上药服用 6 剂后，头痛、胁痛明显缓解，头痛仍偶有发作，纳食、恶心、反酸症状减轻，大便已通但质黏。为求进一步巩固治疗，再次请杨老师会诊。

杨老师详问，患者诉家族中多人曾有偏头痛病史。查颈部血管彩超，提示右侧锁骨下动脉起始段后壁低回声斑块（6.4mm×1.4mm）形成；左侧椎动脉管径稍细。舌质红，苔白略厚，脉沉细。后结合患者舌脉、症状，可知湿邪渐退，续以上方中加用菖蒲清脑开窍、化湿和胃以增化湿之力。具体方药如下：

炒桃仁 10g	佩兰 15g	广藿香 10g	香薷 15g

茯苓 15g	炒薏苡仁 15g	炒青皮 10g	醋郁金 12g
茵陈 15g	板蓝根 15g	白茅根 15g	麸炒苍术 15g
升麻 10g	荷叶 20g	醋北柴胡 12g	郁李仁 15g
蝉蜕 8g	石菖蒲 15g		

4 剂，水煎 300mL，分早晚空腹服，日 1 剂。

服上方 4 剂后，头痛发作次数较前明显减轻，胁痛、反酸、恶心等基本消失。出院时，叮嘱患者近期注意避风寒，畅情志，作息规律；并以上方略微加减，带药 14 剂，继续巩固治疗。

【体会】头痛多为风邪所致，但临床中多兼有寒邪、痰瘀、湿邪。杨老师紧抓患者主症特点，指明风寒为标、湿热郁火为本。初期以川芎茶调散疏散风邪，但湿热未除而头痛缓解不明显。湿邪缠绵，治疗往往难以速去，后期杨老师以治疗湿热相火的经验方桃红化浊汤加减清利湿热，合用清震汤升清降浊。全方合芳香化浊与健脾渗湿、利湿于一方，更用桃仁引药入血分，清热化湿而不温燥伤津，湿邪病机一除，余症自解。清震汤源于刘完素的《素问病机气宜保命集》，为杨老师常用小方，虽只有三味药，但对于湿热阻滞气机有极好的疗效。方中苍术辛烈，燥湿强脾；荷叶淡渗利湿，升麻升阳，在利湿中加以升阳，实有升清降浊之妙。由此可看出，好方不在量大、面面俱到，而在切中病机，这也是辨证论治的精髓所在。

本案患者与痰浊头痛患者的表现相似，病机相似点皆为脾失健运，痰湿中阻，上蒙清窍，均为清阳不升、浊阴不降而致头目沉蒙、头痛。但该患者主要矛盾在肝郁与湿滞，因此在治疗上除化湿外还要疏肝，这样才能治病求本，湿去郁解，清阳升，浊阴降，气机如常。

14. 积聚、痞满（乙型肝炎肝硬化、慢性浅表性胃炎）

吕某，男，60 岁，陕西扶风县人，农民。入院日期：2017 年 8 月 10 日。

[主诉] 乏困、右胁不适 6 年余，加重伴胃胀半年。

[现病史] 患者于 2011 年 11 月因劳累后时感乏困，伴右胁不适，偶有饭后上腹胀满感。2012 年 4 月，自觉上述症状加重，遂于当地医院查乙肝六项：HBsAg（+），HBcAb（+）；肝功能异常。B 超提示肝内多发中强回声、脾大。遂于我科住院，查血常规 RBC2.84×10^{12}/L↓，HGB111g/L，PLT86×10^9/L↓；HBV-DNA2.0×10^{3}IU/mL；上腹部增强 CT 提示为肝血管瘤、脾大；胃镜示慢性浅表性胃炎伴糜烂，考虑诊断为乙肝肝硬化、慢性浅表性胃炎伴糜烂，予以苦参素胶囊抗病毒、保肝、抗肝纤维化治疗，症状缓解出院。此后患者门诊复查，乙肝病毒定量降至正常，肝功能正常，停用苦参素胶囊等。患者于 2017 年 1～6 月反复出现上腹部胀满，饭后明显，伴有呕吐酸水，在我院脾胃病科住院治疗，诊断为慢性浅表性胃炎、十二指肠炎、结肠息肉、乙肝肝硬化，予以抑酸保护胃黏膜、调节肠道菌群、抗氧化修复胃肠黏膜、肠镜下息肉治疗。治疗后病情好转，随后又出现上腹部胀满。为进一步治疗，要求于我科住院治疗。

[入院症见] 略感乏力、右胁不适，食后胃脘胀满不舒、呕吐酸水，食凉物后胃胀明显加重，纳食一般，夜休可，大便日 1～2 次、便溏，小便略黄。舌质黯红，苔厚腻、黄白相兼，脉沉弦。

[查体] 神志清，精神欠佳，面色略晦，形体偏瘦，皮肤、巩膜未见黄染，未见肝掌、蜘蛛痣。腹平软，腹壁静脉未见显露，全腹无压痛及反跳痛，肝肋下未及，脾肋下约 3cm、质Ⅱ度、无触痛，移动性浊音（-），肝区叩击痛（-）。

[入院检查] 血常规：WBC7.60×10^9/L，RBC4.82×10^{12}/L，HGB154g/L，PLT174×10^9/L，NEUT%72.5%↑。乙肝六项定量：HBsAg66.65IU/mL↑，HBeAb0.01S/CO↓，HBcAb10.12S/CO↑。凝血：PT%79.14%↓。乙肝病毒定量、电解质、肿瘤指标、肝功能检查均正常。胃镜：慢性浅表性胃炎。

[入院诊断] 中医诊断：积聚，痞满（肝郁脾虚，湿热蕴结）。西医诊断：乙肝肝硬化，结肠息肉镜下治疗术后。

入院后，中医以疏肝健脾、化湿清热为法，选用桃红化浊汤加减。具体方药如下：

炒桃仁 10g　　　佩兰 15g　　　广藿香 10g　　　茵陈 15g

炒青皮 10g　　　醋郁金 12g　　　炒鸡内金 15g　　　醋鳖甲 15g^{先煎}

白茅根 15g　　　板蓝根 15g　　　砂仁 8g^{后下}　　　炒薏苡仁 15g

茯苓 15g

水煎 400mL，分早晚空腹服，日 1 剂。

服上方 3 天后，患者胃脘部胀满、呕吐酸水减轻，饮食凉物后仍感胃胀，为进一步缓解患者胃脘不适，遂请杨老师会诊。

杨老师在查阅病例、详查患者后，指出：患者主要症状为食后胃脘胀满不舒、呕吐酸水，舌质紫黯，苔厚腻、黄白相兼，舌下络脉粗，脉沉弦、关大、稍革。患者自诉平素性情急躁，加之本身有乙肝基础疾病，两者因素导致肝失疏泄，肝气郁结，肝脾失和，脾失健运；疏泄运化失常，易生湿邪，郁久化热。湿热蕴结中焦，横逆于胃，胃气上逆，可见呕吐酸水。患者既往有慢性浅表性胃炎伴糜烂、十二指肠炎、结肠息肉，可见胃肠道基础较差；舌苔黄白相兼，食凉物后胃胀明显加重，平素便溏，脉象沉弦，可知除湿热蕴结中焦外，还兼有脾胃虚寒之征象。总之，该患者病位在肝、脾、胃，病变基础有湿热、气郁、血瘀、虚寒等。病机可概括为肝郁脾虚，脾失健运，湿阻中焦，郁久化热，湿热瘀阻。以脾胃虚寒为本，湿热中阻为标，治疗须标本兼治。可在疏肝健脾、化湿清热的桃红化浊汤基础上，佐以海螵蛸制酸止痛，甘松、山柰行气温中。具体用药如下：

炒桃仁 10g　　　佩兰 15g　　　广藿香 10g　　　茵陈 15g

炒青皮 10g　　　醋郁金 12g　　　炒鸡内金 15g　　　醋鳖甲 15g^{先煎}

白茅根 15g　　　板蓝根 15g　　　砂仁 8g^{后下}　　　炒薏苡仁 15g

茯苓 15g　　　茜草 15g　　　海螵蛸 12g　　　甘松 10g

山柰 10g

水煎 400mL，分早晚空腹服，日 1 剂。

服上药 7 天后，患者纳食明显好转，胃胀、反酸水等症消失，乏力及右胁不适不明显。出院后，于门诊随症加减，继续服用 10 剂。半年后复诊，诉其胃胀、吐酸再未反复。

【体会】本病属于中医的"积聚""痞满"范畴，病位在肝、脾、胃，病变基础有湿热、气郁、血瘀、虚寒等。《金匮要略》言："见肝之病，知肝传脾，必当实脾。"临床中有慢性肝病史的患者，常常出现胃脘胀满之症，多以疏肝理脾为大法，但仍需结合他症及舌脉，进一步辨证。是实证多还是虚证多，是湿热重还是脾虚重，辨证仔细，遣方用药精当，方可更快取得满意的临床疗效。杨老师选用治疗肝胆湿热型肝病的经验方桃红化浊汤为主方，解决湿热壅阻，气机不畅出现的各种证候。方中选茵陈、白茅根、板蓝根清热利湿，使肝胆湿热随小便而去；薏苡仁、茯苓健脾渗湿，更佐以鸡内金消食化积，三者合用以助脾运；用藿香、佩兰芳香化浊以醒脾困；青皮、郁金疏肝郁以畅气机；稍佐桃仁疏通肝络以防瘀结，兼作引经之用；茜草、海螵蛸、醋鳖甲益精补血，化瘀软坚。全方以辛、平、微寒之品化湿利湿，并未用芩、连等苦寒之品以防折中。随症加用甘松、山柰辛温之品，以温中行气，使中焦脾胃虚寒得以温通，其中甘松理气醒脾功效较强，山柰温中止痛较前者效佳。"土爱暖而喜芳香"，两药香温行散、散满下气、扶脾顺气，使寒凝气滞消而痛自止。杨老师常常二者同用，治疗证属脾胃虚寒、肝脾失调、肝胃不和，临床表现为脘腹闷胀、冷痛的患者，效果明显。纵观全方，杨老师主要针对该患者本虚（脾胃虚寒）、标实（湿热中阻、气滞血瘀），予以利湿行气、化瘀温中之法，遣方用药精当，主次分明，较快地取得了满意的疗效。

15. 积聚（乙型肝炎肝硬化）

王某，女，53 岁，西安人。入院日期：2017 年 8 月 28 日。

［主诉］时有乏力 20 年，脾切除术后 10 年，间断胁痛伴面部烘热半个月。

［现病史］患者 1996 年因乏困，查乙肝标志物阳性，B 超示"肝硬化、脾大"，间断服中药治疗。2005 年 3 月，出现腹胀、尿少，在我科住院予保肝、利

尿治疗，病情好转出院。2006 年 6 月，在省某医院行"脾切除、门 – 奇静脉断流术"。2009 年 8 月，因饮食不慎出现黑便、量少，无呕血，在我科住院治疗后，血止出院。2011 年 10 月，启动恩替卡韦分散片抗病毒治疗，后多次复查病毒，控制正常。2013 年 3 月，复查胃镜：食管静脉曲张Ⅲ度，同年 11 月行"内镜下食管曲张静脉套扎术"。半个月前出现右胁间断胀痛不适，面部烘热，入住我科。

［入院症见］右胁间断胀痛不适，乏困，牙龈出血；面部烘热，数分钟后可自行缓解；眼干涩，视物模糊，偶有耳鸣。纳食可，夜休尚可，二便调。舌黯红，苔薄黄腻，脉弦细。

［查体］神志清，精神可，形体偏瘦，面色略黄，血丝缕缕。可见蜘蛛痣，皮肤双侧巩膜未见明显黄染。腹平软，静脉无明显曲张，散在压痛，无反跳痛；肝剑突下约 3cm，质中，有触痛。脾已切除。墨菲征（﹣），肝区叩击痛（±），移动性浊音（﹣），肠鸣音正常，双下肢未见凹陷性水肿。

［入院检查］血常规：WBC4.54×10⁹/L，RBC3.67×10¹²/L↓，HGB96g/L↓，PLT193×10⁹/L，NEUT%43%↓。肝功能：TBIL11.2μmol/L，DBIL3.7μmol/L，ALT15U/L，AST30U/L，ALB41.50g/L，TBA22.80μmol/L↑。凝血：PT13.62 秒↑，PT%71.24%↓，INR1.18↑。乙肝病毒定量<100IU/mL。乙肝六项：HBsAg466.92IU/mL↑，HBeAb0.01S/CO↓，HBcAb8.49S/CO↑。胸片：双肺纹理增。无创肝纤维：E12.6kPa。上腹部超声示：肝硬化，脾脏已切除，继发性胆囊改变，胰、双肾声像图未见明显异常。

［入院诊断］中医诊断：积聚（肝肾阴虚）。西医诊断：乙型肝炎肝硬化（失代偿期）并脾切除术后，食管曲张静脉套扎术后，慢性结石性胆囊炎。

入院后，西医予保肝、抗病毒对症及支持治疗；中医以柔肝补肾、化瘀通络为法，选用柔肝补肾汤加减。具体如下：

生地黄 15g	枸杞子 12g	北沙参 15g	当归 12g
麦冬 10g	白芍 10g	制何首乌 10g	酒黄精 10g

炒鸡内金 15g　　　　醋鳖甲 10g^{先煎}

5 剂，水煎 300mL，分早晚空腹服，日 1 剂。

治疗 5 天后，患者右胁胀痛不适缓解，视物模糊改善，眼睛干涩减轻，但仍感乏力，牙龈出血，时有面部烘热，耳鸣。再次请杨老师指导，巩固治疗。

杨老师诊查患者后指出：患者时有右胁胀痛，胁肋灼感其实与肝气不疏之憋胀不同，还有双目干涩、视物模糊、偶有耳鸣、面部烘热等症，舌黯红，苔薄黄腻，脉沉弱伏涩、关弦。通过主症、舌脉，可知这是一个典型的肝肾阴虚的表现，以肝阴虚为主。肝主藏血，肝内贮存一定量的血量，以制约肝的阳气升腾，维护正常的疏泄调节作用。所以《素问·五脏生成论》说："肝受血而能视，足受血而能步，掌受血而能握，指受血而能摄。"肝之藏血功能失常，则可出现血虚、出血。肝血不足，不能濡养于目，则双目干涩、视物昏花；不能制约阳气升腾，出现面部烘热。藏血功能减退，则可导致各种出血。该患者肝脏基础疾病导致肝脏功能失常，先后行脾切除、门 – 奇静脉断流术、内镜下食管曲张静脉套扎术，加之上消化道出血，肝血耗伤较重。治疗以滋补肝肾之阴、养肝血为主，方选柔肝补肾汤合圣愈汤，加用仙鹤草、藕节以凉血止血。具体方药如下：

生地黄 15g	枸杞子 12g	北沙参 15g	当归 12g
麦冬 10g	白芍 10g	制何首乌 10g	酒黄精 10g
炒鸡内金 15g	醋鳖甲 10g^{先煎}	阿胶 10g^{烊化}	茜草 15g
茯苓 10g	仙鹤草 15g	藕节 10g	党参 15g
川芎 10g	黄芪 30g		

水煎 300mL，分早晚空腹服，日 1 剂。

服上方 15 剂，患者精神好转，右胁不适、乏力、面部烘热明显改善；牙龈出血减轻，耳鸣、眼睛干涩等消失。出院时，以上方随症加减，带药 5 剂，并嘱门诊随诊，巩固疗效。

【体会】肝阴虚主要由情志不遂，气郁化火，灼伤肝阴；或温热病后期，耗伤肝阴；或肾阴不足，水不涵木所致。肝属木，主疏泄，主调畅气机和情志，促进着气升降出入的有序运动和气血运行。若肝失疏泄，可以致肝气亢奋或肝气郁结；反之，若情志不遂，抑郁或恼怒，亦可导致肝疏泄失常，气血不调。恼怒抑郁，日久化火，灼伤阴液，即可导致肝阴不足。温热者，如风热、暑热、燥热等均为阳邪，易灼伤阴液。热邪炽盛，高热不退时，阴液损伤尤甚。如吴鞠通在《温病条辨》中所言"温热阳邪也，阳盛伤人之阴也"，而肝脏"体阴而用阳"，易致肝阴耗伤。中医讲"肝肾同源"，又称"乙癸同源""精血同源"，即肝藏血，肾藏精，精能生血，血能化精。肾精与肝血，荣则同荣，衰则同衰。肝属木，肾属水，肾水可以滋养肝木，加之肾阴为一身阴液之根本，故肾阴不足，水不涵木，则导致肝阴不足，从而导致肝阴亏虚。常见的临床表现有头晕耳鸣，两目干涩，视力减退，面部烘热或颧红，口燥咽干，五心烦热，潮热盗汗，或胁肋隐隐灼痛，或手足蠕动等症。总而言之，肝阴虚属于一个证候，可表现诸多症状。在治疗上，首先需要辨明病因，从病因入手；肝阴虚也常常伴随着化火、阴不制阳所导致的肝阳上亢，阴虚引起的气滞血瘀等，往往虚实夹杂。在治疗上，不能一概而论，需要准确辨证施治。柔肝补肾汤为杨老师自拟方，针对各种原因导致的慢性肝炎、肝硬化证属肝肾阴虚者；方选一贯煎治疗，以滋养肝肾阴血为主，配伍疏达肝气之品。方中熟地黄滋阴养血以补肝肾为君；沙参、麦冬、当归滋阴养血以柔肝，枸杞子、黄精、制首乌固精益肾以补肾，共为臣药；鸡内金、鳖甲以消食健胃，养阴软坚；白芍酸甘敛阴，引药入肝经为使药。针对肝血亏耗较重者，杨老师常加阿胶及圣愈汤以增补益肝血之力；针对牙龈出血者，加用仙鹤草、藕节收敛止血。仙鹤草又称"脱力草"，对于肝血亏损，气血不足导致的鼻衄、齿衄，既可止血，又可补虚。

16. 积聚（丙型肝炎肝硬化）

魏某，女，54 岁，宝鸡人，退休工人。入院日期：2016 年 3 月 14 日。

[主诉] 乏困伴双下肢活动不利 11 年余，发现丙肝病史 4 年。

［现病史］患者 11 年前无明显诱因常感乏困明显，且双下肢活动不利，曾多处求诊，服用药物治疗（具体不详）效果差。4 年前，因胆囊结石在宝鸡市某医院欲行"胆囊切除术"时，发现丙型肝炎。查丙肝病毒定量为 10^7IU/mL。于 2013 年 1 月 17 日在上述医院始行聚乙二醇干扰素（派罗欣）联合利巴韦林抗丙肝病毒治疗，共治疗 50 周，于 2014 年 1 月中旬停药后，复查丙肝病毒，定量在检测线水平之下，肝功能正常，遂未再治疗。2014 年 8 月，在宝鸡市某医院复查 B 超，提示"肝硬化、硬化结节"，仍未予治疗。2015 年 10 月，因觉下肢乏困，右胁隐痛，至唐都医院查 B 超，提示肝脏弥漫性病变：血管瘤、增生结节。后在我院住院，进行中西医结合治疗，症状减轻出院。定期门诊复诊，病情平稳。2 天前，无明显诱因出现夜间右胁及右下腹疼痛不适，遂于今日门诊就诊，再次收住入院。

［入院症见］右胁隐痛，劳累后疼痛加重；右下腹隐痛，无腹胀，双下肢乏困，纳食可，胃脘无不适，夜休稍差，二便调。舌质淡黯有瘀点，苔白稍腻，脉沉涩。

［既往史］患者有"慢性浅表性胃炎、十二指肠炎"病史 5 余年。10 年前，有右下肢摔伤导致骨折病史，下肢活动不利，膝关节僵硬。2014 年，查心电图，提示"陈旧性心梗"，当时无心绞痛等症状。现平时仅觉登楼时气喘，无胸痛等症状。既往高血压病 1 级，未予用药治疗，现血压基本稳定在正常高限；2015 年 1 月 18 日，在宝鸡市某医院行"胆囊切除术"。1986 年，因"剖宫产"有输血史。既往工作环境中有铅接触史。

［查体］体温 36.0℃，脉搏 87 次 / 分，呼吸 20 次 / 分，血压 154/80mmHg。神志清，精神略差，面色晦暗无华，形体偏胖。全身皮肤、巩膜无黄染，未见肝掌及蜘蛛痣。心界无扩大，心率 87 次 / 分，律齐，未闻及病理性杂音。腹部平软，未见腹壁静脉曲张，全腹无压痛及反跳痛，腹部散在 3 处手术打孔后愈合瘢痕。肝肋下未及，脾肋下约 3cm、质Ⅱ度，移动性浊音（−），肝区叩击痛（＋），双肾区叩击痛（−），移动性浊音（−），双下肢无凹陷性水肿。

[入院检查] 血常规：WBC5.97×10⁹/L，RBC4.94×10¹²/L，HGB142.0g/L，PLT71.0×10⁹/L↓，NEUT%64.3%。 肝功能：TBIL14.6μmol/L，ALT13U/L，AST12U/L，AKP87U/L，GGT13U/L，ALB46.4g/L，GLO25.3g/L。红细胞沉降率（ESR）：21.4mm/h↑。 血脂：CHOL4.58mmol/L，TG1.13mmol/L。 血糖：4.64mmol/L。血黏度正常。空腹血糖5.4mmol/L。糖化血红蛋白HBAlc5.7%。甲胎蛋白5.71ng/mL。腹部B超：肝光点稍密集；脾大（39mm×118mm，脾静脉4mm）；胆囊切除。无创肝纤维化：E值42.2kPa，F4期；CAP229db/m（<11%）（腹中胀气明显，离散度大）。心电图：87次/分，窦性节律，电轴不偏，部分导联ST-T改变。

[入院诊断] 中医诊断：积聚（肝郁脾虚）。西医诊断：丙肝肝硬化，高血压病1级、胆囊切除术后。

入院后，给予中西医综合治疗，症状有所缓解，但患者情绪不佳，喜悲欲哭，为求进一步中医辨证，遂于2016年3月18日请杨老师会诊，指导治疗。

杨老师诊查该患者：患者诉右胁隐痛，欲揉按，劳累后疼痛加重，情绪郁结，谈病即时有悲苦。饮食正常，无胃脘不适，夜间量多。夜休正常，二便调。舌质紫、瘀点明显，舌苔腻、中心稍厚，脉沉涩。杨老师根据患者所诉症状及病史、检查结果，指示：其根本病机为肝郁脾虚，气滞血瘀，湿毒瘀阻；肝主筋脉，肝之疏泄功能正常，则肢体活动灵活；若肝失疏泄，气血郁滞，筋脉失养，则肢体乏困。《素问·五脏生成》说："诸筋者，皆属于节。"筋和肌肉的收缩和弛张，即是肢体、关节运动的屈伸或转侧。《素问·经脉别论》说："食气入胃，散精于肝，淫气于筋。"肝的血液充盈，才能养筋；筋得其所养，才能运动有力而灵活。《素问·六节藏象论》称肝为"罢极之本"，也就是说，肢体运动的能量来源，全赖于肝的藏血充足和调节血量的作用。如果肝之气血郁滞，筋膜失养，湿毒瘀阻，则表现为筋力不健，运动不利。此外，肝的阴血不足，筋失所养，还可出现手足振颤、肢体麻木、屈伸不利，甚则瘛疭等症。因此，治疗上以疏肝理气、化瘀祛湿为主，方选疏化汤、旋覆花汤合用。具体如下：

醋北柴胡 10g	炒白芍 15g	麸炒枳壳 15g	炙甘草 6g
香橼 15g	炒青皮 10g	醋郁金 12g	炒鸡内金 15g
醋鳖甲 15g^{先煎}	茜草 15g	瓜蒌 15g	蜜旋覆花 6g^{包煎}
降香 10g	炒桃仁 10g		

4 剂，每天 1 剂，水煎 300mL，分早晚两次温服。

服上方 4 剂后，患者右胁疼痛及双膝乏困不适症状较前明显改善，但平素容易汗出恶风，后颈部及颠顶怕冷，痰多（双足三里艾灸后改善），再次请杨老师会诊，进一步巩固治疗。

杨老师再次查看患者：患者诉右胁疼痛及双膝乏困不适症状较前明显改善，舌质紫黯有瘀点，苔薄黄腻，脉沉弱、右寸关脉大、左脉浑涩。辨证仍为肝郁气滞，肝脾失调。给予患者情绪疏导，增强患者信心。继续守前方，去瓜蒌、旋覆花、降香；加茯苓 15g，海螵蛸 15g。

服上方 5 剂，患者胁痛及双膝乏困减轻，出院时带上方 21 剂，续服。

【体会】本案为肝性脊髓病导致的下肢困乏伴活动不利。肝性脊髓病是由多种肝病引起的颈髓以下脊髓侧索脱髓鞘病变，肢体呈现缓慢进行性、对称性、痉挛性瘫痪，多发生于肝硬化终末期，虽然在临床上并不常见，但其损害往往是不可逆的。因此，对患者造成的身心影响较为严重。目前西医对此病尚无特效的预防和治疗方法，且预后不良。关于肝性脊髓病的发病机制，目前存在"中毒学说""营养缺乏学说""免疫损伤学说""血流动力改变学说"等几种学说。大多数中医医家多从肝肾不足论治，极少从疏肝活血入手，本案为治疗下肢困乏提供新思路。杨老师认为，病毒性肝炎多为慢性肝病，在长期疾病的困扰过程中，大多数患者情志抑郁而见肝气郁结之象；此病发生原因为肝硬化后，大量毒素在体内聚集，导致浊气留于体内，日久而化生痰、瘀、毒，随气血流行全身。在上蒙蔽清窍而见神识不清，在下瘀滞经脉而见腿脚关节不利。经脉阻塞日久必致虚，故总体病机为痰、瘀、毒、虚，四者相搏而致病，病机复杂。早期以疏通为主，中后期治疗以补、通为主。针对该患者，当以疏通为要。本案虽病在下肢，但其因在肝，故主以疏肝化瘀为主治疗，兼以软坚通络之品。故自拟疏肝化瘀汤疏肝理气，活血化瘀作为主方。疏肝化瘀汤仿《医林改错》法，用四逆散加青金丹香饮理气活血；鸡内金、鳖甲以消食健胃，养阴软坚，用于肝血瘀滞和肝脾肿大患者。一诊随症加用旋覆花汤，此方出自仲景，用于治疗肝着病，《金匮要略·五脏风寒积聚病脉证并治》言"肝着，其人常欲蹈其胸上，先未苦时，但欲饮热，旋覆花汤主之"。肝着乃肝脏受邪而疏泄失职，其经脉气血郁滞，着而不行所致。肝脉布胸胁，胸胁闷痛不舒，以手捶打胸部，可使气机舒展，故其人常欲蹈其胸上。以旋覆花行气活血降逆，善通肝络而行气。二诊加茯苓渗湿健脾；加海螵蛸、茜草相伍，源于《内经》"四乌鲗骨一藘茹丸"，可养血（治疗血枯）、止血（治疗唾血、尿血、便血），以防血枯精竭。

17. 积聚（原发性胆汁性肝硬化；慢性萎缩性胃炎）

高某，女，66 岁，陕西省榆林市人，退休职工。入院日期：2016 年 9 月 6 日。

[主诉] 发现胁下积块伴右胁疼痛 1 年余，加重 1 周。

[现病史] 患者 1 年前出现间断性右胁疼痛，未予重视。后因右胁疼痛加重伴上腹痛、呕吐不适到陕西某医院就诊。查肝功能：TBIL26.26μmol/L，ALT126U/L，AST160U/L，AKP549U/L，GGT771U/L，TBA191.2μmol/L。B 超：肝硬化，脾大。遂住院，经进一步检查，诊断为"原发性胆汁性肝硬化"，给予保肝治疗，配合口服奥美拉唑胶囊、熊去氧胆酸胶囊治疗，病情好转出院。患者于 2015 年 7 月，于另一医院查"自身免疫性抗体，部分为阳性"，胃镜示"慢性萎缩性胃炎、霉菌性食管炎"，继续服药治疗（具体不详）。后因复查肝功能改善，遂自行停服熊去氧胆酸胶囊。2015 年 9 月，患者因感右胁疼痛加重，于我科住院治疗，续服熊去氧胆酸胶囊，症状减轻，门诊随访治疗。1 周前，患者无明显诱因出现右胁疼痛加重，来我科住院治疗。

[入院症见] 右胁时有刺痛，右侧卧位及按揉时明显；伴乏力身困，口干、口苦，烧心，纳食一般，易饥，无恶心，情绪急躁，夜休差，盗汗，大便3次/日、不成形，小便正常。左膝关节隐痛，怕凉，受寒加重，双下肢夜间冰凉感；舌质红黯，舌体瘦，舌下络脉粗，苔薄黄，脉弦涩。

[既往史] 患者"慢性萎缩性胃炎"病史多年，间断口服奥美拉唑胶囊，偶有反酸烧心。2014年8月，因车祸外伤昏迷，肋骨骨折，于长安医院行"肋骨骨折修复术"，后经治2个月，病情好转，骨折愈合。血压平时偏低，在100/60mmHg左右波动。

[查体] 血压90/50mmHg。面色晦暗，形体适中。腹部平软，未见腹壁静脉曲张，上腹压痛（＋）；肝剑突下约3cm，质硬，无触痛；脾脏肋下可触及，质软，2cm左右。肝区叩击痛（＋），墨菲征（＋），移动性浊音（－），双下肢无水肿。

[入院检查] 肝功能：TBIL15.5μmol/L，ALT21U/L，AST29U/L，AKP104U/L，GGT35U/L，ALB39.9g/L，GLO27.3g/L，CHE4851U/L，TBA6.0μmol/L。凝血：PT13.52秒↑，PT%80.04%↓，INR1.12↑，APTT28.4秒。腹部B超：肝硬化（门静脉直径13mm），脾大，脾静脉增宽（41mm×116mm，脾静脉8mm）。无创肝纤维化：E值12.3kPa，F2～F3期；CAP228db/m（<11%）。肝抗原谱：AMA-M2（＋），ANA（＋），细胞浆颗粒型，滴度1：320。血常规、电解质、肾功能、消化系肿瘤指标、心电图、碳13呼气试验等检查，均未见异常。

[入院诊断] 中医诊断：积聚（肝肾阴虚）。西医诊断：原发性胆汁性肝硬化，慢性萎缩性胃炎。

入院后，西医继续给予口服熊去氧胆酸胶囊250mg，每天2次；静滴多烯磷脂酰胆碱保肝。中医以益气养阴、疏肝健脾、活血通络为法，静滴丹红注射液活血化瘀，内服选用参灵颐肝汤加减，拟方如下：

党参12g	醋五味子15g	麦冬12g	灵芝20g
茜草15g	佛手15g	白芍15g	板蓝根10g

醋鳖甲 15g^{先煎}　　醋龟甲 10g^{先煎}　　生地黄 15g　　　　炒酸枣仁 15g

盐知母 12g　　　　海螵蛸 15g

3 剂，水煎 300mL，分早晚空腹服，日 1 剂。

服上方 3 剂后，患者诉右胁疼痛、乏力稍减轻；仍有口苦、口干，时有反酸烧心，纳食差，盗汗，大便不成形、日 2 次，小便略偏黄。经治疗，患者症状改善不明显，为明确中医诊治，遂请杨老师会诊。

右胁时有刺痛，右侧卧位及按揉时明显；伴乏力身困，口干、口苦，烧心，纳食一般，易饥，无恶心，情绪急躁，夜休差，盗汗，大便 3 次 / 日、不成形，小便正常。左膝关节隐痛，怕凉，受寒加重，双下肢夜间冰凉感。舌质红黯，舌体瘦，舌下络脉粗，苔薄黄，脉弦涩。

患者先天体质异常，肝体受损，加之平素情志不舒，肝气郁结，久而化热伤阴；兼平时工作劳碌易伤其气，故有右胁胀满之标实。

杨老师查看患者后，指出：该患者主症为胁痛，乏力，口干；兼症为盗汗，烦躁，下肢冰凉；舌边红紫，舌体尖细，舌下络脉粗，苔薄黄，左脉沉滑细，右脉沉弦关大。结合舌脉，可辨证为肝经血热，郁热伤津，导致肝肾阴虚，可归属于中医的"积聚""肝痹"范畴。女子以肝为先天，该患者先天体质异常，肝体受损，且处于绝经后期，其生理特点多符合《内经》所言"七七，任脉虚，太冲脉衰少，天癸竭，地道不通"的特点，肾气渐衰，气血渐虚，多出现肝肾精血不足证，表现为乏力、盗汗；加之烦劳过度，情绪不佳，导致肝气郁结，郁而化热，则表现为烦躁；热伤肝经血络，秦伯未《谦斋医学讲稿》论肝病篇说："肝郁证的全过程，其始在气，继则及血""凡肝脏郁热，容易暗耗营血"，久之耗气伤阴，则表现为乏力、口干。津液亏耗，血行不畅，则瘀血内生而生积聚，表现为胁痛。肝体受伤，肝用失常，疏化失常，木气乘土，则表现为烧心、易饥。治疗不宜用苦寒香燥之剂，遵从《王旭高医案》"将军之性，非可直制，唯咸苦甘凉，佐微酸微辛……以柔制刚"的原则，以益气养阴、清热泻火、疏肝健脾、软肝散结为主。治疗用参灵颐肝汤合当归六黄汤加减。具体如下：

党参 12g	醋五味子 15g	麦冬 12g	灵芝 20g
茜草 15g	佛手 15g	白芍 15g	板蓝根 10g
醋鳖甲 15g^{先煎}	醋龟甲 10g^{先煎}	当归 15g	生地黄 15g
熟地黄 15g	酒黄芩 12g	盐黄柏 12g	黄芪 20g
砂仁 8g^{后下}			

7剂，水煎300mL，分早晚空腹服，日1剂。

上方服用7剂，患者诸症明显缓解后出院。近半年来，门诊仍以参灵颐肝汤为主随症加减，并配合口服熊去氧胆酸胶囊250mg，每天2次，病情稳定。

【体会】原发性胆汁性肝硬化好发于中老年女性，熊去氧胆酸是目前唯一治疗本病安全有效的药物，可有效改善患者的生化指标，延缓疾病进展。但该药价格昂贵，且需长期服用。杨老师临证中从肝体阴用阳角度辨证论治原发性胆汁性肝硬化，认为该病总的病机是肝经血热，郁热伤津，导致三阴亏虚，从而导致肝郁脾虚，瘀血内阻，新血不生。治法当益气养血、疏肝健脾、化瘀通络为主，侧重养阴之法以颐养肝体，助疏肝用，自拟参灵颐肝汤。方中灵芝、党参益气扶正；生地黄、麦冬、五味子养阴清热，补益心肺，以防木火刑金，心阴受损。佐以茜草、板蓝根凉血清热，解毒通络；以佛手、白芍疏肝柔肝。全方共奏益气养阴、柔肝通络之效，治疗肝肾阴虚、肝郁血热之证。

该患者为原发性胆汁性肝硬化，诊断明确。入院除胁痛、乏力、口苦等症外，还见左膝关节隐痛、怕凉、受寒加重、双下肢夜间冰凉感，但并非寒证，而是肝经血热，壮火食气，阳气不充的结果，虚热清，肝气疏，则下肢自然温通。初诊方为参灵颐肝汤加炒酸枣仁、知母、海螵蛸，和杨老师二诊选方参灵颐肝汤合当归六黄汤加减相比，滋阴清热之力不足，显然后者更为对症。当归六黄汤常用于治阴虚有火而致发热、盗汗的证候，方中当归、生地黄、熟地黄取其育阴养血，培本以清内热，是为主药；"三黄"泻火除烦，消热坚阴，用为辅药；佐以黄芪，益气固表以止盗汗。综观全方配伍，一是养血育阴与泻火彻热并进，以使阴固则水能制火，热消则耗阴无由；二是益气固表与育阴泻火相配，乃为内外兼顾之方，以使营阴内守，卫外固密，于是内热、外汗可相应而愈。

18. 鼓胀、泄泻、虚劳（肝硬化失代偿期、溃疡性结肠炎、自身免疫性肝炎）

李某，女，43岁，汉族，陕西宝鸡人。入院日期：2016年8月15日。

[主诉]腹胀、腹泻、下肢浮肿2年，加重1周。

[现病史]患者2年前无明显诱因出现腹泻，每日5～20次水样便，伴腹部胀痛，便后可缓解；双下肢水肿，活动后加重；在当地间断服用中汤治疗，效果不佳。1年前，自觉消瘦，腹泻、腹胀，下肢水肿加重，于陕西省某医院住院治疗。查血常规：HGB77g/L。肝功能：AKP157U/L，γ-GGT61U/L，ALB33g/L。血沉45mm/h。肠镜：溃疡性结肠炎（全结肠、重度、活动期）。内窥镜活检标本：（回肠末端）黏膜慢性炎，急性活动；（结肠）黏膜慢性炎，急性活动伴溃疡形成。考虑溃疡性结肠炎。腹部B超：肝硬化并大量腹水，门静脉栓子形成。胸腹部CT：右侧胸腔积液，双肺渗出性病变；肝硬化，腹水，脾大，腹腔内及腹膜后小结节影，淋巴结可能；骨髓活动，提示缺铁性贫血；腹水化验提示为漏出液。给予保肝、利尿、腹腔穿刺放水、纠正贫血等对症支持治疗，病情好转。出院后，未坚持服药，上述症状再次出现，又于宝鸡市某医院住院。胸片提示右侧大量胸腔积液。血常规：HGB44g/L。行胸腔穿刺放胸水术、输血及营养支持等治疗，效果欠佳。3个月前于西京医院住院，查肠道菌群分析：肠道细菌总数明显减少，偶见革兰阳性球菌及革兰阴性杆菌。粪常规：红细胞（+++），白细胞（++），潜血阳性，转铁蛋白阳性。甲状旁腺素（PTH）93.580pg/mL。铜兰蛋白34.4mg/dL。乙肝六项：HBcAb阳性；HBV-DNA<100IU/mL。肿瘤指标：CA125135.6U/mL，AFP0.73ng/mL。自身免疫系列：IgG17.8g/L，IgA1.870，IgM2.920，IgE<18。自免肝Ⅰ+自免肝Ⅲ：抗核抗体（定性）阳性，抗肝抗原阳性，抗平滑肌抗体阳性，抗可溶性肝抗原/肝胰抗

原抗体（+++）。自身抗体系列：ANA1：1000阳性，抗Ro-52（+++）。腹部B超：①肝右叶小，肝硬化。②脾大（厚5.8cm，长径17.2cm）。③门静脉主干、左右支及脾静脉内径增粗，内附壁栓子形成；肠系膜上静脉内径正常，内栓子形成。④下腔静脉及肝静脉内径正常，血流通畅。⑤腹水（少量），腹腔未见明显增厚腹膜及肿大淋巴结。⑥胆囊、胰腺声像图未见异常。诊断：肝硬化失代偿期、原发性腹膜炎、自身免疫性肝炎、溃疡性结肠炎、右侧胸腔积液、贫血。给以保肝、抗感染、抑制免疫、改善凝血、利尿、营养支持等治疗，病情好转出院。后规律服用醋酸泼尼松片，1片/次，1次/日；盐酸普萘洛尔片，1片/次，1次/日；扶正化瘀胶囊，5粒/次，3次/日；钙尔奇D，1片/次，1次/日；美沙拉嗪缓释片，2片/次，4次/日。出院后腹泻仍每日5～6次，全身乏力明显。1周前受凉后出现感冒发热，于当地医院以抗感染治疗，感冒好转，但腹胀、腹泻、下肢水肿加重，故来我院求治。

[入院症见] 全身乏困，腹胀，腹泻，稀水样便，色黄，5～8次/日，无脓血、黏液，无明显腹痛，纳差，无恶心呕吐，小便量少，双下肢水肿，无呕血、黑便，夜休一般。

[查体] 神志清，精神极差，恶病质，1年内体重下降15kg，形体极度消瘦，面色晦滞，口唇苍白，语声低微。右下肺叩诊第四肋以下浊音，右下肺第4肋以下呼吸音减弱至消失，左肺部呼吸音清，未闻及干湿啰音。腹部平，可见数个瘀点，腹部稍饱满，腹壁静脉隐隐可见，肝、脾触诊不满意，肝区叩击痛（+），移动性浊音（+），双下肢可见轻度凹陷性水肿。右上肢皮肤可见瘀斑。

[入院检查] 血常规：WBC9.03×10^9/L，RBC3.61×10^{12}/L，HGB113.00g/L，PLT66.40×10^9/L↓，NEUT%87.74%↑。尿液分析：URO+133μmol/L，PRO+10.3g/L。免疫系列：IGG1660.00mg/dL，C336.80mg/dL，C411.20mg/dL，K-LC1510.00mg/dL。乙肝六项：HBcAb5.27S/CO。肝功能：TBIL50.1μmol/L，DBIL26.7μmol/L，IBIL23.4μmol/L，AKP184U/L，GGT100U/L，Tp49.2g/L，ALB27.6g/L，CHE1134U/L，TBA13.8μmol/L。电解质：K2.79mmol/L，Na128.0mmol/L，Cl94.4mmol/L，CA1.80mmol/L。

心电图：ST-T 改变、低电压倾向。胸片：右侧胸腔大量积液左侧横膈升高。考虑腹部病变，建议进一步检查。上腹 B 超：肝硬化，门静脉内径等回声团块，建议进一步检查；脾大（厚 52mm，长径 138mm，侧位肋下未及）；胆囊水肿，中量腹水；右侧胸腔积液。肝纤维化无创检测：E 值 59.3kPa（F4），CAP111db/m（<11%）。粪常规：YS1 黄褐色、黏液状、白细胞（++++）、红细胞 3 ～ 5。粪便隐血试验（+）。

[入院诊断] 中医诊断：鼓胀（气滞湿阻），泄泻（肝气乘脾），虚劳（脾胃虚弱）。西医诊断：肝硬化失代偿期，溃疡性结肠炎，原发性腹膜炎，自身免疫性肝炎，右侧胸腔积液，贫血。

治疗上，西医以保肝、抑制免疫、利尿、纠正电解质紊乱、抗感染对症支持综合治疗，间断应用血浆改善凝血、白蛋白纠正低蛋白血症、脂肪乳加大营养支持。入院后，患者自行停服醋酸泼尼松片、美沙拉嗪缓释片。继服盐酸普萘洛尔片，1 片，1 次 / 日；钙尔奇 D，1 片，1 次 / 日。中医以益气养阴、软坚活血、行气利水为法，静滴黄芪注射液。患者病情重且复杂，多次于外院治疗后，效欠佳，目前精神及营养状态极差，入院当天下午请杨老师会诊，指导治疗方案。

杨老师查阅病历，查看患者后，指出：患者腹泻、腹胀、下肢水肿，胸水、腹水反复出现；舌体瘦紫，有瘀点，苔白厚腻，舌下脉络粗紫；脉沉细弱，关脉稍促。病变脏器主要在于肝脾，久则及肾。肝主疏泄，司藏血，肝病则疏泄不行，气滞血瘀，进而横逆乘脾；脾主运化，脾病则运化失健，水湿内聚，进而土壅木郁，以致肝脾俱病。病延日久，累及于肾，肾关开阖不利，水湿不化，则胀满愈甚。脾虚不运而生湿，耗伤脾气，肾虚火不暖脾，水谷不化，泻下更甚。初起，以肝郁为主，肝气乘脾；肝脾先伤，肝失疏泄，脾失健运，疏化失常，中焦阻滞，故形成腹水、胸水；久则气血凝滞，隧道壅塞，瘀结水留更甚。泻下日久，正气不足，脾阳不振，脾肾两虚；加之长期肝病，木不疏土，故导致泻下更甚。至此肝、脾、肾三脏俱虚，成相火虚衰之象，运行蒸化水湿的功能更差，气滞、湿阻、血瘀错杂为患，病势日益深重。延至此时，正虚邪实，腹泻、腹水反复发生，病情不易稳定。因此，治疗上要恰当把握正邪关系，结合病机，应首当固护正气兼以祛邪。针对鼓胀，宜益气补虚、养阴利水，当选参芪甲苓饮；针对长期泄泻，致使脾肾两虚，寒湿之邪内生，当以薏苡附子败酱散温阳排脓。方以参芪甲苓饮、薏苡附子败酱散加减。具体方药如下：

红参 10g 另炖	醋龟甲 10g 先煎	醋鳖甲 15g 先煎	生牡蛎 10g 先煎
盐泽泻 15g	阿胶 10g 烊化	猪苓 15g	生地黄 15g
麦冬 10g	盐车前子 30g 包煎	白茅根 20g	黄芪 15g
茯苓 15g	炒鸡内金 15g	炒白芍 15g	泽兰 20g
炒薏苡仁 30g	北败酱草 30g	黑附片 6g 先煎	石脂 30g 先煎
海螵蛸 10g	莲子 30g	砂仁 8g 后下	豆蔻 20g 后下

水煎 400mL，日 1 剂，分早晚饭前温服。

服上方 3 剂后，患者腹泻仍每日 8 次，但量较前减少，仍感乏力、腹胀、纳差、小便量偏少、双下肢水肿减轻。舌边尖淡紫、中心有瘀斑，苔白腻、中根黄厚，脉沉细微弱涩。于 2016 年 8 月 19 日再次请杨老师会诊指导用药。

杨老师指出：患者目前病机虚实夹杂，整体情况极差。首先仍需固护正气，补养阴液以防出现脱证。继续以上方加大黄芪、薏苡仁、败酱草用量，并加土茯苓、白头翁以加大去湿排脓之功，加用炒白术以燥湿健脾，佐少量防风以散肝舒脾止泻。具体处方如下：

红参 10g 另炖	醋龟甲 10g 先煎	醋鳖甲 15g 先煎	生牡蛎 10g 先煎
盐泽泻 15g	阿胶 10g 烊化	猪苓 15g	生地黄 15g
麦冬 10g	盐车前子 30g 包煎	黄芪 30g	炒鸡内金 15g
炒白芍 15g	泽兰 20g	炒薏苡仁 50g	北败酱草 50g
黑附片 8g 先煎	赤石脂 30g 先煎	海螵蛸 10g	莲子 30g
砂仁 8g 后下	炒白术 30g	白头翁 20g	土茯苓 50g
防风 8g			

水煎 400mL，日 1 剂，分早晚饭前温服。

服上方 4 剂后，患者每日腹泻仍有 8 次左右，但量较前减少；乏力略有减轻，腹胀、纳食较前好转，无恶心呕吐，无腹痛，小便量可，气短减轻。舌边尖淡紫，舌根部苔白腻稍厚，脉沉细微弱涩。于 2016 年 8 月 26 日杨老师第三次会诊。

杨老师查看患者后，指出：患者目前整体情况较前稍好转，水湿之邪渐去，病机以虚为主。主要为相火虚衰，脾肾阳虚。治疗以补气建中，涩肠止泻，温补脾肾为法。方选真人养脏汤、附子理中汤合薏苡附子败酱散加减，具体处方如下：

红参 10g^{另炖}	黄芪 30g	炒白芍 30g	炒白术 30g
茯苓 20g	炒薏苡仁 50g	北败酱草 50g	干姜 12g
黑附片 12g^{先煎}	升麻 10g	木香 8g^{后下}	当归 20g
肉豆蔻 12g	防风 10g	炙甘草 6g	煨诃子肉 10g
罂粟壳 6g			

水煎 400mL，日 1 剂，分早晚饭前温服。

服上方 7 剂，患者腹泻明显减轻，日行 2～5 次，偶能成型；乏力减轻，纳食好，无恶心呕吐，无腹痛，小便量可。舌边尖淡紫，舌根部苔白腻稍厚，脉沉细微弱、关脉革。于 2016 年 9 月 2 日第四次请杨老师会诊，调整用药，巩固治疗。

杨老师查患者后指出：从症状及舌脉来看，前方补气建中取得较好效果，但脉象仍沉细弱革，可见气血不足，相火虚衰日久，不可图一时之快，需循序渐进。治疗在原方基础上加升麻 10g，柴胡 8g，枳壳 6g，取东垣补中益气汤之意，升举脾气。

服上方 7 剂，患者精神可，乏力减轻，纳可，无腹胀、气短等不适；腹泻明显好转，日行 2～4 次，基本能成形；小便量可。近两日时有咳嗽，咳少量白痰。舌边尖淡紫，舌根部苔白腻稍厚，脉沉细弱、关脉革。经治疗，患者症状较前明显好转，于 2016 年 9 月 8 日第五次请杨老师会诊。

杨老师指示：患者近期进食量增加，但脾胃虚弱，不能运化，导致痰湿、饮食积滞。因此，在上方基础上去防风，败酱草减量；加莲子肉、山药健脾化湿，鸡内金、红曲消食。具体处方如下。

红参 10g^{另炖}	黄芪 30g	麸炒山药 30g	炒白术 30g
茯苓 20g	炙甘草 6g	黑附片 12g^{先煎}	干姜 12g
炒薏苡仁 30g	北败酱草 30g	木香 8g	煨诃子肉 10g
罂粟壳 6g	当归 20g	肉豆蔻 12g	升麻 10g
醋北柴胡 8g	麸炒枳壳 6g	莲子 20g	
炒鸡内金 15g	红曲粉 4 袋		

4 剂，水煎 400mL，日 1 剂，分早晚饭前温服。

服上方 4 剂后，再以上方加赤石脂 20g，神曲 15g，续服 4 剂。患者精神较前好转，乏力减轻，无腹胀、气短，偶有咳嗽，无明显咯痰，纳可，小便可（每日量 1800～2000mL）；大便日 3 次左右，基本成形；夜休可。面色较前红润，双下肢无水肿。

经治疗，患者整体情况较前好转，腹胀、腹泻、下肢浮肿消失。出院时嘱患者：①避风寒，畅情志，低脂少渣软食，勿过度限盐；②继续口服中药、利尿剂，监测尿量，定期复查肝肾功能、电解质、血常规、凝血系列、B 超等；③不适随诊。

【体会】本案患者病情重，西医诊断为肝硬化失代偿期、原发性腹膜炎、自身免疫性肝炎、溃疡性结肠炎、右侧胸腔积液、贫血，症状复杂多样，若单从每个病独立治疗，着实难以入手。因杨老师一直提倡症状虽多，但病因不离六淫，辨证不离脏腑、六经，治则不外八法。在临诊之时，尽量将病机多元归一，由杂变简。中西医各有自己的思想体系，所以可以将西医的辅助检查作为参考，但不可因其西医诊断而扰乱中医辨证。杨老师认为，该患者初起因肝郁脾虚，日久正气不足，疏泄失常，脾阳不振，中焦阻滞，最终导致相火虚衰，脾肾阳虚，水液代谢失常。治疗上首当固护正气，益气扶正贯穿始终。前期兼以利水祛邪，邪去则兼以涩肠止泻，如此则不惧涩肠而又有敛邪之弊。一二诊时，杨老师以参芪甲苓饮、薏苡附子败酱散加减，益气养阴，利水排脓。水湿邪去，从三诊开始则以真人养脏汤为底方，兼以疏肝、健脾。真人养脏汤始载于《太平惠民和剂局方》，主治久泻久痢，脾肾虚寒之证。《医方考》言："下痢日久，赤白已尽，虚寒脱肛者，此方主之。甘可以补虚，故用人参、白术、甘草；温可以养脏，故用肉桂、豆蔻、木香；酸可以收敛，故用芍药；涩可以固脱，故用粟壳、诃子。"该患者病虽以脾肾两虚为本，但已至滑脱失禁，非固涩则泻痢不能止，后期邪祛以虚为主，治当涩肠固脱以治其标，温补脾肾以治其本。前后经过数次会诊，该患者腹胀、腹泻、下肢水肿、乏力等症明显改善。从本病案可以看出，中医治病的主要精髓在于辨证论治，并根据随病机变化而变换治疗法则，方可取得较好的临床疗效。

19. 鼓胀（肝硬化失代偿期慢性肝衰竭）

毛宝英，女，68 岁，陕西省安康人。入院日期：2018 年 12 月 5 日。

[主诉] 发现胁下积块 7 年，腹胀伴身目尿黄 1 年。

[现病史] 患者 7 年前因体检发现脾大、脾功能亢进，于当地医院检查，诊断为肝硬化（具体不详），并行脾切除术，术后长期服用安络化纤丸治疗，未定期复查。1 年前，突然出现乏困、纳差、腹胀，自认为感冒，服用解热镇痛类药物（具体不详）。3 天后，出现身目及小便黄，逐渐加重，在当地医院确诊为急性戊型重症肝炎，后转唐都医院住院，行人工肝治疗 5 次，肝功能好转。又于西安市某医院继续住院保肝、退黄治疗；出院后，为求中医治疗于 2018 年 4 月 17 日到杨老师门诊服用中药治疗，并服用利尿剂及氯化钾缓释片，复查肝功能胆红素下降。近 1 个月来，乏力、腹胀加重，大便稀溏，查白蛋白明显降低。为求系统治疗，由门诊收住入院。

[既往史] 患者 2013 年因左乳腺癌行左乳切除手术，术后行化疗 5 次，定

期复查，病情稳定，无复发。2011年因脾切除术及2018年因急性戊型重症肝炎，有多次输血史。

[入院症见] 乏困，腹胀，周身瘙痒，纳差，食后腹胀加重，夜休一般，大便稀溏，小便量可（服用利尿剂）。无恶心呕吐，无咳嗽，无心慌胸闷，无鼻衄齿衄，无黑便。舌淡紫，苔薄白，舌下络脉稍粗；脉弦细，右脉芤。

[查体] 神志清，精神可，形体消瘦，营养不良，面色晦滞、少华，赤丝缕缕，睑结膜淡红，皮肤未见明显黄染，双侧巩膜轻度黄染。胸廓对称，左乳术后缺失。腹饱满，腹壁静脉显露，脾脏已切除，移动性浊音（＋），肝区叩击痛（－）。

[入院检查] 血常规：WBC4.1×10^9/L，RBC1.98×10^{12}/L，HGB84g/L，HCT%22.6%，PLT88×10^9/L，NEUT % 44.1%。凝血六项：PT16.3秒，PT % 64%，PT-INR1.33秒，APTT27.5秒。肝功能：TBIL34μmol/L，DBIL16.3μmol/L，IBIL17.7μmol/L，A/G=21.3/42.8=0.50，CHE1773U/L，TBA49μmol/L。肿瘤系列：铁蛋白284.18ng/mL，癌胚抗原：6.5ng/mL，糖类抗原CA19-956.8U/L，糖类抗原CA125515U/L。戊型肝炎抗体（＋）；甲型肝炎抗体（－）。乙肝六项定量：HBcAb8.05S/CO，PCR-HBV-DNA定量<100IU/mL；丙肝抗体（－）。自免肝系列未见明显异常。上腹部超声：肝硬化；脾脏已切除；继发性胆囊改变；大量腹水；胰、双肾声像图未见明显异常。无创肝纤维化：E值21.3kPa，CAP100db/m。胸片：双肺间质纤维化，主动脉硬化。胸部及上腹部CT：双肺间质纤维化、主动脉及冠脉壁钙化灶及肝硬化、门脉高压、腹水。

[入院诊断] 中医诊断：鼓胀（气阴两虚，血瘀水停）。西医诊断：肝硬化失代偿期（慢性肝衰竭、中度贫血），左乳腺癌手术及化疗术后，脾切除术后，双肺间质纤维化，主动脉硬化。

西医予保肝、支持、对症治疗，口服利尿剂利尿，间断输注人血白蛋白。中医依据辨证，以益气养阴、软坚利水为法，静滴参芪扶正注射液益气；口服汤药选用红参正元汤、甲苓饮、金砂散化裁。具体方药如下：

红参 10g^{另炖}	黄芪 30g	熟地黄 15g	炒白术 15g
茯苓 15g	炙甘草 6g	醋鳖甲 15g^{先煎}	醋龟甲 10g^{先煎}
生牡蛎 15g^{先煎}	猪苓 15g	盐泽泻 15g	白茅根 30g
盐车前子 30g^{包煎}	炒白芍 12g	麦冬 15g	阿胶 10g^{烊化}
炒鸡内金 15g	砂仁 8g^{后下}	豆蔻 12g^{后下}	鹿角胶 12g^{烊化}
黑附片 8g^{先煎}	炒葶苈子 30g	当归 20g	海马 6g^{另炖}

水煎 300mL，分早晚空腹服，日 1 剂。

服上方 5 剂后，乏困减轻，食欲好转，仍有腹胀，监测患者体重、腹围仍无明显变化，周身瘙痒；大便稍有成形，每日 2 次；小便量可，夜休一般。为明确中医辨证，改善腹胀，遂请杨老师会诊。

杨老师查看患者后，指出：患者形体消瘦，面色晦滞、少华，俨然一派正气亏虚之象。腹饱满，腹壁静脉显露，移动性浊音呈阳性，腹部超声示大量腹水。舌淡紫，舌下络粗，可知有血瘀水停之证。根据症状、舌脉，可归属中医"鼓胀"范畴，辨证为气阴两虚、血瘀水停。肝体阴而用阳，为藏血之脏。肝病日久，疏泄失常，郁久化火，必伤肝阴。肝火伤阴，既可自伤，也可上伤脾阴，下伤肾阴，终致肝、脾、肾三脏功能失调，水气不利；加之长期服用利尿药，更易伤阴；阴损及阳，肾阳亏损，气化失司。治疗则当以滋阴利水为主，辅以温补肾阳。通过温补肾阳可以化气行水，即王冰所谓"益火之源，以消阴翳"。前方辨证准确，则处方得当，但病重药轻，应适当加大上方扶正、利水之力，再配合输注人血白蛋白，增加口服利尿剂量，以利尿消肿。具体方药如下：

红参 10g^{另炖}	黄芪 30g	熟地黄 30g	莲子 30g
茯苓 30g	炙甘草 6g	醋鳖甲 15g^{先煎}	醋龟甲 10g^{先煎}
生牡蛎 20g^{先煎}	猪苓 30g	盐泽泻 25g	白茅根 30g
盐车前子 30g^{包煎}	炒白芍 12g	麦冬 15g	阿胶 15g^{烊化}
炒鸡内金 15g	砂仁 8g^{后下}	豆蔻 12g^{后下}	鹿角胶 15g^{烊化}

黑附片 10g^{先煎}　　炒葶苈子 30g^{包煎}　当归 30g　　　　　海马 8g^{另炖}

水煎 300mL，分早晚空腹服，日 1 剂。

服用上方 7 剂后，腹胀明显缓解，患者体重逐渐下降，腹围明显减小，大便成形，尿量增加，纳食可，夜休可，无明显乏困，自感精神较好，腹水减少。舌淡紫，苔薄白，舌下络脉稍粗，脉弦细。复查肝功能：TBIL60.2μmol/L，DBIL24.1μmol/L，A/G=35.3/43.1=0.82，CHE1706U/L。电解质四项正常。患者白蛋白水平提升，肝功能好转，但胆红素指标逐渐升高，考虑与肝硬化后胆汁淤积有关。出院时，继续以上方去白茅根、豆蔻、葶苈子，加茵陈、金钱草各30g 利胆退黄，带药 7 剂。并嘱其慎饮食，畅情志，避风寒，勿劳累，保持大便通畅；继口服利尿剂，预防腹水反复；定期复查，如有病情反复，及时来院。

【体会】本案主要为阴阳两虚型鼓胀，体现了医圣仲景所云："观其脉证，知犯何逆，随证治之"之原则。患者久病损及肝肾，耗伤气阴，气为阳，血为阴，加之阴损及阳，致使肾阳亏虚，水液气化失司。案中症见腹胀，尿少，精神差，舌淡紫，苔薄白，舌下络脉稍粗，脉弦细、右脉芤。其中腹胀、尿少、乏力、精神差、舌淡紫、舌下络脉粗，可辨为正气亏虚，血瘀水停之证。但其脉见芤弦且形体消瘦、舌体瘦小，又是阴虚之证。故治疗组方过于补阳则伤阴，过于补阴则伤阳，补阳之时又不可过于辛散以防动血之弊。杨老师治疗本案时，用红参正元汤扶正固本，甲苓饮利水育阴消肿，再佐以鹿角胶、附片、海马温补肾阳以化气行水；以炒鸡内金、砂仁、豆蔻健运中焦脾土。全方肝、脾、肾三脏同调，但依据辨证，立法、组方各有侧重。主以甲苓饮利水育阴，甲苓饮为杨老师根据《温病条辨》中三甲复脉汤与《伤寒论》的猪苓汤合方加减而成，主治肝硬化腹水患者证属阴虚血瘀、水饮内停型；再配合红参正元汤健脾益气，扶正固本；加以鹿角胶、海马阴阳双补，兼以利水，正合病机；再佐金砂散厚脾土以制水犯。患者服用 5 剂后，乏力改善，腹胀未减，杨老师认为，此时病机未变，因病重药轻，只须加大药量以助扶正、利水之功。服 7 剂后，腹水消，疗效确切。

20. 鼓胀（肝硬化，肝性脊髓病）

王某，女，56岁，已婚，陕西户县人。入院日期：2019年3月15日。

[主诉]发现丙肝感染10余年，经颈内静脉肝内门腔分流术（TIPS）术后4年，乏困、双下肢无力1年。

[现病史]患者10余年前，于西安某医院体检时发现丙肝，曾注射干扰素治疗4个月，因体重下降、鼻衄等不能耐受而停用；后口服利巴韦林及中药等治疗（具体用药不详），效果不佳。9年前复查后，考虑进展至肝硬化且伴随脾大、脾功能亢进，先后就诊于唐都医院、西京医院，建议全脾切除，当时患者拒绝，口服甲苓颗粒抗肝纤维化治疗。4年前因上消化道出血于西安某医院住院，其间予TIPS治疗，无活动性出血，病情好转出院。术后未再出血，但后常因饮食不慎或大便不畅，频发肝性脑病。服用利福昔明、乳果糖治疗可减轻。于3年前用索菲布韦抗病毒治疗半年，后丙肝病毒监测不到，但频繁出现血小板降低，最低2×10^9/L，后输血小板治疗及口服中药（补中益气丸等）有所升高。2年前，反复出现双下肢浮肿，曾就诊于西安某医院，予呋塞米、螺内酯利尿治疗，效果不佳，后遂渐出现双膝疼痛、活动不利。曾在我院针灸科、骨科住院，按骨关节炎、滑膜炎等治疗，效果不佳。1年前因恶心、腹胀、双下肢无力于我科住院治疗，考虑为肝硬化、肝性脊髓病等，经保肝、利尿、输白蛋白支持及中医辨证治疗等，症状好转出院。出院后，间断门诊随诊。近1年来，持续感觉乏困、双下肢无力。现为求系统复查及进一步治疗，再次前来住院。

[入院症见]乏力，两胁疼痛，时有腹胀，记忆力差，口干渴；偶有鼻衄、齿衄，手脚抽筋，双下肢浮肿、活动不利，纳可；夜休差，入睡困难，二便调，舌质黯红，苔薄白而干，脉沉细弦涩。

[既往史]患者10年前诊断为2型糖尿病，现三餐前皮下注射门冬胰岛素8U，夜间10点皮下注射甘精胰岛素10U，自诉血糖控制不稳定。因双膝疼痛，

在外院诊断双膝骨关节病 11 年余，具体检查及治疗不详。因血小板低下，长期口服升血小板胶囊、复合维生素 B。26 年前，因胆囊结石行胆囊切除术，术后输血治疗。

［查体］血压 137/74mmHg。神志清，精神差，形体偏瘦，慢性肝病面容。全身皮肤、巩膜未见明显黄染，肝掌及蜘蛛痣（-），全身皮肤散在瘀斑。腹饱满，无腹壁静脉曲张，右上腹可见一长约 5cm 手术瘢痕，腹软，无压痛及反跳痛，肝肋下未及，脾肋下约 3cm、质地 Ⅱ 度，无触痛，肝区叩击痛（-），移动性浊音（+），双下肢水肿。双膝屈伸不利，痉挛步态，下肢深浅感觉正常存在，肌力 4 级，肌张力增强，腱反射减弱。

［入院检查］血常规：WBC2.0×10^9/L，RBC2.40×10^{12}/L，HGB68g/L，PLT12×10^9/L，NEUT%63.70%。肝功能：CHE2560U/L，ALB32.10g/L，TBA23.20μmo/L。凝血：INR1.36 秒，PT15.6 秒，PT%55.44%。肿瘤标志物：CEA5.09ng/mL，SCC7.30ng/mL。腹部 B 超：肝硬化脾大，少量腹水，胆囊已切除。无创肝纤维化：E 值14.4kPa；CAP282db/m。心电图：窦性心律，电轴不偏，部分导联 ST 段改变。胸部 X 线：左肺上野内带斑点状钙化灶，心影增大。

［入院诊断］中医诊断：鼓胀（肝肾阴虚），消渴（气阴两虚）。西医诊断：①丙肝肝硬化（失代偿期）并脾功能亢进、继发性贫血、低蛋白血症；② TIPS术后、肝性脊髓病；③ 2 型糖尿病；④双膝骨关节病；⑤胆囊切除术后。

入院后，西医予保肝、预防肝昏迷、预防消化道出血、对症及支持治疗。考虑患者病程较长且情况复杂，病情进行性加重，遂请杨老师会诊，指导中医辨证治疗。

杨老师详阅病历及诊查患者后，指出：依据患者病史，其病情明确为丙肝肝硬化反复肝昏迷后，并脾功能亢进、继发性贫血、低蛋白血症、TIPS 术后；患者双下肢僵硬、疼痛、屈伸不利、行动困难 1 年来呈进行性加重，特别是行TIPS 术后，一部分血液分流不经过肝脏解毒代谢，诱发频繁发作的肝性脑病，继而脊髓受损，故而出现行动不利。综合病史，可考虑为肝性脊髓病。中医辨证为肝肾阴虚；患者肝病日久，目前已成鼓胀，病理机制总属肝、脾、肾三脏受损，但目前来看主要伤及肝阴、肾阴，兼有阴损及阳的病势；该患者肝阴耗伤病因：一是肝脏基础疾病，日久耗伤肝阴；二是反复出血，机体气血亏损，血不荣肝，肝血失藏，体阴不足；三是长期使用利尿剂，水液代谢失常，阴液亏耗。肝脏者，主疏泄，主藏血，在体合筋，其华在爪；在窍为目，在液为泪；体阴而用阳，肝体不足，肝用失常，导致肝失疏泄出现两胁疼痛；肝不藏血，血不荣筋则出现鼻衄、齿衄、手脚抽筋、双下肢活动不利等。中医讲"肝肾同源"，又称"乙癸同源""精血同源"，肾精与肝血，荣则同荣，衰则同衰。肝肾之阴亏耗，出现虚风内动之势，四肢痉挛抽搐，下肢屈伸不利；长久的阴虚，出现阴损及阳，阴阳之气不能相互维系，阴精亏于下，虚阳浮于上，遂就产生了风动。选方以甲苓饮养阴利水再合地黄饮子加减，加强滋肝肾之阴，兼以摄纳浮阳、引火归原；加鸡内金、砂仁醒脾消食；加仙鹤草、炙甘草、茜草补虚凉肝，兼以止血；加鸡血藤、木瓜、醋郁金以疏肝柔肝，止痉通络。具体处方如下：

醋鳖甲 12g ^{先煎}	醋龟甲 12g ^{先煎}	生牡蛎 15g ^{先煎}	麦冬 15g
生地黄 15g	炒白芍 15g	猪苓 15g	茯苓 15g
盐泽泻 15g	炒火麻仁 10g	盐巴戟天 15g	酒萸肉 15g
石斛 10g	黑附片 6g ^{先煎}	桂枝 6g	石菖蒲 15g
制远志 15g	木瓜 15g	醋郁金 12g	鸡内金 15g
砂仁 6g ^{后下}	仙鹤草 15g	炙甘草 6g	金钱草 15g
茜草 15g	鸡血藤 15g		

水煎 300mL，分早晚空腹服，日 1 剂。

服上方 6 剂后，患者自感乏力身困症状减轻，面色较前好转。纳食可，尿量尚可，无明显腹胀。鼻衄未发，稍有齿衄，双下肢浮肿减轻，活动不利、僵硬感减轻，纳可，夜休一般，白带量较多。请杨老师第二次会诊，以巩固治疗。

　　杨老师查看患者后，指出：患者诸症有所减轻，舌质黯红，苔薄黄，脉沉细弦涩。病机同前，仍守前方。患者仍牙龈出血，故加用旱莲草15g以凉血止血；患者白带量多，加用白果15g以收敛止带。

　　服上方5剂后，患者诉双下肢肿胀消失，腹胀、两胁疼痛不适较前减轻。双下肢僵硬、活动不利缓解，手脚抽筋近一周未发，食纳可，夜休改善，二便调。患者经口服利尿剂、静滴白蛋白及杨老师辨证论治后，腹水基本消退，下肢水肿消失。患者血小板减少，四肢及躯干部散在瘀斑，故出血风险较大，嘱少渣、糖尿病软食，保持大便通畅，防止出血、昏迷；出院后门诊定期复诊，继续以上方为主，随症加减。随访1年，腹水及牙龈出血、鼻衄未再出现，胁痛不明显，下肢活动不利改善。

　　【体会】肝性脊髓病为TIPS术后常见并发症，主要表现在双下肢活动不利，关节僵硬。杨老师认为，此病发生的根本原因为门静脉分流后，部分血液不能充分解毒，导致浊气留于体内，日久而化生痰、瘀、毒，随气血流行全身。在上蒙蔽清窍而见神识不清，在下瘀滞经脉而见腿脚关节不利。经脉阻塞日久必致虚，故总体病机为痰、瘀、毒、虚四者相搏而致病。其病机复杂，治疗当补、通为主，补以滋肝肾之阴兼摄纳浮阳、引火归原，通则包括活血、通络、化痰、通便。治疗时，当观其脉证，因证而立法，因法而立方，随症而加减。杨老师认为，对于此证的治疗，与西医思想有不谋而合之处，那便是在治疗时都以润肠通便为首要，西医认识通便可以加快内毒素排泄，减少氨的潴留，而中医则认为脾胃为太极之两仪，为气机之中轴，通便之法有降浊而升清之妙。

21. 郁证、不寐、便秘（抑郁状态、高血压病2级、冠状动脉粥样硬化性心脏病）

　　周某，男，75岁，西安人，离退休人员。入院日期：2018年8月8日。

　　[主诉]情绪低落、失眠、乏力、纳差11个月。

[现病史] 患者 11 个月前，因工作不顺，精神遭受打击，后出现入睡困难、纳差、易汗出，曾于我院老年病科住院治疗，症状无明显改善。此后患者情绪低落愈加严重，家属带其多方延医，服用中药数月罔效，后经人介绍来杨老师处门诊，予以试用中药 7 剂，复诊反馈食欲好转，情绪及睡眠稍有改善，但仍便秘。考虑病程长久为求进一步治疗遂收住入院。

[入院症见] 情绪低落，时有口干、口苦，咽干，咽下困难，嗳气，纳差，倦怠乏力，入睡困难，彻夜不寐，盗汗，小便短黄，大便 13 天未解。舌质黯红，苔厚腻黄白相间，脉弦细两关革。

既往病史：患者 40 年前体检发现乙肝标志物阳性，无明显症状，未治疗及复查。发现血压高 5 年余，血压最高 160/90mmHg，平素以运动等方式控制血压，未服用降压药，血压尚稳定。5 年前曾行冠脉造影术，诊断为冠心病（具体不详），平素间断有心慌等症，未规律服药。2017 年 11 月，在西安某医院因前列腺增生行前列腺电切术治疗。对青霉素过敏。

[查体] 血压 113/79mmHg。神志清，精神较差，形体偏瘦，沉默寡言。毛发稀疏，脱发明显，皮肤无光泽。未见肝掌、蜘蛛痣。双眼外目眦眼眵多，唇色稍黯，爪甲色泽可，腹平软。

[入院检查] 血常规：WBC2.8×10^9/L ↓，RBC4.19×10^{12}/L ↓。肝功能：总蛋白 58.6g/L，A/G=38.8/19.8。乙肝六项定量：HBsAb367.90mIU/mL ↑，HBcAb2.24S/CO ↑。肿瘤标志物：铁蛋白：297.35ng/mL ↑，胃蛋白酶原：PG Ⅰ 3.6ng/mL，Ⅰ/Ⅱ 0.78ng/mL ↓。电解质、肾功能、血脂、凝血未见异常。腹部超声：肝囊肿，胆囊结石。

[入院诊断] 中医诊断：郁证（肝气郁结），不寐（痰热扰心），便秘（津亏热结）。西医诊断：①抑郁状态；②高血压病 2 级；③冠状动脉粥样硬化性心脏病、缺血性心肌病、心功能Ⅱ级；④慢性胃炎；⑤胆囊结石；⑥肝囊肿。

入院后，先后排除乙肝、丙肝及自身免疫性肝病。监测血压不高，但有动脉粥样硬化存在，主要以中医辨证治疗为主，以疏肝利湿、化瘀通络、重镇安神等为法，方以桃红化浊汤合安神定志汤化裁。静滴丹红注射液活血化瘀。配合耳针治疗，以疏肝利胆、调理胃肠、安神。通腑泻热合剂灌肠（我院自制药），以泻热通腑。具体用药如下：

炒桃仁 10g	红花 6g	广藿香 15g	香薷 10g
佩兰 15g	茵陈 15g	茯苓 15g	炒薏苡仁 15g
醋青皮 10g	醋郁金 12g	白茅根 15g	板蓝根 15g
制远志 15g	石菖蒲 15g	生龙齿 15g^{先煎}	党参 15g
郁李仁 15g	炒火麻仁 15g	瓜蒌仁 20g	元明粉 10g^{冲服}

7剂，水煎300mL，分早晚空腹服，日1剂。

服上方7剂后，患者口干、口苦、倦怠乏力明显好转，嗳气、纳差稍有好转；仍情绪低落，大便不畅，灌肠后方有少量大便，夜休4～5小时，多梦。面色晦滞减轻。舌质紫黯、边尖红，舌微腻、黄白相间，右脉弦、关革，左脉沉弦、尺稍涩。遂于8月15日请杨老师会诊，指导下一步治疗。

杨老师详阅病历、诊查患者后，分析：该患者因事业受挫、精神受到打击后，出现长期情绪低落、食欲不振、乏困倦怠、失眠、便秘等症状，属于中医郁证、不寐、便秘等范畴。情志致病，症状复杂，但治疗应以疏肝解郁为大法。目前该患者肝气郁滞，气机升降失常，气郁化火。杨老师认为，此种异常之火属于病理性相火。肝木横逆犯胃，脾失健运，中焦气机不畅，易生湿、生热、生痰。脾虚湿困，则见倦怠乏力；脾失健运，湿浊不化，蕴积肝胆，导致肝经湿热，而成湿热相火之势，相火上炎则口干、口苦、眼眵增多；痰热扰心，则发不寐。病位在肝、脾、心。辨证为肝气郁结，湿热阻滞，气机紊乱，湿热相火上扰。治疗当分三步走，先清利湿热相火，再疏解郁热相火，后调理肝脾以治其本。患者年高体虚，病程较久，治疗不可一蹴而就。首方已用桃红化浊汤化湿邪已清。舌边尖红、口苦提示肝经郁火未除，故调整中药为化肝煎、和胃汤化裁，加火麻仁、郁李仁、瓜蒌仁润肠通便、清肝泻火，茵陈、降香利胆和胃降逆。具体方药如下：

牡丹皮 15g	焦栀子 10g	醋青皮 10g	陈皮 10g
白芍 15g	盐泽泻 15g	浙贝母 10g	连翘 15g
炒枳实 10g	佛手 10g	香橼 10g	醋香附 10g
木蝴蝶 10g	炒火麻仁 15g	郁李仁 15g	瓜蒌仁 20g
茵陈 20g	降香 12g		

水煎 300mL，分早晚空腹服，日 1 剂。

服上方 7 剂后，倦怠、乏力已不明显，失眠明显改善，夜休可达 6 小时以上，梦少，情绪低落改善，偶嗳气，无口干、口苦等症，纳食好转，小便稍黄，隔日可自行解大便 1 次。舌质黯红，苔薄白微腻，脉沉弦稍涩。

诸症明显改善，患者要求出院，并再次给予情绪疏导，嘱家属配合开导患者；嘱患者清淡饮食，适度运动，不要久卧。后至杨老师门诊复诊，失眠、便秘、情绪低落等症均明显改善，继在前方上增鸡内金、茯苓、砂仁、薏苡仁，即金砂散以健脾化湿，14 剂。

【体会】本案是患者因为精神受挫，导致情绪低落、失眠、乏力、纳差、便秘等症。久病痼疾，治疗当分主次，辨明病机，分阶段治疗，不可操之过急。初诊之时，根据患者主症、舌脉辨证为湿热相火为患，治疗主要以桃红化浊汤为主，清血分湿热。二诊之时，舌苔由厚转薄，可知湿邪渐退，而肝郁之热尚在，郁热相火为患，治疗以化肝煎为主方，清肝经郁热。至于便秘，主要是因为郁热伤津，肠道失润，若火去，津可自复，所以在清肝热之时，佐以火麻仁、郁李仁、瓜蒌仁润肠通便、清肝泻火。嗳气、纳差、口苦是因肝胆气机失于敷和，横逆犯胃，胃失和降，脾失健运，湿热中阻，故以茵陈、降香利胆和胃降逆。后续湿去热清，但脾胃亏虚之象仍在，故以鸡内金、茯苓、砂仁、薏苡仁健脾除湿，以善其后。针对该患者，杨老师围绕湿热相火、郁热相火两个阶段的病因病机特点，从全局把握，告知患者需要分步治疗，与患者充分沟通，一步步减效，增强了患者战胜疾病的信心。

杨老师承丹溪之说，认为"相火"是人体正常的局部热能，反常的"相火"

是人体内局部内生火热。肝为厥阴，中见少阳之化。肝主疏泄，故云用阳。且肝与胆相表里，内寄相火。肝的体阴用阳之特点，决定了肝的阴阳对立统一关系。只有在血养其本、气资其用的前提下，肝才能调畅敷和而不病，否则最易导致"阳有余，阴不足"的病理变化。并把肝病所产生的局部内生火热按病理相火这一理论去研究，根据疾病的发展过程，将其分为六型：郁热相火、血热相火、湿热相火、瘀热相火、阴虚相火、相火虚衰。认为郁热相火是肝病发病的早期阶段，其病变基础是"气火内郁"，主要以"内郁"为主，且有火郁迫阴之兆。郁热相火初成之时，常用化肝煎、柴胡清肝散以清肝泻火；火郁迫阴之征象显现时，常以解郁合欢汤清肝、解郁、凉血。肝病经常迁延反复，加之肝病必然乘脾，脾失健运则易出现肝郁夹湿、郁久化热而形成湿热相火之证，常用桃红化浊汤以清热化湿、疏肝健脾。

附：系列经验方

1. 茜兰汤

【组成】茜草 15g，紫草 15g，败酱草 15g，佛手 15g，白芍 15g，板蓝根 15g。

【功用】清肝凉血。

【主治】急慢性肝炎及乙肝病毒携带者。

【方义】本方适用于肝郁化热，热伤肝血的患者。秦伯未《谦斋医学讲稿·论肝病篇》说："肝郁证的全过程，其始在气，继则及血……凡肝脏郁热容易暗耗营血。"治疗不宜用苦寒香燥之剂，遵从《王旭高医案》"将军之性，非可直制，唯咸苦甘凉，佐微酸微辛……以柔制刚"的原则。茜草、紫草咸凉入血，配伍板蓝根、败酱草清热解毒，佛手、白芍理气平肝。若 HBeAg（＋）者，用"白茜汤"，即茜兰汤加白花蛇舌草 15g，土茯苓 15g，重楼 10g，虎杖 15g，加强清热解毒之功。

2. 桃红化浊汤

【组成】桃仁 10g，红花 6g，香薷 10g，佩兰 15g，藿香 10g，茵陈 15g，茯苓 15g，炒薏仁 15g，青皮 10g，郁金 10g，白茅根 15g，板蓝根 15g。

【功用】疏肝健脾，清热利湿，活血通络。

【主治】急慢性肝炎、脂肪肝等属于肝胆、脾胃湿热型者。

【方义】此方为治疗肝胆湿热型肝病的经验方。肝病迁延反复，必然乘脾，脾失健运则易出现肝郁夹湿，郁久化热而形成湿热相火之证。湿热是病因，肝脏是病位，其病机为"热得湿而愈炽……湿热两合，其病重而速"。湿热缠绵，如油入面，胶结难分，治疗较难。调治宜采用利湿不伤阴，清热不助湿之芳香化浊，辛开苦降之法。方中藿香、佩兰、香薷芳香化浊以醒脾困；茵陈、白茅根、板蓝根清热利湿以清相火；薏苡仁、茯苓健脾化湿以助脾运；青皮、郁金疏理气机，以解肝郁；桃仁、红花疏通肝络以防瘀结，兼作引经以清血分湿热。

3. 疏肝理气汤

【组成】柴胡 10g，白芍 10g，枳实 10g，甘草 6g，丹参 15g，香橼 15g，青皮 10g，郁金 10g，川芎 10g，苍术 10g，栀子 10g，神曲 10g。

【功用】疏肝理气健脾。

【主治】慢性肝炎及其他疾病证属肝气郁结，气机阻滞者。

【方义】肝郁气滞，气滞血瘀，郁久化火，故气血火三郁均责之于肝。肝郁克于脾土，导致脾失健运，湿邪阻滞，饮食不化。方中柴胡、香橼、枳实行气解郁，以治气郁；郁金、川芎、丹参活血行气，陈皮、苍术燥湿健脾，以治湿郁；栀子清热除烦，白芍养血柔肝以治火郁；神曲消食和中，以治食郁。此方虽无治痰郁之品，然痰郁多由脾湿引起，并与气、火、食郁有关，所以方中不另设治痰药，亦治病求本之意。此方系治疗肝气郁结的经验方，用四逆散加青金丹香饮理气活血，配加越鞠丸理气解郁、宽中除满。

4. 疏肝化瘀汤

【组成】柴胡 10g，白芍 10g，枳实 10g，甘草 6g，丹参 15g，香橼 15g，青皮 10g，郁金 10g，鸡内金 15g，鳖甲 10g^{先煎}，茜草 15g，海螵蛸 15g。

【功用】疏肝理气，活血化瘀。

【主治】慢性肝炎、早期肝硬化，证属肝血瘀滞和肝脾肿大者。

【方义】此方系针对肝炎、肝纤维化自拟的经验方，仿《医林改错》法，用四逆散加青金丹香饮理气活血；并加鸡内金、鳖甲以消食健胃，养阴软坚；合以"四乌鲗骨—藘茹丸"以治疗血枯气竭肝损伤。

5. 疏络化纤汤

【组成】生黄芪 15g，炙鳖甲 15g^{先煎}，海螵蛸 10g，地龙 10g，桃仁 10g，茜草 15g，桑椹 10g，鸡内金 15g。

【功用】益气通络，软肝解毒，健脾益肾。

【主治】慢性肝炎、肝纤维化、肝硬化，证属气虚血瘀型和肝脾肿大者。

【方义】生黄芪益气血，健脾胃为君药。炙鳖甲软坚散结，配君药以通肝络；桑椹配君药益肝肾，为臣药。桃仁活血润燥；鸡内金消积健脾，软坚化积；海螵蛸和胃敛疮，佐制活血药伤胃，为佐药。茜草性寒味苦，归肝、心经，凉血活血，祛痰通络，为使药。

6. 疏肝五皮饮

【组成】柴胡 10g，白芍 10g，枳实 10g，甘草 6g，丹参 15g，香橼 15g，青皮 10g，郁金 10g，鸡内金 15g，茯苓皮 15g，大腹皮 15g，桑白皮 15g，陈皮 10g，生姜皮 10g。

【功用】疏肝理气，健脾利水。

【主治】肝硬化腹水，证属气滞湿阻型者。

【方义】此方系治疗肝腹水初期实证患者的经验方，用四逆散加青金丹香饮理气活血，并加五皮饮以行气化湿、利水消肿。

7. 甲苓饮

【组成】炙鳖甲 10g^{先煎}，龟板 10g^{先煎}，生牡蛎 15g^{先煎}，白芍 10g，麦冬 15g，生地黄 15g，阿胶 10g^{烊化}，鸡内金 15g，麻仁 10g，炙甘草 6g，猪苓 15g，茯苓 15g，泽泻 15g。

【功用】平肝养阴，软坚利水。

【主治】肝硬化腹水，证属阴虚血瘀、水饮内停型者。

【方义】肝病日久致肝、脾、肾三脏功能失调，水气不利；且肝病日久可自伤肝阴，亦可下伤肾阴，肝肾阴亏加之瘀血阻络，极易虚风内动。治疗采用《温病条辨》中三甲复脉汤滋阴软坚、凉血息风，又用仲景治疗阴虚有热、水气不利的猪苓汤组成甲苓饮，治疗早期肝硬化或少量腹水形成的患者。方中生龟板滋阴益精，泽泻利水渗湿泄热，为君药；炙鳖甲、生牡蛎助君药养阴清热、平肝息风、软坚散结，阿胶助龟板滋阴补血，猪苓助泽泻利水渗湿，共为臣药；生地黄、麦冬以养阴清热，麻仁清热润肠通便，茯苓以益气健脾利水，鸡内金健脾消食共为佐药；白芍酸甘养阴，酸敛入肝，引药入经为使药。

8. 解郁合欢汤

【组成】合欢皮 15g，麦冬 10g，天冬 10g，白芍 15g，大青叶 10g，牡丹皮 10g，郁金 10g，佛手 10g，香橼 10g，白茅根 15g，茜草 15g。

【功用】清肝，解郁，凉血。

【主治】肝气郁结化热者。

【方义】郁热相火是肝病发病的早期阶段，其病变基础是"气火内郁"，是以"内郁"为主，且有火郁迫阴之兆。张山雷《脏腑药式补正》云："肝气乃病理之一大门，善调其肝，以治百病。"善调其肝，就是要运用疏肝、养肝、清肝的方法，使气火不致向伤阴方面转化。具体应依《内经》"木郁达之，火郁发之"的原则，法在疏、平、抑、调、柔之间权衡审度，药如辛、酸、甘、苦、咸之中曲尽其变。方中佛手、香橼辛散理气疏肝；白芍、牡丹皮柔肝调肝；配白茅根以酸甘化阴；郁金、合欢皮调肝木之横逆而不伤肝阴；天冬、麦冬凉血养阴以护肝；大青叶、茜草清热凉血，化瘀通络。诸药合用，共奏疏肝郁、平肝逆、清肝火、养肝阴之效。

9. 柔肝补肾汤

【组成】熟地黄 15g，当归 10g，枸杞子 10g，麦冬 10g，白芍 10g，沙参 10g，黄精 15g，制首乌 15g，鸡内金 15g，炙鳖甲 10g^{先煎}，青黛 1g，白矾 1g，大枣 3 枚。

【功用】滋阴补肾，柔肝通络。

【主治】慢性肝炎、肝硬化，证属肝肾阴虚、瘀血阻络者。

【方义】本方选一贯煎治疗，以滋养肝肾阴血为主，配伍疏达肝气之品。方中熟地黄滋阴养血以补肝肾为君药。沙参、麦冬、当归滋阴养血以柔肝，枸杞子、黄精、制首乌固精益肾以补肾，共为臣药。鸡内金、鳖甲以消食健胃，养阴软坚；青黛、白帆取硝石矾石散之意，清热化湿消瘀，共为佐药。白芍酸甘敛阴，引药入肝经，为使药。

10. 补肝颐气汤

【组成】柴胡 10g，炒白芍 15g，升麻 15g，郁金 12g，当归 12g，生黄芪 15g，茯苓 15g，陈皮 12g，远志 15g，菖蒲 10g，首乌藤 15g，合欢皮 15g。

【功用】补肝益气。

【主治】各种疾病证属肝气虚者。

【方义】柴胡、升麻为君，二者同用以升举阳气，疏肝解郁。黄芪、当归、白芍、山萸肉、郁金为臣：其中黄芪补气升阳，辅助升麻、柴胡升气举陷；当归补血活血；山萸肉、白芍养血敛阴，柔肝止痛；郁金活血止痛，行气解郁，共助君药柔肝之体，养肝之用。陈皮、茯苓、远志、首乌藤为佐：其中远志、首乌藤养心安神；茯苓健脾安神；陈皮理气调中，燥湿化痰以防木不疏土，脾胃壅滞。使药合欢皮既安神解郁，又作为引经药。诸药合用，共奏养肝气、颐肝血之功，随肝主敷和之德。

11. 疏肝利胆汤

【组成】柴胡 10g，白芍 10g，枳实 10g，甘草 6g，丹参 15g，香橼 15g，青皮 10g，郁金 10g，鸡内金 15g，青蒿 15g，青黛 1g，黄芩 10g，延胡索 10g，金钱草 15g。

【功用】疏肝理气，利胆清热。

【主治】急慢性淤胆型肝炎、胆囊炎、胆结石及结石发黄者。

【方义】此方系针对黄疸、胆囊疾病的经验方。仿《医林改错》法，用四逆散加青金丹香饮理气活血，并加用黄芩、青黛、青蒿、金钱草加强清热解毒、利湿退黄，配延胡索以活血化瘀、行气止痛。

12. 桑明合剂

【组成】菊花 10g，夏枯草 15g，决明子 15g，生山楂 15g，桑叶 10g，怀牛膝 15g。

【功用】清肝化郁。

【主治】高血脂、脂肪肝，属肝经郁热型者。

【方义】本方针对脂肪肝之肝经郁热，血瘀脉络的病机要点，治疗抓住"热""瘀"两方面。该处方来源于"柴胡清肝汤"，取其义而未用其药。方中决明子为君，归肝、大肠经，《药性论》云"利五脏，除肝家热"，以清肝泻浊、润肠通便。山楂为臣，《日用本草》云"化食积，行结气，健胃宽膈，消血痞气块"，故其开胃消食、化滞消积、活血散瘀、化痰行气，为消油腻肉食积滞之要药。佐以怀牛膝补肝肾，强筋骨，逐瘀通经，引血下行；夏枯草清肝火，散郁结，降血压；桑叶疏散风热，清肺润燥，平抑肝阳，清肝明目，凉血止血；菊花既清肝明目、疏达肝气，又取桑、菊辛凉发散之性作为引经之用。诸药相合，共奏疏肝清热、消积化痰、活血通络之功。本方兼顾调肝、柔肝、疏肝、清肝热、化肝瘀，具有清肝、明目、降脂、消积、化瘀的功效。

13. 白莲化癖汤

【组成】灵芝 20g，白花蛇舌草 15g，半枝莲 15g，丹参 10g，重楼 10g，茜草 15g，海螵蛸 15g，穿山甲 8g^{先煎}，当归 10g，阿胶 10g^{烊化}，鸡内金 15g，生黄芪 20g，山萸肉 10g，桃仁 10g，红花 6g，大枣 3 枚。

【功用】益气养血，化瘀解毒。

【主治】肝癌患者。

【方义】正常人应当是阳化气、阴成形，异常情况即是阳不化气，阴乱成形，癌症的发生也是这个原因。"阳不化气、阴乱成形"，治疗还是调不化气之阳，解乱成形之阴，此即该方组方思路。方中君以灵芝、穿山甲扶正益气，软坚化瘀，助阳扶正气，抑阴乱成形。臣以黄芪、当归、桃仁、红花、丹参助君扶正化癖。佐以阿胶、山萸肉补肾填精，柔肝养血；重楼、白花蛇舌草、半枝莲、山慈菇清热解毒，消痈散结；鸡内金、海螵蛸健脾燥湿。以茜草为使，引诸药入肝经。

14. 红虎汤

【组成】红花 6g，虎杖 12g，重楼 12g，白花蛇舌草 20g，青黛 1.5g，白矾 1.5g，山慈菇 10g，蜂房 12g，土茯苓 20g。

【功用】清热解毒，凉血活血。

【主治】乙肝病毒复制、乙丙肝混合感染。

【方义】红花活血通经，散瘀止痛；虎杖清热解毒，活血通经。两者为君药，以清热解毒，活血化瘀。重楼清热解毒，消肿止痛，凉肝定惊；白花蛇舌草、土茯苓清热解毒，利湿通淋；山慈菇消肿散结，化痰解毒；蜂房祛风、攻毒、杀虫、止痛。五药共为臣药，以配合君药，达到清热解毒之功。青黛清热凉血解毒；白矾祛痰燥湿，解毒杀虫，止泻止血。两者共为佐药，协助君药凉血解毒。青黛为使，引诸药直归肝经。

15. 解郁汤

【组成】合欢皮 15g，首乌藤 20g，茜草 15g，麦冬 12g，郁金 12g，白芍 12g，佛手 12g，甘松 6g。

【功用】疏肝解郁，养阴柔肝。

【主治】肝经郁热。

【方义】佛手、甘松为君药，辛散理气疏肝。白芍柔肝调肝；郁金、合欢皮调肝木之横逆而不伤肝阴；麦冬凉血养阴以护肝；茜草清热凉血，化瘀通络，共为臣药。佐以首乌藤养心安神、祛风通络。全方共奏疏肝郁，平肝逆，清肝火，养肝阴，安心神之效。

16. 补肝益肾汤

【组成】黄芪 15g，黄精 15g，生地黄 15g，女贞子 12g，枸杞子 12g，菟丝子 12g。

【功用】益气养阴，补肾填精。

【主治】肝肾亏虚。

【方义】菟丝子味甘、性温，归肾、肝、脾经，具有滋补肝肾、固精缩尿、安胎、明目、止泻之功效，既可补阳，又可益阴，具有温而不燥、补而不滞的特点，为君药。枸杞子、女贞子为臣药，滋补肝肾，益精明目，加大君药补肾填精的功效。佐以黄芪补气固表；生地黄清热凉血、养阴、生津；黄精补气养阴，补脾益肾。全方共奏益气养阴，补肾填精之效。

17. 金砂散

【组成】茯苓 15g，砂仁 3g^后下，薏苡仁 15g，鸡内金 12g，白豆蔻 10g^后下。

【功用】健脾化湿。

【主治】胃脘痞满，纳呆。

【方义】茯苓为君药，利水渗湿，健脾。砂仁为臣药，化湿开胃，温脾止泻，理气。佐药有白豆蔻化湿行气，温中止呕；薏苡仁利水渗透湿，健脾止泻。其中砂仁、白豆蔻、薏苡仁相伍，可加强化湿健脾之功。使药鸡内金消食健胃，以助脾胃运化。

18. 和胃汤

【组成】木蝴蝶 12g，枳壳 12g，佛手 10g，香橼 12g，香附 10g，连翘 12g。

【功用】调气和胃，清热和中。

【主治】胃脘痞满，恶心胀满，纳呆，胃内嘈杂。

【方义】肝郁气滞，横逆犯胃，胃失和降，郁热中阻，导致痞满。木蝴蝶，性凉，味苦、甘，归肝经、胃经，清肺利咽，疏肝和胃，为君药。佛手味苦辛酸，性温，行气止痛，宽胸祛痰，可治疗肠胃胀满、胃痛嗳气、胸闷咳痰等症；香橼具有理气宽中，消胀降痰之功效。故臣以佛手、香橼、香附、枳壳理气宽中，消胀降痰。佐以连翘以清热和中。

19. 乌紫解毒汤

【组成】乌梅 15g，紫草 12g，紫花地丁 15g，蒲公英 15g，炒薏苡仁 15g，土茯苓 15g，莪术 10g，栀子 12g，大黄 6g。

【功用】清热解毒祛湿，活血祛瘀消痤。

【主治】粉刺（痤疮、皮肤化脓感染性疾病）。

【方义】乌梅、紫草为君：乌梅入肝经，可消胬肉，排死肉，收敛疮毒；紫草清热凉血。紫花地丁、蒲公英为臣，可清热解毒。薏苡仁、土茯苓入阳明经，利湿解毒，健脾以祛湿邪之源头；莪术入肝，为血中气药，化湿毒，扫荡血分瘀毒，共为佐药。栀子、大黄共为使药，以清泻三焦相火，给邪以出路。

20. 乌百四皮汤

【组成】乌梅 15g，百合 15g，白鲜皮 15g，地骨皮 15g，牡丹皮 15g，桑白皮 15g。

【功用】清热凉血，养阴润肺，解毒止痒。

【主治】阴虚肺热之皮肤瘙痒等症。

【方义】乌梅敛肺；百合养阴润燥，安心养神，补脾健胃。两者为君药，以养阴润肺、敛降肺气。地骨皮具有退热除蒸，凉血除蒸，清肺降火等功效；牡丹皮清热凉血，活血化瘀，两者为臣药。佐以桑白皮清热化痰，泻肺平喘，利水消肿；白鲜皮清热燥湿，祛风解毒。全方共奏清热凉血、养阴润肺、解毒止痒之功效。

21. 玉参汤

【组成】玉竹 15g，苦参 10g，乌梅 15g，决明子 10g，黄连 8g，天花粉 15g，郁李仁 10g。

【功用】养阴生津。

【主治】肺胃阴伤之消渴。

【方义】玉竹养阴润燥，生津止渴；天花粉清热泻火，生津止渴。两者合用，用于肺胃阴伤，燥热咳嗽，咽干口渴，内热消渴证。苦参、黄连以达清热燥湿，泻火解毒之功效；乌梅敛肺，生津；决明子、郁李仁润肠通便。全方共奏养阴生津之效。

22. 下石汤

【组成】滑石 10g，海金沙 15g，金钱草 30g，车前子 15g^包煎，冬葵子 15g，琥珀粉 1～2g^冲服。

【功用】清热利湿，利水通淋。

【主治】泌尿系结石。

【方义】海金沙味甘，性寒，归膀胱、小肠经，有利水通淋的作用，常与滑石、石韦、车前子合用，治疗热淋、砂淋、血淋、膏淋等证。正如《本草纲目》所载："治湿热肿满，小便热淋、膏淋、血淋、石淋，茎痛，解热毒气。"金钱草利水通淋，清热解毒，散瘀消肿。故海金沙、金钱草两者共用，以清热利湿，利水通淋。滑石具有利尿通淋，清热解暑，收湿敛疮的功效。车前子清热利尿，渗湿止泻。冬葵子利水，滑肠，下乳。琥珀粉消瘀血，利水道，通五淋。全方共奏清热利湿，利水通淋之效。

23. 参灵颐肝汤

【组成】党参15g，灵芝20g，麦冬15g，五味子15g，生地黄15g，百合20g，茜草15g，紫草10g，佛手10g，败酱草15g，板蓝根10g。

【功用】益气养阴，柔肝通络。

【主治】郁热相火伤肝。

【方义】本方由灵芝生脉散、百合地黄汤合茜兰汤加减而成。治疗肝经郁热，相火伤阴证。方中灵芝、麦冬为君药，以益气养阴扶正。百合、生地黄、党参、五味子为臣药，养阴清热，补益心肺，以防木火刑金，心阴受损。佐以茜草、紫草、败酱草、板蓝根凉血清热，解毒通络。全方共奏益气养阴、柔肝通络之效。

24. 桂附二仙汤

【组成】茵陈15g，白术10g，制附片8g^先煎，麦芽10g，白芍10g，桂枝12g，青黛1g，白矾1g，仙茅15g，淫羊藿15g，巴戟天10g，石楠叶12g，鳖甲15g^先煎，鸡内金10g，丹参15g。

【功用】温肾健脾，祛湿利胆。

【主治】脾肾阳虚，寒湿阻滞，胆液外泄。阴黄（寒重于湿）：畏寒肢冷，纳差，便溏，阳痿，滑精，脉沉细，舌质淡，苔白滑。

【方义】肝阳虚有轻重之别，气虚为阳虚之渐，阳虚为气虚之甚，两者无绝对界线，但有轻重之分。茵陈术附汤可温升脾肾阳气。桂枝加桂汤主治奔豚气，"气冲少腹上冲于心"，病机为阳虚阴乘所致。这与肝阳不足的证候特点和病机都极为吻合。桂枝加桂汤，取其调和营卫、降冲平逆，桂枝重用以温疏肝木，对肝阳虚衰有益。桂枝配附子，温补肝阳。阳虚甚者，必佐酸甘温养之品，如淫羊藿、巴戟天、仙茅、石楠叶等温补肝肾；并适当配伍鳖甲、鸡内金畅气机，通肝络。青矾散，取"硝石矾石散"意，且以青黛为引经，咸软直入肝血。

25. 清风苓汤

【组成】清风藤 15g，海风藤 15g，土茯苓 20g，怀牛膝 15g，萆薢 15g，山慈菇 12g，王不留行 15g。

【功用】清热解毒，化瘀泄浊。

【主治】血浊证、痛风、高尿酸血症。

【方义】湿热瘀毒阻滞经脉，治以清热解毒、化瘀泄浊。青风藤、海风藤祛风除湿，通经络，为君药。怀牛膝、王不留行活血化瘀，通络止痛，为臣药。萆薢祛风除湿，利湿去浊；土茯苓解毒除湿，通利关节；山慈菇清热解毒，消痈散结。三者共为佐药，以清热解毒、化瘀止痛。

26. 连紫汤

【组成】紫草 6g，苦参 6g，金银花 12g，连翘 10g。

【用法】常规煎药，温药灌肠，日 2 次。

【功用】清热透疹，解毒化湿。

【主治】热邪在表之小儿手足口病。

【方义】基于"肺与大肠相表里"之理论，应用凉血解毒法，既可宣肺热，亦可清胃热，上病下治。方用连翘清热解毒为君；金银花轻清透热，宣通气机为臣；苦参清热燥湿为佐；紫草凉血、透疹、解毒、利尿、润肠为使，使邪从二便排出，防止热毒传于血分。本方既治其本，又"既病防变"，体现了中医学"治未病"的思想，共奏清热透疹、解毒化湿之效。

27. 仙方承气汤

【组成】僵蚕 6g，大黄 10g，枳实 8g，厚朴 8g，蝉蜕 3g。

【用法】常规煎药，温药灌肠，日 2 次。

【功用】攻下热结，宣畅气机，透热转气。

【主治】小儿重症手足口病。

【方义】方用大黄为君药，苦寒通降，泻热通便，涤荡胃肠实热积滞。臣以厚朴苦温，下气除满；枳实苦寒，行气消痞。三药合用，使热结得下，里热下趋而解，气机宣畅，阳气敷布外达。方中僵蚕轻浮而升，清热解郁，既能息风止痉，又能化痰定惊；蝉蜕味甘、咸，性寒，升浮宣透，宣毒透达，既能疏散肝经风热，又能凉肝息风止痉。两药共为佐药，可透达郁热。朱丹溪云"人间治疫有仙方，一两僵蚕二大黄""治有三法，宜补、宜散、宜降"。上方小承气汤使里热下趋以降浊，僵蚕、蝉蜕生浮宣透以升清，五药合用使邪有出路，故名仙方承气汤。辨证论治，药证相宜，共奏泻热通腑、透热转气、凉肝息风止痉之效。

28. 舒筋饮

【组成】海桐皮 10g，片姜黄 10g，当归 12g，白术 15g，莪术 10g，干姜 6g，白芍 12g。

【功用】舒筋化瘀通络。

【主治】筋痹、肌腱病、韧带病、腱鞘炎。

【方义】海桐皮祛风除湿，利水和中，活血解毒为君药；臣以姜黄、白芍、莪术、当归以养血活血，化瘀通络；佐以干姜、白术温中健脾，以助脾运而祛湿。全方共奏祛风除湿、舒筋化瘀、通络之效。

29. 利咽解毒汤

【组成】麦冬 10g，玄参 15g，桔梗 12g，炒牛蒡子 10g，防风 10g，紫花地丁 15g，甘草 6g，大枣 18g。

【功用】清热解毒，利咽消肿。

【主治】咽喉肿痛。

【方义】肝经郁热相火上炎合外感风寒化热，上熏咽喉导致咽喉肿痛。方中以牛蒡子、紫花地丁为君药，疏散风热、解毒利咽止痛；臣以玄参、麦冬、桔梗养阴清热，散结利咽；佐以防风、大枣祛风解表，补益气血；使以甘草调和诸药，解毒利咽。

30. 滋脾饮

【组成】山药 15g，炒白扁豆 15g，莲子肉 15g，炒薏苡仁 15g，炒鸡内金 15g，粉葛 10g，桔梗 10g，炒神曲 15g，炒麦芽 15g，大枣 18g。

【功用】养阴滋脾，和胃生津。

【主治】饥不欲食，伴烧灼感，干呕，呃逆，口唇皮肤干燥，体倦乏力。

【方义】郁热相火，自伤肝阴，中伤脾阴，下伤肾阴，本方证以脾阴虚为主。山药、莲子肉为君药，益气养阴，补肾健脾；臣以炒鸡内金、神曲、麦芽健胃消食；佐以葛根、桔梗、炒白扁豆、炒薏苡仁，恢复脾升胃降之功。

31. 瓜蒌牛蒡汤

【组成】瓜蒌 15g，牛蒡 10g，桑白皮 15g，炒杏仁 10g，浙贝 15g，蛤壳 15g，海浮石 15g，前胡 10g，蜜百前 10g，鱼腥草 15g，蜜百部 10g，制南星 6g。

【功用】宣肺祛痰，止咳通络。

【主治】痰湿咳嗽。

【方义】瓜蒌、浙贝为君药，宽胸理气，降气化痰，以恢复肺宣发肃降之功。桑白皮、前胡降气化痰，散风清热；百部、杏仁润肺止咳，共为臣药。蛤壳、海浮石利咽化痰，胆南星、鱼腥草止咳化痰，共为佐药。牛蒡子利咽解毒化痰，引药归经，为使药。

32. 牛蒡子汤

【组成】牛蒡子 12g，连翘 15g，枳实 12g，黄芩 12g，芦根 12g，皂刺 6g，柴胡 12g，青皮 12g，大枣 3 枚，金银花 15g，陈皮 12g，金银花 12g。

【功用】清热化瘀，理气通络散结。

【主治】乳腺增生、乳痈、乳癖。

【方义】牛蒡子、柴胡清热理气散结，为君药；枳实、皂刺、黄芩、芦根清热通络散结，通乳消肿排脓，为臣药；陈皮、金银花、连翘清热散结化痰，为佐药；青皮、大枣引药入肝、脾二经，为使药。

33. 疏肝和胃汤

【组成】木蝴蝶 15g，枳壳 12g，佛手 12g，香橼 12g，香附 10g，连翘 12g，柴胡 10g，白芍 12g，甘草 6g，青皮 10g，郁金 10g，丹参 12g。

【功用】疏肝理气，和胃降逆。

【主治】胁痛、抑郁、胃胀、纳差、痞闷。

【方义】本方治疗肝郁气滞，横逆犯胃，肝胃不和所致胃胀、纳差、痞满。方中柴胡、木蝴蝶疏肝和胃，为君药；枳壳、佛手、香橼、香附、青皮、郁金为臣药，以理气宽中，降气化痰；佐以白芍、丹参、连翘以清热养阴、活血止痛，以防肝郁化火，导致郁热相火伤阴。

34. 柔肝养血汤

【组成】熟地黄 16g，炙黄芪 15g，党参 15g，炒白芍 12g，当归 15g，川芎 12g，山萸肉 10g，山药 15g，枸杞子 15g，炙甘草 6g，阿胶 12g^{烊化}，制鳖甲 12g^{先煎}，炒鸡内金 12g，制首乌 12g，鸡血藤 15g，大枣 3 枚。

【功用】柔肝养血，健脾补肾。

【主治】肝郁脾虚，肝血失养之胁肋不舒、月经不调、倦怠乏力等。

【方义】熟地黄、当归滋阴补血为君。当归、阿胶、白芍养血柔肝和荣为臣。佐以首乌、枸杞子、山萸肉补精生血，肝肾同源，精血互化；鸡血藤补血调肝，活血调经；鳖甲软坚化瘀，鸡内金消食化积，甘草健脾和中。使以川芎和血行滞，调畅气机，引药入肝。诸药和用，补而不滞、滋而不腻、疏而不伐，以养血和血为主，可使营血调和，而诸症自除。

35. 疏肝健脾汤

【组成】醋柴胡 10g，枳实 10g，白芍 10g，炙甘草 6g，党参 15g，茯苓 15g，炒白术 15g，黄芪 15g，山药 15g，鸡内金 10g，砂仁 5g^{后下}，薏苡仁 20g，白豆蔻 10g^{后下}。

【功用】益气健脾，疏肝，和胃。

【主治】肝郁脾虚之胁肋不舒、食纳少、疲困懒言等症，舌质红，苔白厚腻，脉弦。

【方义】该方为四逆散、正元汤及金砂散的合方。正元汤与金砂散合用，增强健脾益气化湿之功；合四逆散疏肝气，调肝郁。本方适合肝病早期之肝脾不调，肝郁脾虚之证。

36. 通瘀汤

【组成】醋柴胡 10g，枳实 10g，白芍 10g，炙甘草 6g，炒白术 15g，陈皮

12g，防风 10g，桔梗 10g，白头翁 15g。

【功用】疏肝健脾，化湿止泻。

【主治】肠澼证。腹痛、腹泻、大便稀溏、便前腹痛，慢性非特异性结肠炎。

【方义】本方为四逆散加痛泻要方加桔梗、白头翁。四逆散调和肝脾，透邪解郁，疏肝理脾；痛泻要方针对土虚木乘，肝脾不和，脾失健运，脾虚肝旺之泄泻；桔梗开宣肺气而化肠滞，白头翁清肠而治热毒血痢。诸药合用，疏肝健脾、化湿止泻。枳实、白芍、桔梗、甘草实为《金匮要略》之排脓散、排脓汤组合也。

37. 甦脉百灵饮

【组成】灵芝 15g，炙黄芪 15g，西洋参 15g，百合 12g，生地黄 12g，桂枝 9g，白芍 9g，麦冬 12g，五味子 6g。

【功用】益气养阴，补五脏虚损

【主治】肺、脾、肝、肾四脏气虚，心、肝、脾三脏津血虚。症见乏力、失眠、头晕、自汗、口干咽燥等症。临床可用于治疗气津两虚型慢性疲劳综合征。

【方义】方中灵芝养精气，益精血为君药。炙黄芪益气固本，西洋参益气养阴为臣药。百合益肺阴，生地黄益肾气，二者佐灵芝养精气、益营气；桂枝、白芍养肝阴，畅肝气，佐黄芪以益中气、助卫气，二者合用调和营卫；麦冬益心阴，佐西洋参养阴生津。五味子酸甘化阴，收敛一身精气，为使药。综观全方治则，在抓住益气养阴、调和营卫大法同时，兼顾虚损的五脏治法，即《难经·第十四难》所云："损其肺者，益其气；损其心者，调其营卫；损其脾者，调其饮食，适其寒温；损其肝者，缓其中；损其肾者，益其精。"全方共使气血调养，营卫调和，五脏虚损得复，疾病得愈。

38. 小儿养肝汤

【组成】西洋参 6g，灵芝 10g，麦冬 10g，五味子 10g，蜜白合 10g，生地黄 8g，茜草 10g，紫草 10g，佛手 8g，茵陈 10g，生麦芽 8g，甘草 5g，大枣 3 枚。

【功用】益气养阴柔肝（颐肝体），凉血解毒（助肝用）。

【主治】小儿药物性肝损害，体阴不足，阴虚阳亢型。

【方义】灵芝、西洋参为君药，益肝气，养肝阴；白芍、生地黄、百合、麦冬、五味子为臣药，酸甘化阴，助君药益气养肝阴，颐养肝体；茜草、紫草、佛手、甘草、茵陈为佐，凉血解毒，疏肝理气，助肝用以清除药物毒之损害；茵陈、生麦芽为佐，以助肝气之升发，并引诸药直入肝经。